Gabriel Garcia Plaza
Javier Larrea
Juan Ramón Hernández

Resecciones quirúrgicas pancreáticas

Gabriel Garcia Plaza
Javier Larrea
Juan Ramón Hernández

Resecciones quirúrgicas pancreáticas

Desarrollo de un sistema de puntuación predictivo de fistula pancreática postoperatoria

PUBLICIA

Impressum / Aviso legal
Bibliografische Information der Deutschen Nationalbibliothek: Die Deutsche Nationalbibliothek verzeichnet diese Publikation in der Deutschen Nationalbibliografie; detaillierte bibliografische Daten sind im Internet über http://dnb.d-nb.de abrufbar.

Información bibliográfica de la Deutsche Nationalbibliothek: La Deutsche Nationalbibliothek clasifica esta publicación en la Deutsche Nationalbibliografie; los datos bibliográficos detallados están disponibles en internet en http://dnb.d-nb.de.

Coverbild / Imagen de portada: www.ingimage.com

Verlag / Editorial:
PUBLICIA
ist ein Imprint der / es una marca de
ICS Morebooks! Marketing SRL
4, Industriala street, 3100 Balti, Republic of Moldova
Email / Correo Electrónico: info@omniscriptum.com

Herstellung: siehe letzte Seite /
Publicado en: consulte la última página
ISBN: 978-3-8416-8333-5

Zugl. / Aprobado por: Las Palmas de Gran Canaria, Universidad de Las Palmas de Gran Canaria, Tesis Doctoral, 2015

A mi esposa, Censi, por su apoyo incondicional
en los peores momentos

A nuestro hijos, Gabriel y Pablo,
por ser lo mejor de nuestras vidas

AUTORES

GABRIEL GARCIA PLAZA. Salamanca, 1969. Licenciado en Medicina y Cirugía en el año 1993 por la Universidad de Salamanca. Desde 1996 a 2001 realizó su formación en la especialidad de Cirugía General y del Aparato Digestivo vía MIR en el Hospital Insular de Gran Canaria. Ha desarrollado su actividad profesional fundamentalmente en la Unidad de Cirugía Hepatobiliopancreática, así como en el campo de la cirugía bariátrica. Doctor por la Universidad de las Palmas de Gran Canaria en 2016 con la tesis doctoral "Resecciones quirúrgicas pancreáticas. Desarrollo de un sistema predictivo de fístula pancreática postoperatoria".

JAVIER LARREA Y OLEA. Calatayud, Zaragoza 1958. Licenciado en Medicina y Cirugía por la Universidad de Zaragoza con la calificación de Sobresaliente. Doctor por la Universidad de Las Palmas de Gran Canaria en 1991. Formación vía MIR en Cirugía General y del Aparato Digestivo entre los años 1982-1987 en el Hospital Nuestra Señora dle Pino de Las Palmas de Gran Canaria. Ha desarrollado su carrera profesional en el Hospital Insular de Las Palmas de Gran Canaria, donde es Jefe de Sección de la Unidad de Cirugía Hepatobiliopancreática. Ha realizado varias estancias formativas en centros nacionales e internacionales relacionadas con la patología hepatobiliopancreática: formación en trasplante hepático (Madrid), cirugía oncológica en el Centro MD Anderson (Houston, Texas) y en el National Cancer Center (Tokio). Ha sido el impulsor del desarrollo de la patología hepatobiliopancreática en el Hospital Insular de Gran Canaria, tanto desde el punto de vista organizativo como asistencial; también colabora con la Cátedra de Cirugía de la Facultad de Veterinaria de la Universidad de Las Palmas de Gran Canaria, en la Cirugía HBP, en animales pequeños. Como investigador ha dirigido cuatro tesis doctorales y tiene numerosas publicaciones en libros y revistas, así como comunicaciones a congresos nacionales e internacionales. Es profesor asociado del departamento de Ciencias Médicas y Quirúrgicas de la Universidad de las Palmas de Gran Canaria, donde imparte clases de Cirugía.

JUAN RAMON HERNANDEZ HERNANDEZ. Las Palmas de Gran Canaria 1954. Catedrático de cirugía por la Universidad de Las Palmas de Gran Canaria. Jefe del Servicio de Cirugía General y del Aparato Digestivo del Complejo Universitario Insular Materno Infantil de Gran Canaria. Autor de 89 publicaciones científicas en revistas de reconocido prestigio nacional e internacional y de tres libros de Investigacción científica, entre los que destacan "Investigación y Cirugía" y "Cirugía Abdominal de Urgencias". Miembro de numerosas sociedades científicas nacionales e internacionales. Es presidente de la Sociedad Canaria de Cirugía, miembro de la Junta Directiva de la Sociedad Canaria de Educación Médica, y miembro del Instituto Universitario de Investigaciones Biomédicas de la Universidad de las Palmas de Gran Canaria.

Índice

SIGLAS Y ACRÓNIMOS

AE: arteria esplénica.

AGI: arteria gástrica izquierda.

AHC: arteria hepática común.

AHD: arteria hepática derecha.

AHI: arteria hepática izquierda.

AHP: arteria hepática propia.

AGD: arteria gastroduodenal.

AGED: arteria gastroepiploica derecha.

AGEI: arteria gastroepiploica izquierda.

AMS: arteria mesentérica superior.

APD: arteria pancreático dorsal.

APDSA: arteria pancreatoduodenal superior anterior.

APDSP: arteria pancreaticoduodenal superior posterior.

APDI: arteria pancreáticoduodenal inferior.

APDIA: arteria pancreatoduodenal inferior anterior.

APDIP: arteria pancreáticoduodenal inferior posterior.

AUC: area under curve. Area bajo la curva (en curvas ROC*).

CPRE: colangiopancreatografía retrógrada endoscópica.

CTPH: colangiografía transparietohepática.

CW: conducto de Wirsung.

DPO: día postoperatorio.

DM: diabetes mellitus.

DPC: duodenopancreatectomía cefálica.

DPC-PP: duodenopancreatectomía cefálica con preservación pilórica.

E: Especificidad.

EPR: estudio prospectivo randomizado.

IMC: índice de masa corporal.

I^2: heterogeneidad de los estudios analizados en un metaanálisis.

ISGPF: International Study Group on Pancreatic Fistula.

ISGPS: International Study Group on Pancreatic Surgery.

FPPO: fístula pancreática postoperatoria.

FPPO-CR: fístula pancreática postoperatoria clínicamente relevante. Se refiere a las fístula grado B y C de la clasificación ISGPF o a las fístulas grado III-IV de la clasificación de Clavien.

ml: mililitros.

NS: no significativo.

p: significación estadística.

OR: Odss ratio.

PCC: pancreatectomía corporocaudal.

PCC-E: pancreatectomía corporocaudal con esplenectomía.

PG: pancreatogastrostomía

PY: pancreatoyeyunostomía.

S: sensibilidad.

RR: riesgo relativo.

TAC: tomografía axial computerizada.

T-T: anastomosis término terminal.

T-L: anastomosis término lateral.

RMN: resonancia magnética nuclear.

ROC: receiver operating characteristics*.

UCI/UVI: unidad de cuidados/vigilancia intestivos.

VBP: vía biliar principal.

VE: vena esplénica.

VMS: vena mesentérica superior.

VMI: vena mesentérica inferior.

VP: vena porta.

VPDI: vena pancreáticoduodenal inferior.

VPDIA: vena pancreáticoduodenal inferior anterior

VPDS: vena pancreáticoduodenal superior.

VPDSA: vena pancreáticoduodenal superior anterior.

VPDSP: vena pancreáticoduodenal superior posterior

VPP: valor predictivo positivo.

VPN: valor predictivo negativo.

vs.: versus**

NOTAS

*ROC: receiver operating characteristics. (Hanley, Radiology, 1982). Introducida por los radiólogos Hanley y McNeil en la investigación clínica, representan la sensibilidad en función de los falsos positivos, o complementarios de la especificidad (1-especificidad) para distintos puntos de corte. Se utiliza para variables continuas.

Score: este término no está aceptado en el Diccionario de la Real Academia de la Lengua Española. A pesar de ello, se utiliza en esta Tesis Doctoral como traducción de la palabra de la lengua inglesa "score", equivalente en la lengua española a "sistemas de puntuación". Entrada página web www. wordreference.com el 11 de septiembre de 2015 a las 10:30 horas. Justificamos este uso por simplificación en la escritura y por ser un término muy utilizado en la comunidad médica.

**Versus: palabra latina cuya abreviatura es vs. y significa "hacia"; se refería al movimiento de ida y vuelta ejecutado por el labrador al arar la tierra. Esta palabra fue introducida por la lengua inglesa con el significado de "contra". A pesar de que este uso ha sido tradicionalmente impropio de la lengua española, la Real Academia Española (RAE) lo ha aceptado en la vigésima tercera edición del Diccionario de la Real Academia Española. Consulta página web RAE: www.lema.rae.es el día 11 de septiembre de 2015 a las 13:15 horas. Se utiliza en esta tesis doctoral para la comparación de los resultado de los estudios prospectivos randomizados.

Las palabras randomizar y randomización no están incluidos en el Diccionario de la Real Academia de la Lengua Española pero, como su uso está muy extendido en la comunidad médica, se utiliza en esta tesis doctoral. Es un anglicismo que proviene del verbo de la lengua inglesa "to randomize" y que se puede traducir como distribuir o asignar de manera aleatoria algo o a alguien. Consulta en página web www.wordreference.com. el día 11 de septiembre de 2015 a las 14:00 horas.

1.INTRODUCCIÓN

1.1. Recuerdo histórico de la cirugía pancreática

Desde las primeras descripciones del páncreas por Herófilo de Calcedonia (Bitinia 335-280 A.C.) (1), hasta los avanzados métodos de diagnóstico y terapéuticos de hoy en día, han transcurrido más de dos mil años. Durante siglos, muchos autores han publicado sus descubrimientos en el campo de la anatomía, fisiología y cirugía pancreática.

El páncreas era un órgano desconocido en el Mundo Antiguo. Rufus de Éfeso (1) en el siglo I D.C. dio nombre al páncreas (del griego *pan*: todo y *kreas*: carne); posiblemente recibió este nombre porque no contenía cartílago ni hueso. Galeno lo describió de forma rudimentaria como un órgano que intervenía en la digestión y servía de almohada al estómago (2).

Andrés Vesalio (1514-1564) fue el primero en describir topográficamente el páncreas en el quinto libro de su obra De Humani Corporis Fabrica (1543), considerando al páncreas, al igual que Galeno, como una almohada que protegía al estómago, sin entender sus funciones fisiológicas (2).

El 2 de marzo de 1642, en Padua, Wirsung (1589-1643) identificó el conducto pancreático principal que lleva su nombre. El descubrimiento se llevó a cabo en un asesino ejecutado llamado Zuane Viaro dell Badi, sin embargo, a pesar de transmitir sus conocimientos a muchos anatomistas europeos, no consiguió saber sus funciones antes de su trágica muerte; fue asesinado por el estudiante Jacon Cambier (2).

Thomas Wharton (1610-1673) estudió las glándulas del cuerpo humano. Citó al páncreas como la "glándula salivar del abdomen", conocida con este nombre hasta mediados del siglo XIX (3).

En 1673, el fisiólogo Regnier Graaf (1641-1673) estudió, en los primeros modelos animales en perros, la naturaleza de la secreción pancreática. No analizó el jugo pancreático químicamente pero refiere que tenía un gusto "insípido", "acido-salado". Almacenó líquido pancreático de un marinero fallecido y demostró que era similar al del perro. Pensaba que era un ácido, que al mezclarse con la bilis producía efervescencia, aunque no lo demostró (1).

Una década más tarde, Brunner (1653-1727) realizó resecciones pancreáticas en perros; como algunos animales sobrevivieron, se pensó durante dos siglos que el páncreas no era un órgano vital (1).

En 1724, el anatomista veneciano Santorini (1681-1737) publicó la obra "Observationum Anatomicarum". Después de realizar cientos de disecciones duodenopancreáticas, demostró que el conducto secundario no era una excepción (2).

Vater (1684-1751) publicó en 1720 el artículo "De novo bilis diverticulo circa orificium ductus choledocchi", donde describía una dilatación de la confluencia de los conductos pancreático y colédoco, que más tarde se conocerá como ampolla de Vater. Utilizando la inyección de líquido por el colédoco observó que refluía por el conducto pancreático, demostrando una comunicación entre ambos (2).

Oddi (1866-1913), siendo estudiante de cuarto año en la Universidad de Perugia, describió el esfínter coledociano en el artículo "Dúne disposition a sphinter speciale de lóverture du canal choledoche", que fue publicado en 1887 en Archives Italiennes de

Biologie. Las investigaciones posteriores en la estructura y función del esfínter fueron la base del conocimiento de la fisiopatología de muchas enfermedades hepatobiliares (2).

Nicholas Senn (1844-1908) demostró que las resecciones pancreáticas, aunque fueran menores, invariablemente conducían a una evolución fatal del paciente. Por eso, durante este siglo, donde todavía los conocimientos sobre infecciones, antibióticos, balance hidroelectrolítico y técnicas quirúrgicas estaban poco desarrollados, las intervenciones sobre el páncreas se limitaban a evacuar material séptico. Era este el panorama a principios del siglo XX que Theodor Kocher (1841-1917) opinaba sobre la cirugía pancreática: "un cirujano es un doctor que sabe a quien debe y a quien no debe operar" (2).

A finales del siglo XIX comenzaron a comunicarse resecciones de tumores del páncreas. En 1882, Trendelemburg (1844-1924) extirpó posiblemente el primer tumor sólido del páncreas con el bazo (1). Desafortunadamente el paciente falleció poco después. Gussenbauer en 1883 realizó el primer tratamiento de un quiste pancreático por marsupialización. Kappeler en 1887 realizó la primera colecistoyeyunostomía como tratamiento paliativo de un paciente con un tumor de páncreas. En 1898 Codivilla (1861-1912), un cirujano de la ciudad italiana de Imola, realizó la primera resección de la cabeza del páncreas y el duodeno con una reconstrucción mediante colecistoyeyunostomía, ligando el colédoco y gastroyeyunostomía en Y de Roux, sin embargo, nunca publicó el procedimiento y fue famoso como cirujano ortopédico describiendo la tracción transcalcánea (4).

La primera resección de un carcinoma de la ampolla de Vater, con un segmento de duodeno y una porción de parénquima pancreático circundante, fue realizada en 1898 por W. S. Hasteld (1852-1922), en el Johns Hopkins Hospital. El conducto pancreático fue reimplantado en la incisión duodenal, pero tres meses más tarde el paciente desarrolló una estenosis. Esta operación demostró que la cirugía pancreática podía practicarse asumiendo unos riesgos. Hoy en día, esta intervención ha permanecido prácticamente invariable para el tratamiento de algunos tumores de la ampolla de Vater (1, 2).

A finales del siglo XIX y principios del siglo XX uno de los problemas era los efectos secundarios que produce la ictericia, sobre todo en la coagulación; por ello, quizás con el pensamiento militar de "divide y vencerás", el tratamiento del cáncer de páncreas se realizaba en dos etapas: en la primera intervención se resolvía la colestasis y se mejoraba la nutrición, y en la segunda etapa, se realizaba la resección quirúrgica (2).

En 1909, Walter Kausch (1867-1928) realizó la primera duodenopancreatectomía en un varón de 49 años afecto de un cáncer de ampolla de Vater. El paciente falleció 9 meses más tarde por una colangitis. Kausch seccionó el colédoco distal a la salida del conducto cístico produciéndose un fondo de saco con acumulo de bilis, infección y colangitis posterior (2).

Graham (1833-1957) (5), en 1934, es considerado el primer cirujano en realizar una pancreatectomía total o "cerca de lo total posible", dejando una pastilla de tejido pancreático circundando la vía biliar y preservando el bazo, en un niño que sufría de hipoglucemia idiopática. El desarrollo físico y mental del niño fue normal, por lo que se pensó que las secreciones pancreáticas no eran esenciales para la vida.

En febrero de 1935, Wipple (5) (fig. 1), publicó en la revista Annals of Surgery el artículo "Treatment of Carcinoma of the Ampulla" (fig. 2), considerado como uno de los trabajos más importante y pionero en el campo de la cirugía pancreática. Describe tres pacientes intervenidos quirúrgicamente y la evolución postoperatoria, todos con resección de la cabeza del páncreas en dos etapas. No realiza la misma intervención en los tres pacientes y puede ser que las modificaciones técnicas de la última intervención, sean secundarias al análisis de las complicaciones de las dos primeras.

En el primer paciente, operado el 16 de marzo de 1934, realizó una coledocoduodenostomía y pancreatoenterostomía; falleció 30 horas después de la intervención quirúrgica. El segundo paciente fue intervenido el 21 de agosto de 1934, practicando colecistogastrostomía anterior y duodenoduodenostomía; varias semanas después fue operado por obstrucción de la anastomosis duodenal y falleció por colangitis secundaria a estenosis de la colecistogastrostomía. Por último, el tercer paciente se intervino el día 18 de julio de 1934 en dos etapas. En la primera intervención se realizó gastroenterostomía posterior, ligadura y sección del colédoco después de la desembocadura del cístico, referencia con un hilo de seda del cabo distal de la vía biliar y colecistogastrostomía alejada del píloro. Tres o cuatro semanas más tarde se practicó la segunda intervención con ligadura de las arterias gastroduodenal y pancreatoduodenales, resección de la porción descendente del duodeno, excisión de la cabeza del páncreas en V, incluyendo la parte distal de la vía biliar traccionando del punto de seda de referencia, ligadura del conducto pancreático principal, y accesorio (si existe), y drenaje del lecho quirúrgico.

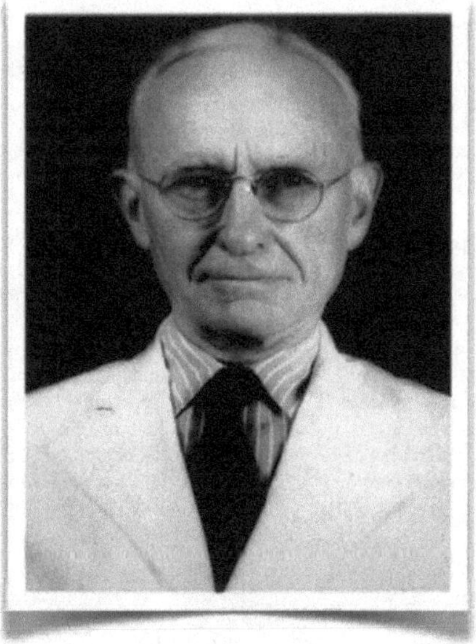

Figura 1. Allen O. Whipple (1883-1963).

Podemos decir que la contribución de Whipple a la cirugía pancreática se basa en dos aspectos: por un lado la resección en bloque con criterios oncológicos en los tumores de la cabeza del páncreas y reducción de las complicaciones mediante dos etapas; hasta el descubrimiento por Dam en 1938 de la vitamina K y sus efectos biológicos en la coagulación, la ictericia producía efectos devastadores en las complicaciones hemorrágicas postoperatorias. En 1945 Whipple modifica el procedimiento en una etapa. Comunica un descenso de la mortalidad del 38% a "sólo el 31%" (2).

La primera intervención de la operación de Whipple como la conocemos hoy en día fue realizada por Alexander Brunschwing (1901-1969) y consiste en la excisión en bloque del estómago distal, duodeno, cabeza del páncreas y la vía biliar (2).

En 1942 W. Rockey (2) realizó la primera pancreatectomía total en una paciente con un tumor que afectaba a toda la glándula pancreática.

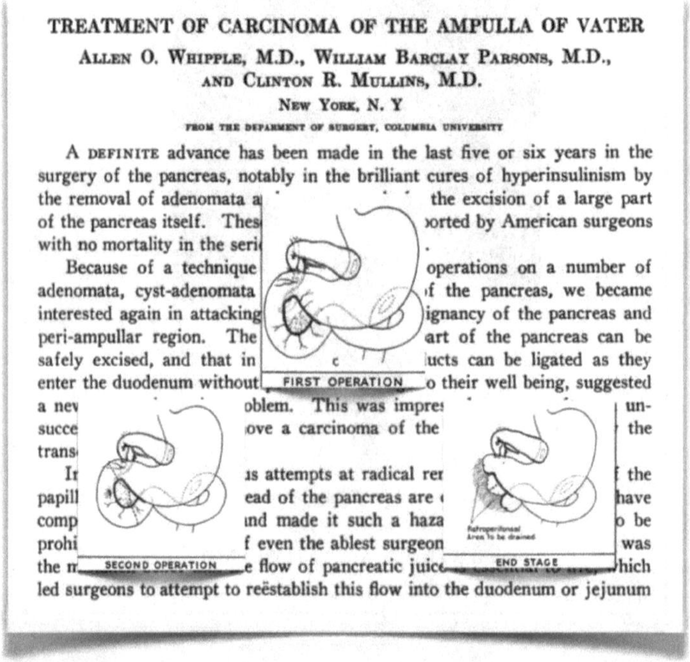

TREATMENT OF CARCINOMA OF THE AMPULLA OF VATER

ALLEN O. WHIPPLE, M.D., WILLIAM BARCLAY PARSONS, M.D., AND CLINTON R. MULLINS, M.D.

NEW YORK, N. Y

FROM THE DEPARMENT OF SURGERY, COLUMBIA UNIVERSITY

A DEFINITE advance has been made in the last five or six years in the surgery of the pancreas, notably in the brilliant cures of hyperinsulinism by the removal of adenomata a … the excision of a large part of the pancreas itself. Thes… …orted by American surgeons with no mortality in the seri… .

Because of a technique … operations on a number of adenomata, cyst-adenomata … f the pancreas, we became interested again in attacking … ignancy of the pancreas and peri-ampullar region. The … art of the pancreas can be safely excised, and that in … ucts can be ligated as they enter the duodenum without … o their well being, suggested a nev… oblem. This was impres… un-succe… ove a carcinoma of the … the trans…

In … us attempts at radical re… the papill… ead of the pancreas are … have comp… and made it such a haza… o be prohi… f even the ablest surgeon … was the m… e flow of pancreatic juice … which led surgeons to attempt to reëstablish this flow into the duodenum or jejunum

Figura 2. Publicación en Annals of Surgery (1935) de los primeros tres pacientes con resección de la cabeza del páncreas operados por Whipple.

Desde la publicación del artículo de Whipple en 1935 no han existido grandes cambios en la resecciones de la cabeza del páncreas. En 1944 Watson (2) describe la duodenopancreatectomía cefálica con preservación pilórica. Moore (6), de la Universidad de Minnesota, en 1951, realiza la primera resección de la vena mesentérica superior con reconstrucción, en un intento de aumentar la resecabilidad de los tumores de la cabeza del páncreas.

Recientemente Nakao (7), de la Universidad de Nagoya, publicó una técnica menos agresiva y con mejores resultados funcionales para tumores benignos o potencial maligno incierto; consiste en la resección de la cabeza del páncreas con la segunda porción duodenal.

Existen múltiples técnicas en la reconstrucción biliopancreática y digestiva después de la resección de la cabeza pancreática. Child (8) en 1944, describe la técnica practicada hoy en día, con derivación en un asa yeyunal del páncreas, la vía biliar y el estómago por este orden. La primera pancreatogastrostomía (PG) en humanos fue descrita en 1946 por Waugh y Clageth (9).

Para finalizar, como en otros campos de la cirugía abdominal, se ha utilizado la laparoscopia para el tratamiento quirúrgico de la enfermedades del páncreas, posiblemente más tarde por la complejidad de este campo. En 1996, Cuschieri (10) publicó una serie con cinco pacientes sometidos a pancreatectomía corporocaudal por esta vía de abordaje.

1.2. Embriología pancreática

La organogénesis pancreática es un ejemplo de interacción epiteliomesenquimatosa. Entre el epitelio endodérmico y las células del mesénquima circundante se producen señales bidireccionales para formar el órgano pancreático. Estas señales se establecen de forma paracrina, en la cual las sustancias secretadas por las células difunden y actúan localmente en otras células, y yuxtacrina, donde no existen factores difusibles (11).

Los factores paracrinos actúan por medio de las vías de transducción de la señal (patways). La interacción de un ligando con el receptor de membrana produce la activación, o supresión, de proteínas intracitoplasmáticas que actúan sobre factores de transcripción génica, produciendo un efecto activador o supresor (11).

A pesar de que en los últimos años ha existido un importante avance en el conocimiento de los pasos críticos del desarrollo embriológico del ratón (12), en humanos es mucho más limitado, sobre todo en los periodos iniciales (< 8 semanas) y finales (> 22 semanas de gestación); es lógico suponer que existen dificultades por cuestiones éticas y legales en obtener tejidos para estudio (13).

Morfológicamente hay diferencias entre especies, sin embargo, se sabe que en las fases iniciales las vías de señalización son muy similares en relación a la demarcación y crecimiento de los dominios en el endodermo dorsal y ventral, formación de los esbozos pancreáticos y diferenciación de las líneas celulares (12, 14).

1.2.1. FORMACIÓN DEL TUBO DIGESTIVO EMBRIONARIO

Por un mecanismo denominado gastrulación se forman las tres capas germinales: endodermo, mesodermo y ectodermo (15). Del endodermo se forman los epitelios del estómago, intestino, pulmón, hígado y páncreas (15).

El endodermo primitivo se transforma en un tubo con una orientación anteroposterior y dorsoventral que formará el páncreas embrionario. Del intestino anterior derivan la faringe, estómago, pulmón, hígado, páncreas, duodeno, estómago posterior y ducto biliar anterior (12).

1.2.2. FORMACIÓN DE LOS ESBOZOS PANCREÁTICOS

La formación del páncreas es evidente en el día 26 de la gestación. Se inicia con la formación del esbozo dorsal seguido de dos esbozos ventrales (16) (figura3).

1.2.2.1. Desarrollo del esbozo pancreático ventral

Del segmento posterior del intestino anterior ventral derivará el hígado, sistema biliar extrahepático y páncreas ventral (16). En el humano se producen dos esbozos ventrales, derecho e izquierdo (14). El esbozo ventral izquierdo regresa progresivamente, mientras que el esbozo ventral derecho comienza una migración posterior aproximadamente en el día 35 de gestación, fusionándose con el páncreas dorsal en la

6ª-7ª semana (14, 16). Un fallo en la regresión del esbozo pancreático ventral izquierdo producirá el páncreas anular (15).

1.2.2.2. Formación del esbozo pancreático dorsal

Del intestino dorsal solo se originará el páncreas dorsal (16). Aunque el desarrollo en estadios posteriores es similar en los dos esbozos pancreáticos, hay diferencias en los estadios iniciales y en la interacción con los tejidos circundantes. La notocorda tiene un papel fundamental, emitiendo señales a través de diversos factores de transcripción (16) y del ácido retinoico (12, 16, 17). En el día E8,5 (G29-31 en humanos) el factor VEGF (factor de crecimiento endotelial, proveniente de la aorta, induce la expresión del Pdx1 y Ptf1a. En humanos la expresión de Pdx1 es indetectable hasta que se fusionan las dos aortas (14).

En E11,5 (semana G6-7 en humanos) se produce la rotación mediante la cual el esbozo ventral emigra dorsalmente y se fusiona con el esbozo dorsal. La parte inferior de la cabeza pancreática con el proceso uncinado, junto a la parte más proximal al duodeno del conducto pancreático principal derivan del páncreas ventral, mientras que el resto de cabeza pancreática, el conducto accesorio de Santorini, cuerpo, cola y el conducto pancreático principal derivan del páncreas dorsal (15) .

1.2.3. DESARROLLO DE LOS ELEMENTOS PANCREÁTICOS

El páncreas es una glándula con dos componentes fundamentales: endocrino y exocrino. El páncreas exocrino está formado por células dispuestas en acinos productoras de enzimas para la digestión, que se excretan hacia el duodeno por los conductos pancreáticos. Las células de los conductos secretan bicarbonato, manteniendo un ph básico para evitar la inactivación de las enzimas. El páncreas endocrino se dispone entre los acinos pancreáticos en los llamados Islotes de Langerhans, en honor al patólogo alemán Paul Langerhans (1847-1888), quien los identificó en 1869 (18); está formado por cinco tipos celulares (alfa, beta, delta, epsilon y células PP)(12).

1.2.3.1. La transición primaria y secundaria

El desarrollo pancreático en roedores se produce en dos oleadas: transición primaria y secundaria (12).

La transición primaria ocurre entre los día E9,5 y E12,5 y se produce un cambio muy importante en el epitelio pancreático (12, 18): 1) hay una proliferación de los progenitores pancreáticos, transformándose el epitelio simple a uno estratificado, 2) formación y coalescencia de microtúbulos entre las células que después formarán el árbol ductal y 3) diferenciación de las primeras células endocrinas, fundamentalmente células alfa, aunque también hay beta (18). En humanos parece que no existe transición primaria puesto que las primeras células endocrinas que aparecen son beta. Aparecen en el periodo de la semana G7,5 y son las más prevalentes en el primer trimestre de la gestación (12). Durante este periodo el epitelio es avascular con los vasos sanguíneos rodeando el plexo ductal, sin penetrarlo; sólamente cuando el epitelio comienza a arborizarse es cuando los vasos sanguíneos entran en el árbol pancreático (18) .

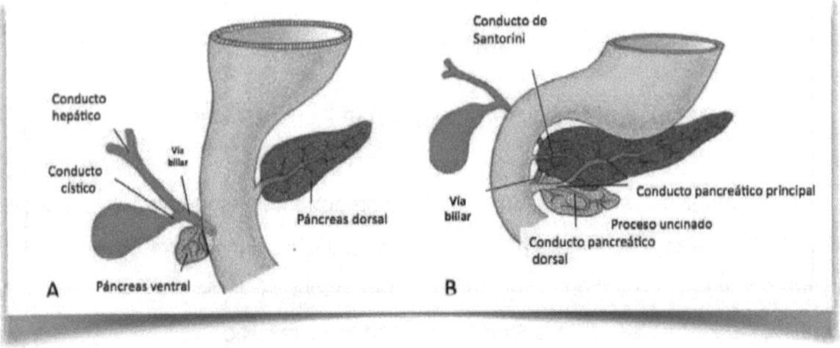

Figura 3. Desarrollo embrionario del páncreas: A: se producen dos esbozos pancreáticos, dorsal y ventral (no está representado el esbozo ventral izquierdo, que regresa). B: rotación posterior del páncreas ventral para situarse dorsalmente al esbozo pancreático dorsal. La parte inferior de la cabeza pancreática, el proceso uncinado y la parte más proximal al duodeno del conducto de Wirsung derivan del esbozo pancreático ventral. El resto de la glándula pancreática, el conducto de Santorini, cuerpo, cola y el conducto del Wirsung derivan del esbozo pancreático dorsal.

En los días posteriores, el tejido pancreático crece y se ramifica hacia el espesor del mesénquima circundante produciendo acúmulos celulares formando rosetas, que se polarizan y forman microtúbulos que luego se fusionan (12, 18).

Aproximadamente en E13,5 se inicia una segunda oleada en el desarrollo pancreático, también llamada transición secundaria. Se produce una diferenciación masiva de células multipotenciales hacia las tres líneas celulares: endocrina, exocrina y ductal (12).

1.2.3.2. La formación de los dominios puntas-tronco

En el periodo E13 podemos distinguir dos estructuras bien diferenciadas: 1) puntas, que contiene células pancreáticas pluripotenciales que formarán los acinos exocrinos y 2) troncos, formados por un grupo de células bipotenciales de los que derivarán las células endocrinas en los islotes de Langerhans y las células ductales (19).

Se piensa que las células de las puntas, que están más cerca del mesénquima, reciben señales de factores mesenquimatosos, como FG10, produciendo la diferenciación exocrina y formándose acinos a través del órgano (12). En el dominio del tronco algunas células se diferencias hacia elementos endocrinos y otras formarán los ductos; los mecanismos por los cuales células vecinas tienen destinos tan diferentes no son del todo conocidos (12).

1.2.3.3. La especificación endocrina

La diferenciación de células endocrinas implica la activación de la vía Nocht, al igual que ocurre con el desarrollo neuronal, por células que expresan neurogenina 3a (Ngn3a). Las células Ngn3a producen el ligando Nocht que actúan por medio de una inhibición lateral (20).

Todas las células endocrinas proceden de una población celular $Ngn3^+$ (12, 13). Aunque no se saben bien los códigos de factores transcripcionales por los que las células $Ngn3^+$ se diferencian hacia los distintos grupos celulares, se han identificado a los factores

Pdx1, Mnx1, Nkx2.2, Nkx6.1, Pax 4, Pax 6, Arx4, Foxa 1, Foxa2, HNF4, islet1, Insm1, Rfx6, MafA y MafB (20).

Se distinguen tres clases de factores de transcripción: 1) diferenciación general endocrina (NeuroD1, Islet1, Insm-1, Rfx6, Nkx6.1), 2) líneas celulares (Pdx1, Pax4, Arx, Nk2.2) y 3) factores de maduración (MafA, MafB, Foxa1, Foxa2, NeuroD1). Por ejemplo, Pax4 y Arx tienen un papel fundamental en la regulación de las células alfa y beta; son mútuamente excluyentes (21). Dependiendo de los niveles de estos factores de transcripción las células se diferenciarán a uno u otro destino (fig. 4).

La composición de los islotes es diferente en el humano y el ratón. Durante la segunda transición y nacimiento, las células beta son predominantes en los islotes pancreáticos en el ratón, mientras que en humanos, la proporción entre células alfa y beta es de 1:1 (12).

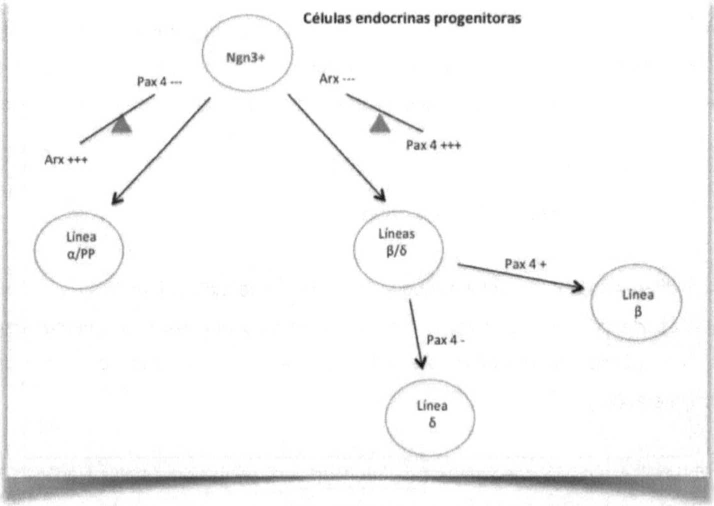

Figura 4. Pax 4 y Arx tienen papel competitivo sobre el destino de las células endocrinas progenitoras a líneas α/PP y β/δ. Posteriormente, la persistencia del factor Pax 4 determina la especificación hacia líneas beta.

1.2.3.4. El sistema ductal y las células centroacinares

Se conoce poco sobre el desarrollo del sistema ductal. Durante la segunda transición, en el dominio del tronco, existen células bipotenciales endocrinas y ductales. Los mecanismos por los que la células eligen uno u otro destino no se conoce bien (12).

Sabemos que existen diferencias morfológicas entre los ductos por la expresión de varios marcadores [anhidrasa carbónica, receptor transmembrana de la fibrosis quística (RTFQ, CFTR), citoqueratina 1, aquaporinas] (12) .

Las células centroacinares tienen una morfología y tipificación distinta a las células acinares y ductales; otros estudios refieren que estarían revistiendo el acino, de tal forma que las células acinares no estuvieran en contacto con la luz (12). Se piensa que las células centroacinares serían totipotenciales y pueden dar las tres líneas celulares principales por transdiferenciación (12).

1.2.3.5. La especificación exocrina

Las células acinares se consideran como el modelo de célula secretoras y fueron utilizadas para demostrar el tráfico vesicular entre el retículo endoplásmico rugoso y el aparato de Golgi (12); producen, almacenan y secretan enzimas necesarias para la digestión de los nutrientes (22).

Los acinos pancreáticos derivan de la región de las puntas, iniciandose el proceso en E13,5 en el ratón. En este proceso la expresión del factor Ptf1a es la clave; su pérdida produce agenesia exocrina (12, 13).

En humanos, en la semana 8 del desarrollo, se pueden identificar marcadores como carbopeptidasa A1, GATA 4, Mist1 e inhibidor de la secrección de tripsina en las células de los esbozos pancreáticos (14).

1.2.4. EMBRIOLOGÍA Y EL CIRUJANO

Las variantes arteriales del tronco celíaco deben estar en la mente de cualquier cirujano que realiza resecciones pancreáticas y tienen su explicación en el desarrollo embrionario.

En el embrión hay cuatro arterias esplácnicas, ramas directas de la aorta, de la cuales derivan el tronco celíaco (10ª) y la arteria mesentérica superior (13ª). Existen comunicaciones longitudinales entre estas arterias y las 11ª y 12ª, que regresan en su salida de la aorta.

Dependiendo de los patrones de persistencia de estas anastomosis se pueden explicar las variantes anatómicas de los troncos arteriales que veremos en el capítulo de anatomía (23).

El arco de Bühler se forma por un fallo en la regresión embriológica de la anastomosis longitudinal entre las arterias 10º y 13º con la regresión de las arterias segmentarias 11º y 12º (24).

La fusión del esbozo ventral y dorsal permite la realización de resecciones parciales en la cabeza del páncreas (25).

1.3. Anatomía y vascularización de la glándula pancreática

A continuación haremos una breve descripción anatómica del páncreas, de la irrigación arterial y del drenaje venosos peripancreático.

El conocimiento de las variantes anatómicas, fundamentalmente arteriales, puede prevenir complicaciones severas que condicionen la evolución postoperatoria del paciente (26-30).

1.3.1. ANATOMÍA MACROSCÓPICA: CABEZA, CUELLO, CUERPO Y COLA

El páncreas es un órgano retroperitoneal de difícil acceso quirúrgico, situado en la porción superior del abdomen, delante de la columna vertebral, detrás del estómago, entre el bazo en su extremo izquierdo y el duodeno en el lado derecho (31).

La dirección del páncreas no es del todo transversal. La cabeza es horizontal pero el cuerpo y la cola siguen una dirección ligeramente oblicua de dentro hacia afuera y de abajo arriba, de tal forma que las dos partes se unen formando un ángulo obtuso con el seno dirigido hacia arriba; " ....se apoya sobre la columna vertebral como el saco del molinero sobre el dorso de su asno" (31). La longitud varía entre 16-20 cm de derecha a izquierda, 4-5 cm de altura y 2-3 cm de grosor; hay que tener en cuenta que con la edad sufre una atrofia senil. El peso varía desde 30-35 g hasta 180 g, con un peso medio de 60-70 g (31).

Diferenciamos tres partes en la glándula pancreática: cabeza, cuerpo y cola.

La cabeza del páncreas está en íntimo contacto desde la primera a la tercera porción duodenal. El parénquima pancreático ofrece un canal al duodeno; "...el duodeno recibe al páncreas como la llanta al neumático.." (31).

En la parte inferoexterna de la cabeza se forma una eminencia, más o menos aplanada, denominada proceso uncinado; tiene forma de gancho, se extiende posteriormente a la vena mesentérica superior (VMS) y se dirige a la izquierda hasta llegar a la arteria mesentérica superior (AMS), terminando a una distancia variable (32). La fascia de Treitz fija el páncreas a la pared abdominal posterior y separa la cabeza del páncreas de los planos profundos (33).

El cuerpo está situado por delante de las dos primeras vértebras lumbares (31).

La cola tiene una forma prismática de base inferior. Constituye la parte más móvil del pancreas y se encuentra en muchas ocasiones en íntimo contacto con el bazo. La fascia de Toldt es la equivalente a la fascia de Treitz en el cuerpo y la cola. (31)

1.3.2. ANATOMÍA DE LA IRRIGACIÓN ARTERIAL PANCREÁTICA

La irrigación del duodeno y páncreas proviene de dos vasos principales: tronco celíaco (TC) y AMS (31). Existen comunicaciones entre estos dos sistemas para mantener el flujo sanguíneo si se producen estenosis en los troncos principales. Estas comunicantes son las arcadas pancreatoduodenales anterior y posterior, la arcada de Bühler, y la arteria pancreática dorsal (24, 31).

Es importante conocer la existencia de estas comunicantes. Cuando existe una estenosis severa del TC la perfusión hepática se mantiene a través de los arcos pancreatodudodenales. Si se desconoce la estenosis y se realiza una duodenopancreatéctomía cefálica (DPC) (34), o la operación de Appleby modificada (35), puede comprometerse la irrigación hepática.

Como hemos comentado antes, el TC y la AMS son las dos ramas de la aorta que irrigan al duodeno y al páncreas. El TC es la primera rama arterial de la aorta abdominal. Normalmente se divide en tres ramas: arteria hepática común (AHC), arteria esplénica (AE) y arteria coronaria estomática (ACE) (26-29) (fig.5).

La AMS es rama directa de la aorta a 1-2 cm por debajo del tronco celíaco; está situada a la izquierda y posterior a la vena porta (VP). Debe referenciarse en la DPC para conseguir una buena linfadenectomía de la lámina retroportal (34)

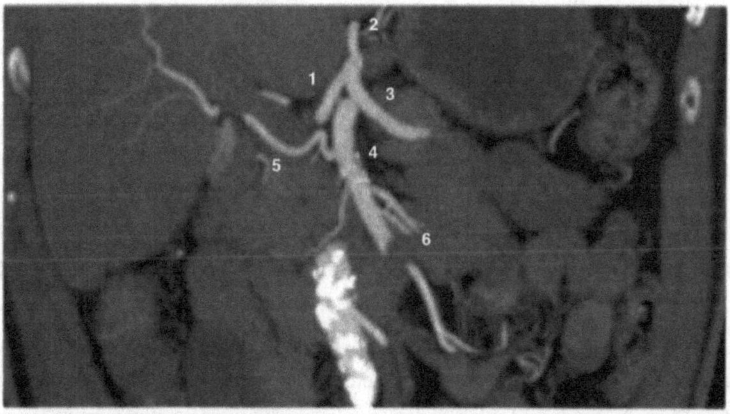

Figura 5. Anatomía de las ramas del tronco celíaco (TC) y la arteria mesentérica superior (AMS). Obsérvese una arteria hepática accesoria, rama de la AMS (Michells tipo VI, Hiatt tipo IV). Esta anomalía se debe conocer antes de realizar una duodenopacreatectomía para evitar incidentes quirúrgicos.
1: Arteria hepática común (AHC). 2. Arteria coronaria estomática (ACE). 3 Arteria esplénica. 4 Arteria mesentérica superior (AMS). 5: Arteria hepática derecha rama de la AMS. 6. Émbolo arterial con obstrucción del tronco de la AMS pero permeabilidad de ramas yeyunales.

El páncreas recibe distintas ramas arteriales dependiendo de la parte correspondiente (cabeza, cuerpo y cola) (31).

1.3.2.1 Irrigación del duodeno y de la cabeza pancreática

La arteria gastroduodenal (AGD) se sitúa por detrás de la primera porción duodenal en el ángulo entre el duodeno y el páncreas (31); en el borde inferior del duodeno la AGD se divide en arteria gastroepiploica derecha (AGEPD) y arteria pancreaticoduodenal superior anterior (APDSA) (arteria pancreatoduodenal derecha inferior de Testut).

La arteria pancreatoduodenal superior posterior (APDSP) (arteria pancreáticodudenal derecha superior de Testut) (31, 36, 37) nace de la AHC al mismo tiempo que la AGD, o más frecuentemente de ésta última antes de pasar por detrás del duodeno. Se desliza por detrás de la cabeza del páncreas, aplicada junto a la cara posterior de ésta por la fascia de Treitz y cruza el colédoco por delante para después situarse a la derecha del mismo; después lo cruza de nuevo hacia la izquierda y por detrás, hasta anastomosarse a la arteria pancreatoduodenal inferior posterior (APDIP), formando el arco pancreatodudenal posterior. Las ramas se distribuyen en la cara posterior de la primera porción duodenal irrigando la región pilórica y ampolla de Vater.

La arteria pancreatoduodenal superior anterior (APDSA) (arteria pancreaticoduodenal derecha inferior de Testut) (31, 36, 37) es una rama terminal de la AGD (la otra rama terminal es la arteria gastroepiploica derecha -AGED-); se origina en el borde inferior del duodeno. Transcurre por delante de la cabeza del páncreas a una distancia variable del borde izquierdo de la porción descendente del duodeno; después se insinúa entre el duodeno y el tejido pancreático pasando a la cara posterior de la cabeza del páncreas para unirse con la arteria pancreático duodenal inferior anterior (APDIA), formando el arco pancreáticoduodenal anterior.

La arteria pancreatoduodenal inferior (APDI) (arteria pancreatoduodenal izquierda o arteria duodenal inferior de Testut) (31, 36, 37) normalmente es una rama de la AMS por encima de la salida de la primera rama yeyunal, en el punto en que la AMS se desliza por el istmo del páncreas. Existen dos ramas: anterior (APDIA) y posterior (APDIP). La rama anterior penetra en el páncreas por detrás del proceso uncinado y se distribuye por la cara anterior del duodeno y del páncreas, anastomosándose con la APDSA. La rama posterior discurre sobre la cara posterior del páncreas y se anastomosa con la APDSP (fig. 6).

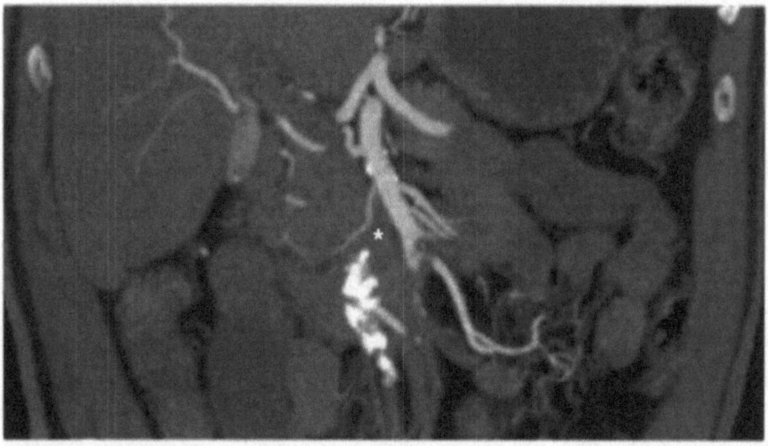

Figura 6. Arteria pancreatoduodenal inferior (APDI), rama de la AMS, y demostración de arco pancreatoduodenal inferior para anastomosarse con ramas de la arteria gastroduodenal (AGD) (*). La permeabilidad de este sistema es imprescindible en la operación de Appleby.

El origen de las ramas inferiores es variable. Inoue (33), en su estudio sobre la resección del mesopáncreas en el abordaje del cáncer de páncreas, refiere que el origen es en un tronco común con la primera arteria yeyunal (71,6%), independientemente de la AMS (24,6%) y directamente de una arteria hepática reemplazada (3,8%). Horiguchi (38) refiere que para Takamuro existen cuatro tipos de APDI: 1) rama de la arteria yeyunal (57,6%), 2) rama directa de la AMS (24%), 3) las ramas anterior y posterior de la APDI salen directamente de AMS (11,3%) y 4) la arteria hepática y la APDIP son ramas de la AMS mientras que la APDIA es rama de la primera arteria yeyunal.

El arco de Bühler es un defecto de regresión embrionaria de la anastomosis ventral longitudinal entre las arterias segmentarias 10º y 13º, con regresión de las arterias segmentarias 11° y 12°. Constituye una comunicación entre los sistemas del TC y AMS. La prevalencia de esta estructura es desconocida pero se piensa que es menor del 4% (24).

1.3.2.2. Irrigación del cuerpo y cola del páncreas

El cuerpo y la cola del páncreas se irrigan por ramas de la arterias esplénica (AE) y AMS.

La arteria pancreática transversa superior (APTS) (39) es diferente a la arteria pancreática transversa (APT). Discurre entre la arteria pancreática dorsal (APD) y la arteria gastroduodenal en la parte craneal y ventral de la cabeza del páncreas (79,2%), o bien se sitúa centro ventral o craneodorsal; es una arcada entre la AGD y la AE. Normalmente la AGD en la fuente principal de APTS aunque también puede ser rama de la APD o APT. La APTS forma una comunicación entre la AGD y la APD.

La arteria pancreática transversa (APT) (39) se define como una arteria que tiene un trayecto transversal en la parte ventral y caudal del cuerpo y cola del páncreas. En el 61,3% de los casos se origina de la APDSA y dirigiéndose hacia la izquierda se anastomosa con la APD. También puede ser rama de la AGD en la salida de la AGED y APDSA.

Arteria pancreática dorsal (APD): la primera impresión es que la APD se parece a la arteria pancreática magna (APM). Kimura (39) la define como una arteria que se origina en la AHC o en la unión de la AHC y la AE. Cuando no existe en estas localizaciones, la APD es la primera rama de la AE a la izquierda del TC (39). En el estudio de Kimura se origina más frecuentemente en la AE seguida del TC, AHC y AMS. La APD tiene varias ramas pero una es constante en el estudio de Tsutsumi: cursa por detrás de la parte proximal de la vena esplénica (VE) y vena mesentérica superior (VMS), distribuyéndose por el proceso uncinado y la parte posterior de la cabeza del páncreas, anastomosándose con las ramas pancreatoduodenales inferiores; otras ramas se dirigen hacia la izquierda y se distribuyen por el cuerpo y cola del páncreas (40).

Arteria pancreática magna (APM) (Great Pancreátic Artery): se define como la de mayor calibre rama de AE; segunda de mayor calibre si la APD sale de la AE. La diferencia entre APD y APM está en que la primera siempre discurre dorsal al ducto principal, mientras que la segunda puede estar dorsal o ventral (39). Kimura consideran que la APTS y la APT son las dos arterias que pueden producir hemorragia cuando se secciona el cuello del páncreas a nivel de la vena porta (39).

Por último, la cola del páncreas recibe irrigación de pequeños vasos procedentes de la arteria esplénica (31).

1.3.2.3. Variantes arteriales en relación con la cirugía pancreática

Las variantes vasculares, sobre todo arteriales, están presentes en un 25-50% de los pacientes. El desconocimiento preoperatorio de su existencia puede provocar incidentes intraoperatorios graves como sangrados, devascularizaciones hepáticas o de la vía biliar, con evoluciones impredecibles en el postoperatorio (26, 27, 30)

Michells (26), en 1966, publicó una clasificación de las variantes anatómicas de las ramas del tronco celíaco (TC) y arteria mesentérica superior (AMS). Otros autores han publicado clasificaciones propias o modificaciones de la clasificación de Michells (28, 29, 41).

La anatomía más frecuente (52-80%) es cuando el TC se divide en tres ramas en el borde superior del páncreas (26-29): arteria hepática común (AHC), arteria gástrica izquierda (AGI) y arteria esplénica (AE) (fig.5).

La AHC se divide en arteria gastroduodenal (AGD) y arteria hepática propia (AHP), que a su vez emite dos ramas: arteria hepática derecha (AHD) y arteria hepática izquierda (AHI) (26-29).

La AE se caracteriza por un curso tortuoso sobre el borde superior del páncreas y tiene variaciones en su origen, curso y ramas terminales. Pandey (42) en un estudio sobre 270 cadáveres describe un origen en el TC en 90,6%, aorta abdominal (8,1%) y otros sitios (1,3%).

Tipo	Michells	Hiatt	Varotti	Adachi
1	Normal	Normal	Normal	Normal (12 subtipos)
2	AHI reemplazada de AGI	AHI accesoria o reemplazada	AHI rama de ACE. Accesoria (2a) o reemplazada (2b)	AHI directa de aorta. Tronco hepatoesplénico
3	AHD reemplazada de AMS	AHD accesoria o reemplazada	AHD rama de AMS. Accesoria (3a) o reemplazada (3b)	AGI directamente de la aorta. ACE, AE y AMS ramas de un tronco común (hepatoespléni-comesentérico)
4	AHI y AHD reemplazadas de ACE y AMS respectivamente	AHD reemplazada o accesoria. AHI reemplazada o accesoria	Doble AHD (rama de AMS) y AHI (rama de ACE). Accesoria (4a) o reemplazada (4b)	AHI, AHC, AE y AMS tienen tronco común (celiacomesentérico) rama de la aorta
5	AHI accesoria	AHC rama de AMS	AHC rama de AMS	Tronco gastroesplénico (ACE y AE) y tronco hepatomesentérico (AHC y AMS)
6	AHD accesoria	AHC rama de la aorta		Tronco gastroesplénico (ACE y AE). AHC posterior a la VP y se origina de la AMS. No emite AGD
7	AHD y AHI accesorias			
8	AHD reemplazada, AHI accesoria o reemplazada, AHD accesoria			
9	AHC rama de la AMS			
10	AHC rama de la AHI			

Tabla 1. clasificaciones de las variantes arteriales de las ramas del tronco celíaco descritas en la literatura. Siempre debe tenerse en mente que en un 10-20% de los pacientes la AHD es accesoria o reemplazada de la AMS, por lo que se puede lesionar en las resecciones de la cabeza del páncreas.

El trayecto es suprapancreático (74,1%), peripancreático (18,5%), intrapancreático (4,6%) y retropancreático (2,8%); existe un curso raro en que se forma una curva proximal incluida en el parénquima pancreático (0,63%). En el 1,5% la arteria se divide proximalmente en dos ramas, una suprapancreática y otra peripancreática. En el 97% de los casos la AE se divide en ramas terminales; lo más frecuente son dos ramas (63,1%), seguido de cuatro ramas (18,6%).

Debemos introducir dos conceptos (26-28): se considera un vaso reemplazado cuando sólamente existe en una localización distinta a la habitual antes descrita (por ejemplo, una AHD rama de la AMS, sin originarse una AHD rama de la AHC). Hablamos de un vaso accesorio cuando además de la distribución normal existe otro secundario (en el ejemplo anterior cuando hay dos AHD). El cirujano biliopancreático siempre debe tener en mente cuando realiza una DPC que en un 20-25% de los pacientes la arteria hepática derecha es accesoria o está reemplazada, por lo que se puede lesionar cuando se realiza la resección de la cabeza del páncreas. Si se produce una lesión de este vaso la vascularización de una anastomosis biliar puede comprometerse (43)

La tomografía axial computerizada (TAC) es la prueba fundamental porque permite hacer un estadiaje del tumor y definir la anatomía vascular (41, 44).

1.3.3. ANATOMÍA DEL DRENAJE VENOSO DEL PÁNCREAS

Durante las resecciones pancreáticas el cirujano debe tener presente tres grandes venas: vena porta (VP), vena mesentérica superior (VMS) y vena esplénica (VE).

La VP drena la sangre del tubo digestivo infradiafragmático (excepto la parte inferior del recto), páncreas, bazo y tracto biliar extrahepático. Se forma de la unión de la VMS y VE en la parte posterior del cuello del páncreas (45). La VP tiene a su izquierda la AMS, a su derecha el colédoco intrapancreático y en el borde superior del páncreas se relaciona con la arteria hepática propia (31). Las variantes extrahepáticas como la ausencia congénita o un trayecto supraduodenal (32) son infrecuentes.

La VMS (46, 47) se forma por la unión de las ramas venosas yeyunal e ileal. Se desliza por delante de la cuarta porción duodenal y del gancho del páncreas para después de recibir la vena esplénica formar la vena porta; por debajo del cuello del páncreas desembocan las venas cólica derecha y media. En ocasiones la vena cólica derecha y gastroepiploica forman un tronco común (tronco venoso de Henle) (46, 47).

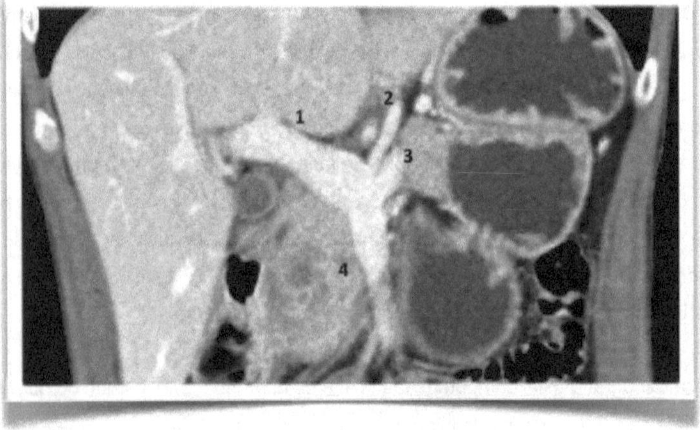

Figura 7. Anatomía venosa peripancreática: 1. Vena porta. 2.Vena coronaria estomática. 3. Vena esplénica . 4. Vena mesentérica superior.

La VE es el tronco venoso principal de cuerpo y cola del pancreas. Con un trayecto transverso, forma uniéndose a la VMS, la vena porta por detrás del cuello del páncreas (31).

Otra relación importante es la vena mesentérica inferior (VMI). Drena la sangre del colon izquierdo y termina de tres maneras: a) en la VE (34-45%), b) en la VMS (19,2-42%) y c) en la confluencia de ambas (18-28,8%) (48, 49).

El drenaje venosos de la cabeza del páncreas se realiza por dos arcos venosos: anterior y posterior, homónimos de las arterias (50).

El arco posterior está formado por las vena pancreatoduodenal superior posterior (VPDSP) y vena pancreatoduodenal inferior posterior (VPDIP) (48, 50).

La VPDSP drena la cabeza del páncreas y la segunda porción del duodeno; es la vena mayor de la cabeza del páncreas y cruza el colédoco para dirigirse hacia la VP. Se han descrito 8 variantes en relación a la posición de la vena con respecto a la vía biliar, hipoplasia e incluso un drenaje en el segmento IV hepático (1%) (50).

La VPDIP y la vena pancreatoduodenal inferior anterior (VPDIA) se pueden unir para formar la vena pancreaticoduodenal inferior (VPDI). La vena del proceso uncinado, y pequeñas venas de la cabeza pancreática que drenan directamente en la VMI son complementarias de la VPDI, de tal forma que si están muy desarrolladas, la VPDI es hipoplásica. Habitualmente la VPDI drena en la primera vena yeyunal (42%), VPDIA y VPDIP independientemente (26%) en la primera vena yeyunal o hipoplasia de la VPDIP (16%) (46, 50).

La vena del proceso uncinado drena la parte media de la cabeza del pancreas, segunda y tercera porción del duodeno y proceso uncinado; desemboca en la pared posterior de la vena porta (50).

El arco venoso anterior de la cabeza del páncreas lo forman la vena pancreaticoduodenal superior anterior (VPDSA) y la VPDIA. La VPDSA drena la parte superior de la cabeza del páncreas y en un 5% de los casos la parte anterior del cuello del páncreas. Puede formar parte del tronco venoso de Henle junto a la vena gastroepiploica derecha (VGED) y la vena cólica derecha superior que drena en la cara lateral derecha de la VMS, en el proceso uncinado. Existen varios tipos de drenaje (46, 50, 51): a) tronco común de las tres venas (42-67%), b) drenaje en un tronco común de la VPDSA y VGED con la vena cólica derecha superior directamente en la VMS (21%), c) drenaje en un tronco común de la VGED y vena cólica derecha superior (17%) y d) las tres venas drenan directamente en la VMS (15%).

La vena pancreática dorsal es muy infrecuente y drena la parte dorsal del cuello pancreático para desembocar en la VE o VMS (50).

El drenaje venoso del cuerpo y cola del páncreas es tributario de la VE a través de la vena pancreática central inferior (VPCI) y pequeñas venas que drenan directamente en la VE (50).

La VPCI tiene un trayecto transverso en el borde interior del cuerpo del páncreas y recibe tributarias del cuerpo y cola del páncreas. Lo más frecuente es que se forme un tronco común que drena en la VE (25%), VMS (17%), dos troncos en la VE y VMS (16%), o en el 15% de los casos, en un tronco común en la vena mesentérica inferior (VMI) (50).

Otras venas que se deben conocer por identificarse en las resecciones pancreáticas son las siguientes:

Vena coronaria estomática (VCE) o vena gástrica izquierda. Recibe ramas de la cara anterior y posterior gástrica, región cardiaca y mitad inferior del esófago; tiene un trayecto sobre la curvatura menor gástrica, habitualmente posterior a la AHC, y drena en la VP o VE (31) .

La vena gastroepiploica derecha (VGED) forma el drenaje venoso de la curvatura mayor gástrica. Termina en su trayecto subepiploico de dos formas: directamente en la VMS o uniéndose a la vena cólica superior derecha y VPDSA formando el tronco venoso de Henle, como hemos descrito anteriormente (50).

Vena gastroepiploica izquierda: satélite de la arteria con nombre homónimo, desemboca en la vena esplénica a gran distancia del bazo (31).

Venas gástricas cortas: nacen de las dos caras del fundus y se dirigen a las ramas de origen de la vena esplénica, cerca del hilio esplénico (31).

1.3.4. ANATOMÍA BILIAR

Los conductos hepáticos derecho e izquierdo se unen en el hilio hepático para formar el conducto hepático común (CHC). La unión de con el conducto cístico forma el colédoco que discurre por la parte posterior de la cabeza del páncreas; la disposición con respecto al parénquima pancreático puede ser variable (32).

En las DPC la vía biliar se secciona a un centímetro aproximadamente por debajo de la bifurcación biliar extrayendo la vesícula biliar, cístico y colédoco conjuntamente con la cabeza del páncreas. Las anomalías intrahepáticas como ocurre con las variantes anatómicas portales no son importantes en la resecciones pancreáticas.

Se han descrito varias clasificaciones (28, 52). Huang describe una clasificación de las variantes anatómicas de los conductos hepáticos derecho e izquierdo.

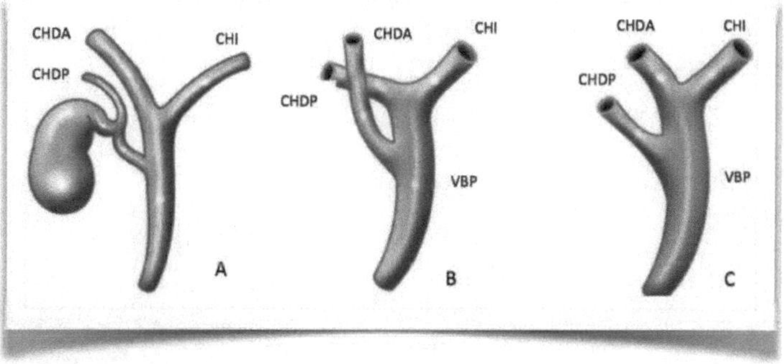

Figura 8. Variantes anatómicas biliares a tener en cuenta durante la duodenopancreatectomía. A: drenaje del conducto hepático derecho posterior (CHDP) en el conducto cístico. B: Drenaje por debajo de la confluencia biliar del conducto hepático derecho anterior (CHDA). C: CHDP con drenaje por debajo de la confluencia. CHI: conducto hepático izquierdo. VBP: vía biliar principal.

Las variaciones más importantes, que debemos tener en cuenta durante la duodenopancreatectomía, son cuando uno de los conductos sectoriales anterior o posterior derechos tienen un drenaje bajo, a nivel del conducto hepático o en el conducto cístico (5-10%). Los drenajes izquierdos anómalos son muy infrecuentes (<5%). En estos casos, cuando se seccionan y se visualizan se puede hacer una plastia con el CHC y realizar la anastomosis biliar. El problema es si no se identifican y se ligan, pudiendo producirse una colangitis en el postoperatorio.

1.4. Fisiología pancreática

Los componentes pancreáticos podemos dividirlos atendiendo a las líneas celulares: a) las células acinares y ductales forman el páncreas exocrino; se encarga de la producción y transporte al duodeno de las enzimas pancreáticas que intervienen en la digestión (amilasa, lipasa, tripsina, quimiotripsina y otras); b) los islotes de Langerhans, componente endocrino, producen las hormonas que intervienen en la regulación de la glucosa y otros factores metabólicos; c) las células centroacinares, cuya función no está bien caracterizada; d) elementos de soporte como vasos, nervios y tejido conectivo, y e) células "potenciales" o stem cell, las cuales se han demostrado en estudios in vitro pero no en cortes histológico de humanos.

El peso de la glándula corresponde en un 75-90% a las células acinares, 5 % a las ductales y sólamente el 2% a los islotes de Langerhans (22, 53).

Los sistemas endocrino y exocrino están regulados por un complejo sistema neurohormonal, existiendo evidencias que la regulación de ambos es compartida (54).

1.4.1. PÁNCREAS ENDOCRINO

Los islotes de Langerhans se distribuyen por el espesor del parénquima pancreático, siendo el páncreas la única glándula donde el componente endocrino está entre el exocrino. Están formados por cinco tipos de células en distintas proporciones: células alfa (15%), productoras de glucagón; células beta (70-80%), secretoras de insulina; células delta (5-10%), productoras de somatostatina; células productoras de polipéptido pancreático (PP) (15-25%) y células epsilon, productoras de grelina (55).

Además de los tipos celulares descritos antes, los islotes contienen otros agentes que están implicados en la regulación de la secreción exocrina, denominado eje islotes-acinar (54); la acción de estos agentes generalmente dependen de las especies donde se estudien; pueden ser hormonas como amilina o pancreastatina y neuropéptidos como alanina, sustancia P, VIP, péptido relacionado con el gen de la calcitonina (CGRP), neuropéptido Y (NPY), péptido Y (PYY), óxido nítrico, péptido activador de la pituitario adenilato ciclasa (PACAP) y colecistoquinina (CKK) (54).

1.4.2. PÁNCREAS EXOCRINO

La fístula pancreática postoperatoria es el "Tendón de Aquiles" de las resecciones pancreáticas. El jugo pancreático es el resultado de la secreción pancreática exocrina (22).

El páncreas exocrino está formado por los acinos y el sistema ductal (22). La unidad funcional es el acino, formado por las células acinares orientando su membrana secretora hacia la luz del acino, las células centroacinares que se sitúan en la transición acino-ducto y las células ductales proximales al ducto.

El jugo pancreático es un líquido incoloro, acuoso, de densidad entre 1007 y 1035, con pH alcalino y que contiene dos tipos de secreción: la enzimática y electrolítica. La secreción en el duodeno tiene la finalidad de neutralizar el contenido ácido vaciado del estómago (56). El volumen oscila entre 0,2-0,3 ml/min cuando se estimula de forma adecuada; el volumen total diario oscila entre 1 y 4 litros (22).

1.4.2.1. Secreción enzimática

La función principal de las células acinares es la producción de enzimas y proenzimas pancreáticas para la digestión de los tres nutrientes esenciales: carbohidratos, proteínas y grasas (tabla 2). Según su función se clasifican en proteolíticas, glucolíticas, lipolíticas y nucleolíticas. Las proenzimas se almacenan en el páncreas y se liberan al intestino como formas inactivas, conjuntamente con el péptido inhibidor de la tripsina que evita la activación de proenzimas en el páncreas (57); si se activaran en el páncreas se produciría la autodigestión de la glándula. La amilasa y la lipasa se almacenan y secretan como formas activas no produciendo daño en el páncreas (58). Cuando las proenzimas llegan al la luz duodenal, la enzima enterokinasa, que se encuentra en el ribete en cepillo de las células duodenales, transforma las proenzimas en enzimas activas produciendo la activación en cascada del resto de proenzimas (22, 58) .

Enzima	Proenzima (zimógeno)	Activador	Función-acción
Tripsina	Tripsinógeno	Enteroquinasa	Rompe enlaces peptídicos
Quimiotripsina	Quimiotripsinógeno	Tripsina	Rompe enlaces peptídicos
Elastasa	Proelastasa	Tripsina	Rompe enlaces peptídicos
Carboxipeptidasa A	Procarboxipeptidasa A	Tripsina	Escinde restos de Fen, Tir, Trp del extremo carboxiterminal de un polipéptido
Carboxipeptidasa B	Procarboxipeptidasa B	Tripsina	Escinde restos de Arg y Lis del extremo carboxiterminal de un polipéptido
Fosfolipasa A2	Profosfolipasa A2	Tripsina	Escinde AG de los fosfolípidos (p. ej. lecitina)
Amilasa	-	-	Digiere el almidón a pequeños polímeros de glucosa y maltosa
Lipasa	-	-	Escinde AG de Glicerol
Carboxilesterasa	-	-	Hidroliza esteres de colesterol
Ribonucleasa	-	-	Escinde ARN para formar cadenas cortas
Desoxirribonucleasa	-	-	Escinde ADN para formar cadenas cortas

Tabla 2. Enzimas y proenzimas pancreáticas. AG: ácido graso. Arg: arginina. Fen: fenilalanina. Glu: glucosa. Lis: lisina. Tir: tirosina. Trp: triptófano

Las células acinares se consideran el prototipo de células secretora por excelencia; tienen forma piramidal, midiendo hasta 30 micras de longitud desde la membrana basal a la apical (fig. 9). La dedicación a las síntesis proteica se demuestra por un núcleo prominente, la alta densidad de retículo endoplásmico rugoso y aparato de Golgi (22).

En las células acinares se han demostrado receptores de colecistoquinina (CKK), acetilcolina (Aco), péptido liberador de gastrina, péptido intestinal vasoactivo (VIP) y secretina. Sin embargo, puede haber variaciones entre especies; por ejemplo, se sabe que el mecanismo de acción principal en humanos de la CKK es de modo paracrino, a través de las terminaciones nerviosas vagales, mientras que en ratones actúa directamente sobre los receptores de las células acinares (59). Durante años, se pensaba que las células acinares en humanos no expresaban receptores de CKK, pero actualmente se han demostrado, por lo que la regulación de la secreción pancreática puede ser a través del las fibras vagales y directamente de forma paracrina (59).

Los receptores de las células acinares se pueden dividir en dos categorías atendiendo al mecanismo de acción intracelularmente de los segundos mensajeros. La secretina y el VIP actúan por medio del aumento del AMPc, mientras que la Aco y la CCK actúan aumentando el Ca^{2+} intracelular (58). En las células acinares se han demostrado dos tipos de receptores de CKK (tipo 1 y 2). En roedores, los receptores más frecuentes son tipo 1, con alta afinidad por la CKK, mientras que en humanos, predominan los tipo 2, que además de la CKK pueden ser activados por la gastrina (58).

La síntesis de las enzimas pancreáticas se producen en el RER de las células acinares. Los aminoácidos entran en la célula acinar por medio de transportadores de membrana y una vez sintetizadas las enzimas, o las proenzimas, se almacenan en el aparto de Golgi en pequeñas vesículas donde sufren procesos de fosforilación, glucosilación o ambas. La secreción se produce por la migración de las vesículas a la membrana secretora celular donde se fusionan con la membrana celular por un mecanismo de exocitosis. Como en otros muchos procesos celulares, el Ca^{2+} intracelular tiene un papel principal (22, 58).

El volumen final del jugo pancreático es producido fundamentalmente por las células ductales. Los acinos pancreáticos secretan líquido con una concentración similar a la del plasma, mientras que es el sistema ductal el encargado de configurar las concentraciones finales (60, 61).

1.4.2.2. Secreción hidroelectrolítica

Las células ductales tiene tres funciones en la secreción pancreática: a) sirven de soporte estructural para las células acinares, b) vehiculan la secreción acinar a través del sistema ductal hasta el duodeno y c) secretan agua y bicarbonato para evitar la inactivación enzimática y facilitar el transporte (60, 61).

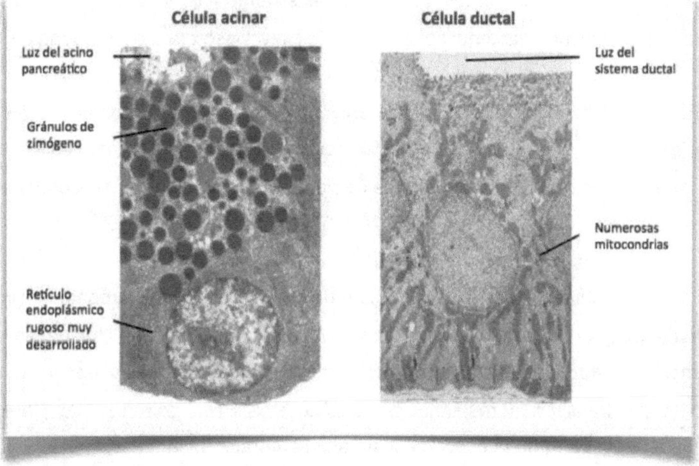

Figura 9. Imágenes histológicas de una célula acinar y ductal. La función principal de las células acinares es la producción de enzimas (secrección y síntesis de proteínas) por lo que tienen un retículo endoplásmico rugoso muy desarrollado. Obsérvese los gránulos de zimógeno donde se almacenan las proenzimas y se secretan por la membrana apical a la luz del acino. Las células ductales tienen la misión de secretar agua y bicarbonato principalmente (transporte iónico). Necesitan gran cantidad de energía para el funcionamiento de los transportes, por lo que predominan las mitocondrias como fuente de energía (ver figura 10)

La estructura de las células ductales es diferente a las acinares. Contienen gran número de mitocondrias necesarias para producir la energía que precisan los múltiples transportadores de membrana existentes en sus membranas celulares (58) (fig. 9).

Forman un sistema excretor que se inicia con las células centroacinares y está compuesto por los ductos terminales o intercalados, intralobulares, interlobulares, interlobares y ductos principales (conducto de Wirsung o accesorio de Santorini) (60, 61). Se piensa que entre las células ductales se encuentran las células madre totipotenciales, necesarias para el desarrollo y la reparación después de traumatismos (61).

El concepto de que el sistema ductal es uniforme desde los acinos hasta la papila es una simplificación. Como hemos dicho antes, el sistema final se encarga de cambiar la composición final del jugo pancreático absorbiendo cloro y secretando bicarbonato (61).

Teniendo en cuenta que las concentraciones de cloro y bicarbonato varían de los trayectos iniciales a los finales, hace pensar que cada parte de los ductos tienen una función. Además, dependiendo de las localizaciones, la expresión de transportadores de membrana son distintas incluyendo CFTR, Muc 1 y aquaporinas 1 y 5 (22, 61, 62).

La célula ductal para realizar la función de secretar agua y bicarbonato dispone de una serie de transportes y canales en la membrana basal y apical (61). Una de las fuentes de bicarbonato intracelular es la hidratación del anhídrido carbónico por la anhidrasa carbónica. Otros transportadores son la bomba Na^+-K^+ ATPasa, cotransportes Na^+-$HCO3^-$, canales de K^+, regulador de la conductancia transmembrana de la fibrosis quística (CFTR), canales de cloro activados por Ca^{2+}, proteínas transportadoras SLC26 y acuoporinas (61, 62) (fig.10).

El líquido pancreático en los ductos intercalados próximos a los acinos pancreáticos tienen una alta concentración de cloro y baja en potasio (135 mEq/l Cl^- y 25 mEq/l $HCO3^-$), mientras que el secretado en el duodeno la concentración es distinta (20 mEq/l Cl^- y 140 mEq/l $HCO3^-$). Estas concentraciones tan diferentes se producen por la actuación de complejos mecanismos de vías de señalización sobre los receptores de membrana, e incluso, cambios en el funcionamiento de los transportes dependiendo del nivel ductal en que se encuentren (61, 62).

Las células centroacinares posiblemente sean los elementos más enigmáticos del páncreas. Pueden situarse en la transición acino-ducto o intercaladas en los acinos (61).

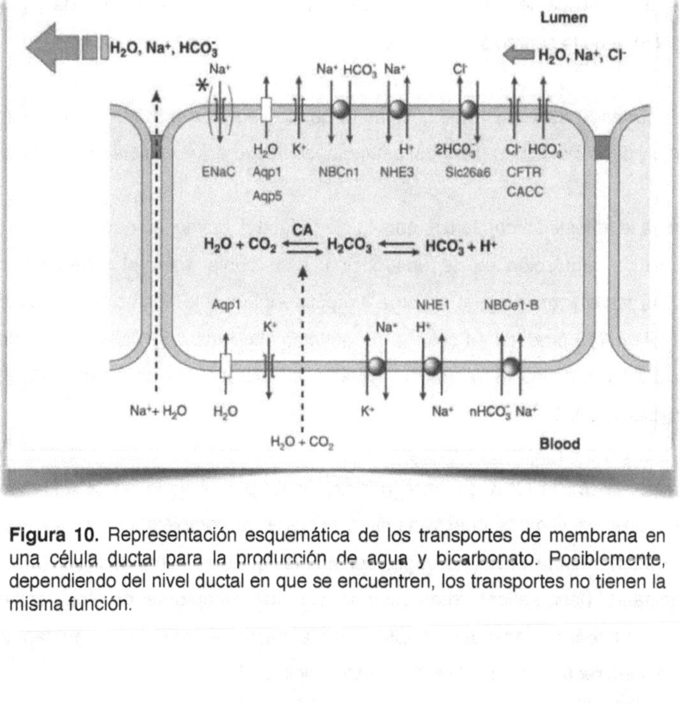

Figura 10. Representación esquemática de los transportes de membrana en una célula ductal para la producción de agua y bicarbonato. Posiblemente, dependiendo del nivel ductal en que se encuentren, los transportes no tienen la misma función.

1.4.3. REGULACIÓN DE LA SECRECIÓN EXOCRINA PANCREÁTICA

La secreción exocrina pancreática ocurre en dos periodos: el interdigestivo y el digestivo postpandrial (22).

La secrección pancreática en el periodo interdigestivo es escasa y cíclica acorde con las cuatro fases de la motilidad gastrointestinal, siendo máxima en las fases II y III que ocurren cada 60-120 minutos (57). Durante este periodo la regulación de la secreción es por mecanismos nerviosos y hormonales. El sistema nerviosos parasimpático estimula la motilidad y secreción pancreática, mientras que el simpático la inhibe. Las hormonas que intervienen son principalmente la motilina y el polipéptido pancreático, que estimulan e inhiben respectivamente la secrección.

La respuesta exocrina del páncreas a una comida implica tres fases (57, 58):

La fase cefálica se produce ante la visualización u olor de la comida y produce el 10-20% del total de la secreción pancreática; está mediada por el nervio vago.

En la fase gástrica el mediador es el nervio vago. La entrada de la comida en el estómago produce distensión gástrica, estimulando la secreción pancreática (15-20%).

La fase intestinal comienza con la llegada del quimo al duodeno y al yeyuno proximal. En la regulación existe una acción inseparable entre el sistema nervioso y hormonal. El vago estimula y el sistema simpático inhiben la secreción. La acidificación duodenal (pH < 4,5) produce en células duodenales especializadas la liberación de CCK y secretina. La CCK activa la secreción acinar y la secretina es el mayor inductor de la secreción ductal (60, 61).

La acción de la CKK se hace por dos vías; por un lado actúa a través de las neuronas aferentes vagales que transmiten la señal al complejo dorsal del vago en el cerebro. Posteriormente el nervio vago, por medio de fibras eferentes, contacta con las células acinares pancreáticas interactuando con los receptores de Aco, activando la secrección pancreática; además, la CKK puede pasar al torrente sanguíneo y activar directamente los receptores de CKK de la célula acinar (58).

Existe una relación entre el páncreas exocrino y endocrino (eje insulino acinar) (54). Las sustancias secretadas por los islotes pancreáticos actúan sobre la secrección pancreática.

La insulina es la hormona que más se ha estudiado como regulador de la secrección exocrina. Se sabe desde hace tiempo que los pacientes diabéticos tienen deficiencia exocrina pancreática. Sin embargo, los estudios en humanos, a diferencia de los realizados en animales, son contradictorios y tienen resultados opuestos (54).

La somatostatina tiene efecto inhibidor en la secreción pancreática. Los análogos de somatostatina se utilizan para la prevención y el tratamiento de la fístula pancreática después de resecciones pancreáticas. Los mecanismos de acción por los que actúa la somatostatina son debatidos desde hace años. Puede tener una acción directa sobre receptores de la célula acinar con disminución del AMPc y el calcio intracelular, inhibiendo la secrección de insulina, o bien, mediante activación del sistema simpático y parasimpático (54).

1.5. Técnicas quirúrgicas

A continuación analizaremos las técnicas quirúrgicas empleadas en el tratamiento de las enfermedades pancreáticas. Existe una cantidad tan elevada de técnicas, sobre todo en lo referente a la reconstrucción del remanente pancreático, que pensamos no procede numerarlas todas.

En muchas ocasiones son pequeñas variantes en la forma de situar las suturas entre el páncreas y el tubo digestivo, materiales empleados en las suturas, uso de catéteres transanatomóticos, etc.

La elección de la técnica quirúrgica en lo referente a la reconstrucción del remanente pancreático se ha valorado en estudios prospectivos randomizados (EPR) porque es uno de los factores donde el cirujano puede influir. Como comentaremos más adelante, el cirujano debe utilizar aquella que mejor domine y con la que se encuentre más cómodo.

1.5.1. RESECCIONES PANCREÁTICAS

1.5.1.1. Resecciones de la cabeza del páncreas

1.5.1.1.1. Duodenopancreatectomía cefálica (DPC) (34, 63, 64)

La descripción por Whipple en 1934 de la técnica de la resección de la cabeza del páncreas no es como la practicamos hoy en día; sin embargo, debido a la relevancia que este cirujano estadounidense ha tenido en el campo de la cirugía pancreática, la duodenopancreatéctomía cefálica se conoce también como operación de Whipple (5).

Se realiza la resección del antro gástrico, vesícula biliar, vía biliar principal, duodeno con la cabeza del páncreas y primer asa yeyunal.

En 1999, Pedrazolli (65) describió, en una conferencia de consenso, las estaciones ganglionares que deben extirparse en las resecciones de la cabeza y cuerpo-cola pancreáticos, para la linfadenectomía habitual y extendida (fig.11). En la resección de la cabeza pancreática se realiza la linfadenectomía habitual de las estaciones ganglionares siguientes: 12 (ligamento hepatoduodenal), 13a, 13b, 14a y 14b (a la derecha de la arteria mesentérica superior), 17a y 17b. El International Study Group on Pancreatic Surgery (ISGPS) también ha tenido conferencias de consenso más recientemente para definir las estaciones ganglionares que se deben extirpar en la DPC (66).

Las maniobras quirúrgicas más relevantes son las siguientes (34, 63, 64).

Laparotomía media, subcostal bilateral o en J derecha (incisión de Makuuchi).

Exploración minuciosa de la cavidad peritoneal y superficie hepática. Si existen nódulos carcinomatosos se considera metastásico (M1) .

Despegamiento coloepiploico desde la parte media del colon transverso hacia la derecha, preservando los vasos gastroepiploicos para evitar isquemia del epiplon. A varios centímetros del píloro se ligan los vasos gastroepiploicos y se desciende el colon hasta localizar la vena cólica derecha, por la parte inferior del despegamiento, y también la vena gastroepiploica derecha por la superior (tronco venoso de Henle). Es necesario limitar tracciones del mesocolon para evitar la avulsión de estas venas de la VMS (67).

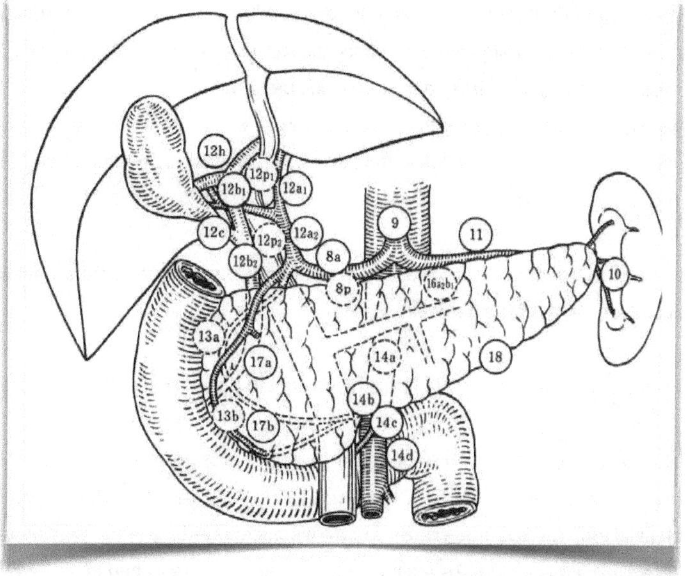

Figura 11. Estaciones ganglionares en las resecciones pancreáticas. Dependiendo del tipo de resección (cabeza o cuerpo-cola) se realiza la linfadenectomía. 8: arteria hepática común; 9: tronco celíaco; 12: ligamento hepatoduodenal; 13: peripancreáticos posteriores; 17: peripancreáticos anteriores; 14: arteria mesentérica superior. Los ganglios 16 corresponden a las estaciones interaórtico-cava y periaórtica (no representados en la figura). 16a1: entre crura diafragmática y salida del tronco celíaco; 16a2: tronco celíaco y borde inferior de la vena renal izquierda; 16b1:borde inferior de la vena renal izquierda y salida de la arteria mesentérica inferior; 16b2: arteria mesentérica inferior y bifurcación aórtica.

Maniobra de kocherización: consiste en el descenso del ángulo hepático del colon y el despegamiento duodeno pancreático (maniobra de Kocher). Liberación posterior del bloque duodenopancreático, incidiendo la fascia de Treizt, de la vena cava y vena renal izquierda hasta la aorta, identificando la salida de la arteria mesentérica superior. Se pueden hacer en este momento biopsia de los ganglios 16 para estudio histológico diferido. El despegamiento se hace medialmente hasta la salida del tronco celíaco y AMS, superiormente por detrás del pedículo hepático e inferiormente hasta la región duodenoyeyunal.

Valoración de la afectación tumoral de la AMS mediante la técnica de abordaje posterior (descrita más adelante).

Identificación de la VMS por dos vías: a) lateral derecha, separando la cabeza del páncreas del mesocolon y siguiendo el tronco de las venas yeyunales o ileales hasta la formación de la VMS por debajo del cuello del páncreas; b) anterior, ligando la vena gastroepiploica derecha, exponiendo la cara anterior de la VMS. En este momento se valora la disección por detrás del cuello del páncreas. La afectación tumoral de la VMS no es contraindicación de resección quirúrgica (68).

Abordaje del pedículo hepático y borde superior del páncreas para identificar una posible afectación de la arteria hepática.

El tiempo de resección propiamente dicho consta de las siguientes maniobras:

Tiempo pedicular. La mayoría de los equipos quirúrgicos realizan una esqueletización de los vasos del hilio hepático (69) (arteria hepática común, vena porta, arteria hepática propia y sus ramas). Si no hay afectación de la arteria hepática se liga la AGD para facilitar la disección. Se extirpa todo el tejido linfograso periarterial y periportal. Se procede al descenso de la vesícula biliar y se secciona la vía biliar principal a nivel del conducto hepático común a 1-2 cm por debajo de la confluencia. Es necesario un cultivo de la bilis para estudio microbiológico sobre todo si se ha colocado un drenaje biliar o endoprótesis biliar (34). Se coloca una pinza tipo bulldog en la vía biliar. Se continúa la disección con la identificación de la vena porta y la linfadenectomía en 360º de la misma, hasta la derecha de la salida del tronco celíaco. Tres detalles técnicos a saber: a) la sección de la vía biliar no es “punto de no retorno” porque en caso de que no sea posible la resección se puede derivar la vía biliar a un asa yeyunal; b) antes de ligar la AGD se debe hacer una prueba de clampaje por si existe una estenosis del tronco celíaco, aunque hoy en día esta valoración se puede hacer muy bien con el TAC preoperatorio (70) y c) en un 10-20% de los pacientes puede haber una arteria hepática derecha rama de la AMS (26-29, 71).

Antrectomía. Permite la linfadenectomía de los vasos supra e infrapilóricos. Se ligan los vasos de la curvatura menor a nivel de la pata de ganso; la sección gástrica normalmente se hace con endograpadora lineal.

Sección pancreática sobre la vertical del eje mesentérico-porta. Se colocan puntos transfixiantes en el borde superior e inferior del istmo pancreático para hacer hemostasia sobre los vasos pancreáticos transversos (39). El sangrado del remanente pancreático debe tranquilizar porque supone una buena vascularización (72). En el lado de la cabeza se puede colocar una ligadura abarcando todo el cuello pancreático o puntos similares a los del istmo. La sección se realiza con bisturí eléctrico, bisturí frío o bisturí ultrasónico (73)

Sección de la primera asa yeyunal y descruzamiento alrededor del eje mesentérico superior.

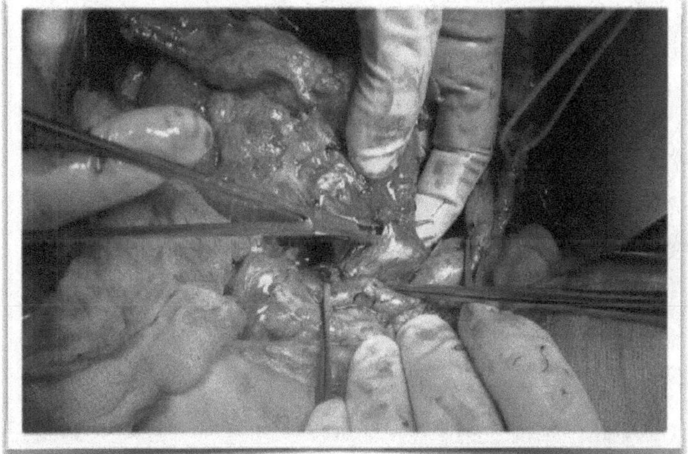

Figura 12. Imagen operatoria de una paciente con colangiocarcinoma distal de la vía biliar. La visión es desde el lado izquierdo de la paciente. Se está terminando la duodenopancreatectomía con la exéresis del proceso uncinado. Los tractores de silicona azules levantan la vena porta y mesentérica superior. El cirujano tiene en su mano izquierda la cabeza pancreática y el duodeno. La sección del proceso uncinado se realiza sobre la adventicia de la arteria mesentérica superior. El tractor rojo está referenciando la arteria hepática propia.

Resección de la cabeza del páncreas. Liberación de la VMS y AMS extirpando la lámina retroportal sobre la adventicia de la AMS. Para conseguir márgenes negativos la disección debe hacerse sobre la VMS y VP, y a ser posible sobre la AMS. Si se ha realizado un abordaje posterior y se ha liberado la AMS varios centímetros, esta maniobra es útil en estos momentos; incluso se puede realizar una maniobra de "Hanging pancreático" (74). Se liga y secciona la vena pancreaticoduodenal inferior cuidando no lesionar la vena yeyunal. Esto permite hacer una exéresis completa del proceso uncinado que a veces sobrepasa por la izquierda la AMS. En la parte superior se llega hasta la salida del tronco celíaco.

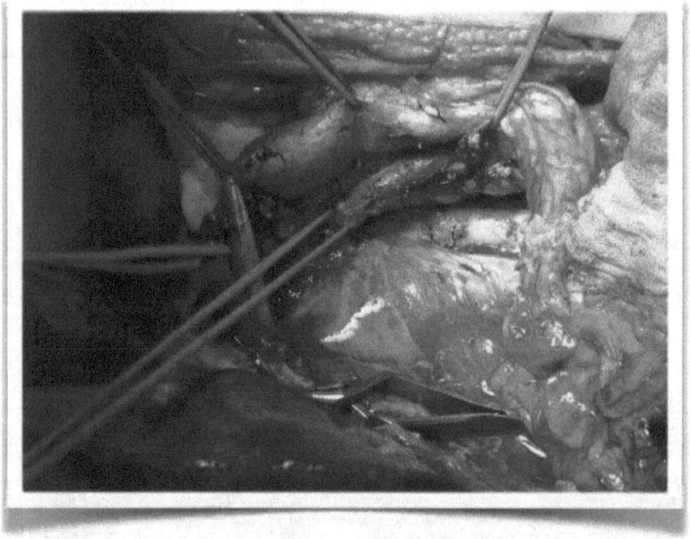

Figura 13. Imagen desde el lado derecho de la paciente de la fotografía anterior. Se ha terminado el tiempo de resección de la duodenopancreatectomía cefálica. El tractor de silicona rojo en primer término expone la arteria mesentérica superior (AMS). Los tractores azules levantan el sistema mesentérico porta mostrando la exéresis de la lámina retroportal y la linfadenectomía a la derecha de la AMS. La pinza de bulldog clampa el conducto hepático común manteniendo el campo quirúrgico libre de bilis . Nuestro grupo considera que esta debe ser la técnica a realizar en patología neoplásica de la cabeza del páncreas, duodeno y vía biliar distal.

Una vez se ha resecado la pieza debe marcarse para ayudar al patólogo a realizar un buen estudio histológico, sobre todo en lo referente a los márgenes pancreático, VMS, proceso uncinado y posterior (75).

1.5.1.1.2. Duodenopancreatectomía cefálica con preservación pilórica (DPC-PP) (34, 63, 64)

Esta técnica fue descrita por Watson en 1944 y popularizada por Traverso (76) en 1980. Se secciona el duodeno a 2-3 cm del píloro. Se deben conservar los vasos pilóricos, aunque pueden ligarse y seccionarse, permaneciendo la irrigación a través de las arcadas de las curvaturas gástricas; a pesar de aumentar la movilidad, el inconveniente es que el muñón gástrico puede quedar denervado por la desconexión del pedículo hepático.

El resto de tiempos quirúrgicos son similares a la DPC.

La DPC-PP está justificada para reducir la secuelas funcionales como gastritis biliar o vaciado gástrico precoz; se considera menos hemorrágica, más rápida y no compromete los resultados oncológicos en relación a la operación de Whipple (77). La única contraindicación son los tumores duodenales proximales o superiores de la cabeza del páncreas.

1.5.1.1.3. Operación de Nakao. Resección de la cabeza del páncreas con segunda porción duodenal

La conservación del duodeno, o una parte, tiene mejores resultados funcionales en la absorción de hierro, calcio y ácido fólico, así como mejora de la tolerancia a la glucosa (78). Por otro lado, la preservación duodenal con resección de la cabeza del páncreas puede producir isquemia y necrosis del duodeno o la vía biliar (7).

En 1998, Nakao describió la técnica de resección de la cabeza del páncreas con la segunda porción duodenal incluyendo la papila mayor y menor (7). La indicación de esta técnica es para tumores benignos de la cabeza del páncreas o con bajo potencial de malignidad (neoplasia intraductal mucinosa, tumores quísticos benignos, o ampulomas sin criterios de malignidad) (7, 79-81).

La técnica tiene los siguientes tiempos quirúrgicos: maniobra de Kocher mínima para poder palpar posteriormente la cabeza del páncreas. Preservación del la arteria gastroduodenal y arteria gastroepiploica derecha con ligadura del al arteria pancreatoduodenal superior anterior y posterior. De esta forma se mantienen irrigados los 5-6 cm iniciales de la primera porción duodenal. Colecistectomía. Sección del páncreas a nivel del cuello. Disección de la parte inferior de la cabeza del páncreas, conservando la irrigación a la tercera porción duodenal mediante la arteria pancreatoduodenal inferior anterior, ligándola cerca de la papila; la arteria pancreatoduodenal posterior se debe ligar y seccionar.

La reconstrucción se realiza mediante dos técnicas: a) pancreatogastrostomía, coledocoduodenostomía y dudodenoduodenostosmía, como la describió Nakao (7), y b) pancreatoyeyunostomía, coledocoduodenostomía y duodenoduodenostomía (81).

1.5.1.2. Resecciones del cuerpo-cola del páncreas (63, 64, 82)

1.5.1.2.1. Pancreatectomía corporocaudal con esplenectomía (PCC-E) o sin esplenectomía (PCC)

La pancreatectomía corporocaudal (PCC) consiste en la resección del páncreas y el tejido ganglionar peripancreático a la izquierda de la arteria gastroduodenal (63). El bazo debe conservarse, si no hay impedimento por criterios oncológicos o inflamatorios, pues se ha demostrado beneficios en la función hematológica, inmunitaria y también en la disminución de fístula pancreática postoperatoria (83).

En general, la indicaciones de PCC con esplenectomía es para tumores malignos (adenocarcinoma de páncreas, neuroendocrinos malignizados) donde se precise una linfadenectomía, y en caso de pancreatitis, donde sea muy difícil liberar los vasos esplénicos. El bazo se puede conservar en tumores quísticos no sospechosos, tumores neuroendocrinos no secretores menores de 2 cm, insulinomas o traumatismo pancreático con rotura del conducto de Wirsung sin pseudoquiste (82).

Otro aspecto es la elección de la laparoscopia como vía de abordaje. Aunque generalmente se reserva para tumores benignos de pequeño tamaño, también se utiliza para los tumores malignos (84).

Existen modificaciones técnicas que muchas veces son preferencias de los cirujanos.

Los pasos esenciales de un abordaje derecho-izquierdo son los siguientes (85): Apertura del ligamento gastrocólico con sección de los vasos cortos, gastroepiploicos izquierdos y gástricos posteriores; apertura del epiplon menor para tener un acceso total al páncreas. Ligadura precoz de la arteria esplénica para disminuir el aporte vascular y sangrado secundario. Disección de la vena mesentérica superior (VMS) del cuello del páncreas y referencia del mismo. Se debe tener precaución de no disecar el borde izquierdo de la VMS por el riesgo de lesión de la vena esplénica.

Sección pancreática con bisturí eléctrico, bisturí frío, bisturí ultrasónico (73) o endograpadora lineal. Ligadura y sección de los vasos esplénicos. Se debe ligar primero la arteria, si no se ha realizado en un principio. La arteria esplénica se debe ligar distal a la salida del tronco coronario izquierdo para preservar la irrigación gástrica.

Movilización del bloque esplenopancreático liberando el borde inferior del páncreas del mesocolon y de los tejidos retroperitoneales. En pacientes donde sea necesario un tratamiento más agresivo se debe extirpar la glándula suprarrenal izquierda, conocido como pancreatoesplenectomía anterógrada radical modular (85).

Las estaciones ganglionares extirpadas son las 9, 10, 11 y 18 (fig. 11)

1.5.1.2.2. Operación de Appleby modificada

La primera resección del tronco celíaco y sus ramas fue realizada en 1953 por el cirujano canadiense Appleby. Fue descrita para la resección de tumores gástricos localmente avanzados con afectación del tronco celíaco. Posteriormente, cirujanos japoneses la utilizaron, sin gastrectomía total, para el tratamiento de tumores pancreáticos del cuerpo y cola localmente avanzados, con infiltración arterial del tronco celíaco y sus ramas (Appleby modificado) (35).

Un requisito básico es que la AMS y la AGD tengan flujo en el TAC preoperatorio (70, 86, 87).

La técnica básicamente tiene los mismos tiempos quirúrgicos que la PCC, salvo que es necesaria la ligadura de la arteria hepática común antes de la salida de la AGD y se diseca el TC sobre los pilares de la aorta antes de su sección (70). La arteria pilórica y la arteria gastroepiploica derecha deben respetarse para asegurar la vascularización del estómago (70).

Intraoperatoriamente debemos asegurarnos que la irrigación hepática está conservada a través de circulación colateral por los arcos pancreatoduodenales. Se pueden hacer controles con doppler color, para valorar el flujo por la arteria hepática propia, o saturaciones venosas en troncos venosos suprahepáticos (88).

1.5.1.3. Consideraciones especiales de las resecciones pancreáticas

1.5.1.3.1. Abordaje posterior y de la AMS

Esta maniobra permite valorar si existe infiltración tumoral y la disección de los primeros centímetros de la AMS en su salida de la aorta; esto nos ayudará en los últimos pasos de la resección y además podemos identificar y ligar la arteria pancreatoduodenal inferior con la disminución del riego arterial a la cabeza pancreática (33, 89, 90). El procedimiento se puede hacer por el lado derecho (90) o izquierdo (33) de la raíz del mesenterio.

1.5.1.3.2. Resecciones vasculares

La resección de la vena porta o vena mesentérica superior no es contraindicación para conseguir márgenes negativos, incluso si es necesario el uso de prótesis venosas (renal izquierda, yugular interna) o sintéticas (68, 91, 92).

La resección venosa debe ser lo último del procedimiento; a veces es difícil y se debe combinar una disección anterior y posterior; una vez que se seccionen los cabos venosos proximal y distal, la pieza en monobloque debe salir del campo quirúrgico (91).

El tiempo máximo de clampaje portal debe ser inferior a 30 minutos para evitar problemas de congestión venosa intestinal; si se prevé un tiempo mayor se puede pinzar la AMS o una derivación mesentérico cava temporal con injerto venoso interpuesto (93).

La mayoría de las veces la resección venosa es lateral o en cuña. La reconstrucción se hace por sutura directa transversal o longitudinal, sutura con parche de vena gonadal o vena mesentérica inferior. Si la resección venosa es completa y los cabos de resección venosa no llegan, se pueden usar dos maniobras: a) despegamiento del mesenterio por apertura de la fascia de Toldt, y b) descenso del hígado con dos paños quirúrgicos, o liberándolo de sus inserciones. Si la longitud excede de 5-6 cm se deben usar injertos de vena yugular interna, vena safena, vena renal izquierda o prótesis sintética (93).

Por último, en caso de afectación de otros órganos como colon, estómago o glándula adrenal, y dependiendo de la localización del tumor, está indicada las resecciones multiviscerales (94).

1.5.1.3.3. Linfadenectomía extendida (34, 82)

En la DPC se extirpan las estaciones ganglionares 8, 9, 12, 14, 14a2 y 16b y en la PCC-E se extirpan las estaciones ganglionares 8a, 14, 16a2 y 16b1 (fig. 11).

1.5.2. RECONSTRUCCIÓN DESPUÉS DE RESECCIÓN DE LA CABEZA PANCREÁTICA

En 1943 Child (8) publica el método de reconstrucción después de la duodenopancreatectomía que ha permanecido como la técnica más utilizada hasta la actualidad. Consiste en derivar, por este orden, en la primera asa yeyunal, el páncreas, la vía biliar y el estómago.

El mejor método de reconstrucción después una DPC sigue debatiéndose. Recientemente se ha intentado estandarizar los distintos tipos de anastomosis (95) en función de los siguientes aspectos: características del remanente pancreático (tamaño del ducto, textura y movilización) y de la anastomosis (tipo, ductomucosa o uso de tutores transanastomóticos, suturas empleadas, uso de sellantes, etc). Hay autores que dan un valor a las preferencias del cirujano considerando más importante que la técnica propiamente dicha, utilizar aquella con la que el cirujano se encuentre más cómodo (96).

Existen múltiples técnicas pero básicamente todas derivan de tres: pancreatoyeyunostomía latero lateral (PYLL), pancreatoyeyunostomía término terminal con invaginación (PYTTI), y pancreatogastrostomía (PG).

1.5.2.1. Pancreatoyeyunostomía (PY)

La PY ideal debería cumplir: 1) aplicable a todos los pacientes, 2) fácil de aprender y 3) baja tasa de fístulas de la anastomosis (97). Además, se aceptan tres condiciones básicas (98): a) la PY es proximal al la hepatoyeyunostomía, y esta a su vez a la PG, b) entre una anastomosis y la siguiente deben existir 30-40 cm y c) debe ser isoperistáltica para evitar el reflujo de secreciones y alimentos en la anastomosis previa.

1.5.2.1.1. Pancreatoyeyunostomía T-L

1.5.2.1.1.1. Pancreatoyeyunostomía T-L con/sin intubación (34)

Se realiza una sutura continua o entrecortada entre el borde inferior del remanente pancreático y la pared yeyunal; un tutor se pasa entre el conducto pancreático y una abertura en la mucosa. Por último, se hace la sutura anterior entre el páncreas y el yeyuno. Una variante de esta técnica es la apertura completa del asa intestinal suturando el pancreas a los bordes de la enterotomía.

1.5.2.1.1.2. Pancreatoyeyunostomía con anastomosis ducto mucosa.

La diferencia con la técnica anterior es que se sutura el conducto de Wirsung a la mucosa yeyunal con material reabsorvible 4/0 o 5/0 (99, 100).

Las anastomosis pancreatoyeyunales se pueden realizar con un catéter transanastomótico (34); el principio de anastomosis intubadas consiste en derivar el jugo pancreático a través de un catéter transanastomótico interno ("perdido") o externo (exteriorizado a través del asa intestinal y de la pared abdominal) (101).

1.5.2.1.2. Pancreatoyeyunostomía con invaginación

El principio de la invaginación (o intususcepción) consiste en recubrir todo el lecho de sección pancreática con la pared del yeyuno, o la luz intestinal, para disminuir las fístulas de líquido pancreático de los conductos secundarios seccionados en la periferia del lecho de resección pancreática (34). Se debe movilizar el remanente pancreático 3-4 cm para poder embutir el intestino, ligando las arteriolas y vénulas peripancreáticas (97) . Este tipo de anastomosis es adecuada cuando el muñón pancreático es pequeño y se puede introducir en el yeyuno (98).

Existen varios tipos de pancreatoyeyunostomías con invaginación:

1.5.2.1.2.1. PY terminoterminal por invaginación (PYI) "clásica"(98)

1.5.2.1.2.2. PY terminoterminal con invaginación según la técnica de Peng

Esta técnica fue descrita por Peng (102) en el año 2002 con los siguientes aspectos técnicos: a) el remanente pancreático se libera 3 cm, b) el yeyuno se evierte sobre sí mismo 3 cc y se destruye la mucosa para aumentar la cicatrización entre el yeyuno y la cápsula pancreática; se utiliza la coagulación eléctrica (diatermia, bisturí de argón), o medios químicos (fenol al 10%), enjuagando inmediatamente con alcohol al 75% y suero salino, c) en el borde de la eversión de la mucosa yeyunal se deja un pequeño segmento de mucosa intacta, realizando una sutura continua entre el páncreas con la mucosa y submucosa del yeyuno, debiendo tener mucho cuidado de no penetrar con los puntos la seromuscular intestinal, d) eversión de la invaginación de la pared yeyunal embutiendo el páncreas dentro del yeyuno, aplicando una ligadura sobre el asa yeyunal que se anuda sobre el pancreas; se debe tener especial cuidado de no lesionar la vascularización del yeyuno (103); e) sutura del borde del asa intestinal a la cápsula pancreática. La técnica es compleja y debe tenerse en cuenta que la ligadura final no estrangule la vascularización del asa para evitar una necrosis. Esta técnica no se puede realizar en los pacientes que tienen una disparidad entre el volumen del remanente pancreático y el diámetro del asa yeyunal, produciendo isquemia del asa yeyunal o pancreatitis por compresión del ducto. Las tasas de fístulas pancreáticas postoperatorias son del 0% (104) pero otros autores no han podido reproducir estos resultados (103).

1.5.2.1.2.3. Pancreatoyeyunostomía termino lateral con invaginación

Varios autores (97, 100, 105) han descrito numerosas técnicas que varían en el uso de suturas, asociación de anastomosis ductomucosa, o uso de tutores anastomóticos.

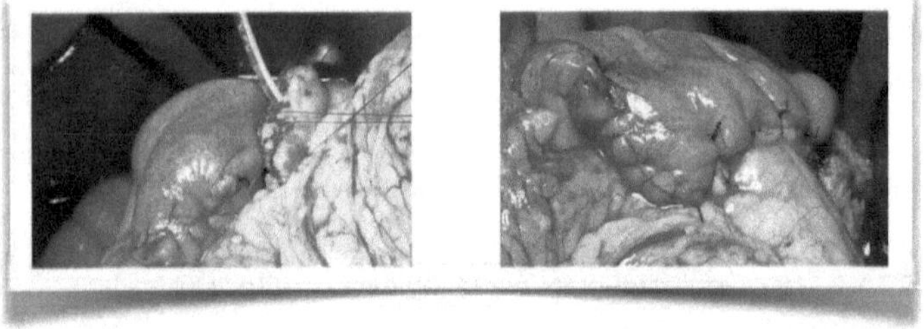

Figura 14. Pancreatoyeyunostomía T-L ductomucosa con tutor. En la imagen de la izquierda el asa yeyunal está suturada al pancreas en la parte posterior. Se aprecian los puntos ductomucosa y el orificio en el asa intestinal por el que pasará el tutor transanastomótico. En la imagen derecha se aprecia la anastomosis terminada con los puntos pancreatoyeyunales anteriores.

1.5.2.1.3. Pancreatoyeyunostomía con asa intestinal única

El concepto de usar un asa separada para el drenaje del remanente pancreático fue descrito inicialmente por Machado con la intención de reducir la activación del jugo pancreático por la bilis y disminuir la incidencia de fístula pancreática. Existen varias técnicas en la forma de ascenso del asa y longitud de la misma (106).

1.5.2.2. Pancreatogastrostomía

La primera pancreatogastrostomía (PG) en humanos fue descrita en 1946 por Waugh y Clageth (9).

La anastomosis pancreatogástrica después de la resección pancreática tiene varias ventajas teóricas respecto a la PJ (107): a) a pesar de parecer poco fisiológica, por ser menos activas las enzimas pancreáticas en contacto con la acidez gástrica, ausencia de enterokinasa y bilis, la agresión a las pancreatoenteroanastomosis y a los vasos sería menor (108); b) se ha desarrollado gracias a sus ventajas anatómicas: pared gástrica gruesa y cercana al remanente pancreático, evitando la tensión de la anastomosis (109); además se encuentra alejada de los grandes vasos (arteria hepática, muñón de la arteria gastroduodenal) evitando su lesión en caso de fístula pancreática; c) Posibilidad de aspirar la luz digestiva en contacto con la anastomosis, disminuyendo el jugo pancreático si se produce una fístula y evitando la tensión por íleo (108) y d) ahorro de 30-40 cm de yeyuno así como disminución de las posibilidades de acodamientos del asa intestinal de derivación (108).

Existen varios tipos de pancreatogastrostomía:

Igual que ocurre con la pancreatoyeyunostomía, en las pancreatogastrostomías se puede utilizar la intubación del conducto pancreático principal con drenaje interno o externo.

1.5.2.2.1. Pancreatogastrostomía ductomucosa

Siguiendo los principios técnicos de la PY, se sutura el páncreas a la pared gástrica posterior con puntos sueltos o sutura continua. Se pueden utilizar tutores intraductales para evitar la estenosis y realizar mejor la anastomosis ducto mucosa. Normalmente hay que realizar una gastrotomía anterior para poder hacer bien la anastomosis ductomucosa, o abrir la línea de sección gástrica si la resección es tipo Whipple. Existes diferentes aspectos técnicos dependiendo de los autores (110).

1.5.2.2.2. Pancreatogastrostomía con invaginación

Existen varias técnicas descritas. Para Bassi y Peng (111, 112) el principio básico es realizar una buena liberación del remanente gástrico para que la arteria esplénica no se lesione con las suturas pancreatogástricas y el páncreas se introduzca todo lo posible en la luz gástrica.

1.5.2.2.3. Pancreatogastrostomía con partición gástrica

Laureano Fernandez Cruz (109), del Hospital Clínico de Barcelona, describió en 2008 la técnica de la PG con bipartición gástrica. Resumiendo los aspectos técnicos, se hace una partición en la parte alta del cuerpo gástrico con una endograpadora teniendo cuidado de no lesionar la arcada gastroepiploica. Se anastomosa el remanente pancreático a esta parte del estómago con un tutor en el conducto de Wirsung.

Las ventajas de esta técnica según el autor son: a) el segmento gástrico de la partición se puede afrontar fácilmente hacia el remanente pancreático sin necesidad de movilizar el páncreas, disminuyendo las complicaciones isquémicas pancreáticas y la tensión de la anastomosis (72); b) el uso de tutores transanastomóticos cortos permite conseguir una aposición de las mucosas gástrica y del conducto de Wirsung; c) se necesita una gastrotomía corta (1 cm), a diferencia de otras técnicas donde debe ser mayor, disminuyendo el riesgo de isquemia. Se evita la gastrotomía anterior que en algunos estudios se ha relacionado con un aumento del retraso del vaciado gástrico; d) el jugo pancreático drena en un segmento alejado del área donde el jugo gástrico vacía en la anastomosis duodenoyeyunal. Esto es una ventaja cuando ocurre un fallo de la pancreatoenteroanastomosis puesto que puede seguirse con la alimentación oral y e) existe un menor espacio muerto perianastomótico que es uno de los factores que se ha relacionado con el aumento de colecciones perianastomóticas y con el fallo de la pancreatoenteroanastomosis.

Tipo de técnica	Variantes	
Pancreatoyeyunostomía (PY)	PY T-L	PY T-L con/sin intubación
		PY ducto mucosa
	PY con invaginación	Clásica (T-T)
		Tipo Peng (T-T)
		T-T con invaginación (Blungart)
	PY con asa intestinal independiente	
	PY en PCC	
Pancreatogastrostomía (PG)	PG ductomucosa	
	PG con invaginación	
	PG bipartición gástrica	

Tabla 3. Resumen de las técnicas de reconstrucción pancreatodigestiva después de resección pancreática. PY: pancreatoyeyunostomía. PG: pancreatogastrostomía. T-L: términolateral. T-T: términoterminal. PCC: pancreatectomía corporocaudal.

1.5.2.3. Separación de las anastomosis

La activación de las enzimas pancreáticas por el jugo biliar es uno de los factores de agresividad de las fístulas pancreáticas. Para evitar que entre en contacto la bilis con la anastomosis pancreática se han descrito varios métodos:

a) En la PY, dejar una distancia de 60-70 cm entre la anastomosis biliar y pancreática o derivación del muñón pancreático con un asa en Y de Roux (97, 98).

b) Pancreatogastrostomía: el jugo pancreático entra en un ambiente ácido con la inactivación de las enzimas pancreáticas y disminuyendo las posibilidad de agresión de la anastomosis pancreatoentérica (113).

1.6. Complicaciones de la cirugía pancreática

1.6.1. COMPLICACIONES GENERALES DE LAS RESECCIONES PANCREÁTICAS

1.6.1.1. Concepto y clasificación de complicación quirúrgica. Sistemas de clasificación

En 1992, Clavien (114), de la Universidad de Toronto, Sanabria y Strasberg propusieron una clasificación de complicación quirúrgica con cinco principios: a) es consecuencia del procedimiento quirúrgico, b) existe una relación temporal con la intervención quirúrgica, c) produce una desviación del postoperatorio habitual, d) es necesario un cambio en el tratamiento postoperatorio habitual y e) produce morbilidad, entendido como un sufrimiento en el paciente. Este sufrimiento se puede considerar de una forma directa como el dolor o, indirecta, cuando son necesarios procedimientos invasivos (reintervenciones quirúrgicas o drenajes percutáneos) que pueden provocar angustia o temor en el paciente. La clasificación consta de 5 grados.

Martin (115), en 2002 , describe una clasificación que básicamente es la misma que la de Clavien de 1992, aunque se ha conocido en la literatura como la Sistema de Graduación del Memorial Sloam Ketterin Cancer Center.

En el año 2004, Dindo, Dematines y Clavien (116), de la Universidad de Zurich, publican una clasificación basada en 6336 pacientes. Es una "modificación" de la clasificación de 1992 de Clavien. Proponen 7 grados de severidad cuyo rasgo fundamental es la evolución postoperatoria del paciente y la necesidad de cambios en el tratamiento habitual. La tipificación es distinta si son necesarios procedimientos terapéuticos invasivos realizados con anestesia local o general; también se tiene en cuenta si la complicación ha ocurrido con el paciente egresado, pero no la estancia hospitalaria, pues depende de factores entre los países, ajenos a la evolución postoperatoria propiamente dicha. Un aspecto muy importante es el análisis por el equipo médico de los casos dudosos y clasificarlos mediante consenso. Esta clasificación ha sido revisada por diversos autores (117-119). (Tabla 1.6.1)

Strasberg (120), en el año 2009, hace una revisión de las clasificaciones de las complicaciones postquirúrgicas. Propone una nueva clasificación con 6 grados: 1) complicación leve, 2) complicación moderada, 3) complicación grave con intervención quirurgica bajo anestesia local, 4) complicación grave con intervención quirúrgica bajo anestesia general, 5) complicación severa con fallo de órganos y 6) muerte del paciente. Aporta las definiciones del fallo de órgano de los sistema cardiaco, nervioso central, hematológico, hígado, renal y respiratorio.

Como ocurre en otros procedimientos quirúrgicos mayores (esofagogástrica, hepatobiliar o colorrectal) el paciente puede sufrir una serie de complicaciones que son comunes a todos los tipos de cirugía. Los resultados han mejorado en los últimos años debido a una mejor selección de los pacientes preoperatoriamente dentro de equipos multidisciplinares, desarrollo de las técnicas quirúrgicas y los cuidados postoperatorios. (121, 122).

La desnutrición es un factor que puede condicionar los resultados (123) y que podemos prevenirla y tratarla antes de la intervención quirúrgica. No podemos olvidar otras complicaciones en las cuales son fundamentales las medidas de prevención (neumonía, derrame pleural, úlceras de boca anastomótica). Como en muchos aspectos de la vida "un gramo de prevención equivale a un kilogramo de cura" (124).

Grado	Clasificación
1*	Cualquier desviación del postoperatorio normal sin necesidad de tratamiento farmacológico, endoscópico, radiológico intervencionista o quirúrgico. Los tratamientos permitidos son: antiheméticos, antipiréticos, analgésicos, diuréticos, sueroterapia y fisioterapia. Incluye drenaje de herida infectada en la cama del paciente.
2*	Se necesitan tratamientos distintos a los mencionados en el apartado anterior. Se incluyen la nutricion parenteral total y transfusiones sanguíneas.
3*	Se necesitan procedimientos invasivos: endoscópiocs, radiológicos o intervención quirúrgica. 3a: intervención sin anestesia local. 3b: intervención con anestesia general.
4*	Las complicaciones (incluidas las del Sistema Nervioso Central **) precisan ingreso en una unidad de cuidados intermedios o intensivo. 4a: fallo de un órgano (incluido dialisis). 4b: fallo multiorgánico.
5	Muerte del paciente.

* Se añade sufijo d en caso de que la complicación ocurra con el paciente egresado. Se debe seguir los pacientes al alta.
**Se incluye hemorragia o isquemia cerebral, hemorragia subaracnoidea; excluido eventos isquémicos transitorios.

Tabla 4. Clasificación de Dindo de complicaciones postquirúrgicas (111).

Las complicaciones pulmonares postoperatorias son una causa significativa de morbimortalidad. Ejemplos de estas complicaciones incluyen atelectasias, broncoespasmo, bronquitis, neumonía, exacerbaciones de una enfermedad obstructiva crónica (EPOC) o edema pulmonar. Las medidas preoperatorias encaminadas a prevenirlas (125) como fisioterapia postoperatoria temprana con modalidades de expansión pulmonar, uso selectivo de sonda nasogástrica, uso de laparoscopia o analgesia epidural, han demostrado un beneficio en los resultados.

1.6.2. COMPLICACIONES ESPECÍFICAS DE LAS RESECCIONES PANCREÁTICAS

En este apartado abordaremos distintos aspectos de la fístula pancreática postoperatoria (FPPO), que consideramos una complicación principal de las resecciones pancreáticas.

Analizaremos en detalle aspectos que se ocupan desde la definición, sistemas de clasificación y factores de riesgos relacionados.

Brevemente comentaremos otras complicaciones en las que se han realizado consensos internacionales para las definiciones, en un intento de disponer de herramientas útiles para comparar resultados entre centros hospitalarios.

Por último, se mencionarán los sistemas de puntuación de FPPO descritos en la literatura, el objetivo de esta tesis doctoral.

1.6.2.1. Fístula pancreática postoperatoria (FPPO)

Las resecciones pancreáticas siguen siendo hoy día desafiantes desde el punto de vista quirúrgico, requiriendo un proceso de aprendizaje tutelado (126, 127) y realizarse en centros con equipos bien entrenados (128). Aunque la mortalidad ha disminuido en centros de referencia a menos del 5%, la morbilidad se aproxima al 50% (126, 129-131).

La fístula pancreática postoperatoria (FPPO) condiciona la mayoría de las veces la morbilidad y mortalidad quirúrgicas (132, 133), aparte de las consecuencias económicas (134-136).

1.6.2.1.1. Definición de fístula pancreática postoperatoria (FPPO)

Antes del año 2005 existían hasta 26 definiciones de fístula pancreática por lo que era muy difícil la comparación de los resultados entre centros, y por tanto, con un valor clínico limitado, oscilando la incidencia de fístula pancreática entre el 2-50%. En el año 2004, Bassi publica un estudio en el cual aplicando cuatro definiciones de fístula pancreática descritas previamente en la literatura, la incidencia de FPPO variaba desde el 10% al 29% (137).

En el mes de julio de 2005, Bassi y colaboradores del International Study Group of Pancreatic Fistula (ISGPF) publicaron una definición de fístula pancreática postoperatoria aceptada internacionalmente (138).

La fístula pancreática se define como una comunicación anormal entre el epitelio del sistema ductal pancreático y otra superficie epitelial, drenando un líquido rico en enzimas pancreáticas (138); sin embargo, la fístula pancreática no siempre provienen de un fallo en la cicatrización de una anastomosis pancreaticoentérica, sino que puede ser derivada de la superficie de sección pancreática (pancreatectomía central o corporocaudal), traumatismos o enucleaciones (138).

Strasberg (139) introduce el concepto de fallo de anastomosis pancreática (FAP) y fallo del cierre del muñón pancreático (FCMP) en resecciones del cuerpo y cola pacreática. La FPPO derivada de cada una de estas técnicas quirúrgicas tiene evolución diferente puesto que las enzimas pancreáticas no están activadas en caso de fallo del muñón, a diferencia de las pancreatoenteroanastomosis que habitualmente se realizan en duodenopancreatectomías (DPC); en caso de fallo del cierre del muñón, son raras la hemorragia postoperatorio debido al líquido pancreático y las reintervenciones.

El FAP se define como como fuga de jugo pancreático después de pancreatoenteroanastomosis produciendo una fístula pancreática, colecciones intraabdominales, hemorragia intraabdominal o peritonitis generalizada. El concepto de FAP es más amplio y la FPPO estaría incluido en el mismo. La fístula pancreática la define como drenaje mayor de 50 ml/día de líquido rico en amilasa, 3 veces mayor del nivel máximo en sangre, a través de los drenajes abdominales, después del 10º día postoperatorio, o bien demostrado a través de estudios radiológicos. Cuando una colección (normalmente un absceso) se origina en el fallo de otra anastomosis (biliar o gástrica) no se considera FAP; tampoco si existe una hemorragia postoperatoria no relacionada con la pancreatoenteroanastomosis. En relación a las colecciones intraabdominales, sólo se consideran FAP cuando requieren un cambio en el manejo postoperatorio (por ejemplo, drenaje percutáneo), puesto que prácticamente el 100% de los pacientes tienen líquido perianastomótico los día próximos a la intervención. La hemorragia postoperatoria se considera FAP si hay fístula pancreática puesto que la hemorragia puede ser debida a lesiones térmicas o mecánicas de los vasos del ligamento hepatoduodenal durante el procedimiento quirúrgico.

GRADO	A	B	C
Clínica	Bueno	Normalmente bueno	Malo
Tratamiento específico	No	Sí/No	Sí
ECO/TAC	Negativo	Negativo/positivo	Positivo
Persistencia drenaje (> 3 semanas)	No	Normalmente sí	Sí
Reoperación	No	No	Sí
Muerte relacionada con FPPO	No	No	Posiblemente sí
Signos de infección	No	No	Sí
Sepsis	No	No	Sí
Reingreso	No	Sí/No	Sí/No

Tabla 5. Definición de fístula pancreática postoperatoria atendiendo a la clasificación ISGPF.

1.6.2.1.1.1. Sospecha y diagnóstico de fístula pancreática postoperatoria (138)

El diagnóstico de fístula pancreática se hace en base a criterios clínicos y analíticos. El drenaje de un fluido por uno de los drenajes abdominales postoperatorios, o colocado percutáneamente, independientemente del volumen, y con un valor de amilasa tres veces el valor en sangre.

El aspecto del líquido puede ser variable, desde un color marrón oscuro hasta color verdoso si se asocia contenido biliar de una anastomosis bilioentérica cercana, o infección por pseudomonas; otras veces el aspecto es como "agua de roca", similar al jugo pancreático.

Aspectos fundamentales en el diagnóstico y evaluación del grado de una FPPO son los síntomas y signos generales acompañantes, incluyendo el dolor y distensión abdominal, fiebre (temperatura mayor de 38 °C), retraso en el vaciado gástrico, leucocitos mayor de 10.000 cel/mm^3 o incremento de la proteína C reactiva (PCR).

Los estudios radiológicos no son mandatorios para el diagnóstico, sin embargo, las imágenes pueden ser necesarias para establecer la etiología de la fístula pancreática, sobre todo dependiendo de la evolución del paciente y los factores de riesgo de fístula pancreática.

1.6.2.1.1.2. Graduación de la fístula pancreática postoperatoria (138)

Se ha demostrado que muchos pacientes diagnosticados de FPPO siguen un curso postoperatorio dentro de la normalidad, sin necesidad de hacer cambios en el tratamiento postoperatorio, al igual que los pacientes que no presentan esta complicación.

El ISGPF propuso una graduación de los pacientes con FPPO en tres categorías (138): A, B y C. Un aspecto importante en esta clasificación es que el grado se establece de forma retrospectiva, es decir, debe hacerse transcurridos treinta días postoperatorios, puesto que pueden existir fístulas tardías (140) que motiven el reingreso del paciente (tabla 5).

Fístula postoperatoria grado A: es la fístula más frecuente; algunos autores no la consideran una complicación, citándose en ocasiones como "fístula transitoria". No condiciona prácticamente cambios en el manejo postoperatorio del paciente en comparación a un postoperatorio normal. El paciente tolera la alimentación oral; el uso de antibióticos, nutrición parenteral o análogos de somatostatina no son necesarios. Si se realiza una tomografía axial computerizada (TAC) no suelen evidenciarse colecciones peripancreáticas. Los drenajes abdominales pueden retirarse precozmente.

Fístula postoperatoria grado B: esta fístula requiere un cambio en el manejo postoperatorio del paciente. A menudo, el paciente no tolera la alimentación oral precisando nutrición enteral o parenteral; el uso de antibióticos son necesarios si se asocia dolor abdominal, fiebre y leucocitosis; los análogos de la somatostatina son habituales. Ante este escenario en necesario una prueba radiológica (habitualmente un TAC) para valorar si existen colecciones no drenadas por los drenajes abdominales. Los drenajes abdominales se pueden mantener, incluso una vez egresado el paciente. Este tipo de fístulas supone un retraso en el alta hospitalaria o necesidad de reingreso. Se considera grado B si el drenaje permanece más de tres semanas.

Fístula postoperatoria grado C: los pacientes suelen tener un mal control clínico precisando un cambio importante el el manejo postoperatorio habitual; se deben aplicar los tratamientos mencionados en el apartado de fístula grado B pero en ocasiones precisan cuidados en una unidad de vigilancia intensiva. El TAC demuestra colecciones peripancreáticas no drenadas que precisan drenajes percutáneo guiados radiológicamente. La estancia hospitalaria es prolongada.

En los pacientes con fístula grado C, un deterioro del estado general, sepsis y fallo de órganos pueden requerir reoperación con tres fines: a) dirigir y tratar la fístula pancreática mediante la utilización de drenajes perianastomóticos, b) conversión de la pancreatoenteroanastomosis (por ejemplo, convertir una pancreatoyeyunostomía a una pancreatogastrostomía, y c) completar la pancreatectomía si se ha realizado previamente una duodenopancreatectomía cefálica o pancreatectomía central.

Se han comentado varias consideraciones sobre esta clasificación: 1) el diagnóstico se realiza al tercer día postoperatorio puesto que en el postoperatorio inmediato puede haber un débito de origen inflamatorio, no relacionado con la fístula pancreática; 2) los grados de severidad se deben hacer al final del postoperatorio; 3) el volumen por los drenajes puede ser muy variable, como se demuestra en la literatura, por lo que no se utiliza este parámetro para la definición; sin embargo, hay estudios que demuestran que un drenaje < 200 ml/día tiene más probabilidades de cierre espontáneo (141); 4) los valores de amilasa pueden variar en cientos o miles, dependiendo de la función pancreática y dilución del líquido inflamatorio; por ello, no hay un punto de corte y se decidió por consenso utilizar tres veces el valor de amilasa en sangre; 5) las pruebas de imagen no son imprescindibles para el diagnóstico de FPPO, aunque en ocasiones se ha demostrado que el drenaje ha erosionado el yeyuno de la pancreatoenteroanastomosis y la retirada del mismo soluciona la FPPO; 6) la estancia hospitalaria no se utiliza porque muchas veces depende de la idiosincrasia de cada país, incluso de cada centro; también porque hay otros parámetros que pueden clasificar la FPPO en los distintos grupos; 7) en ocasiones, un drenaje percutáneo no prolonga la estancia hospitalaria y tiene baja morbilidad, pero se considera como grado C porque es un procedimiento invasivo; 8) cuando no se dejan drenajes abdominales, la clasificación es difícil de realizar; también cuando no drena la fístula porque están alejados de ella. Se clasifican como grado B a los pacientes con fiebre y leucocitosis, colecciones en TAC y que se tratan con antibióticos pero sin procedimientos invasivos; en caso de que precise drenaje percutáneo, se clasifica como C.

La tasa media de FPPO (ISGPF) en estudios prospectivos, retrospectivos y de validación fue de 28,6%, 21,9% y 25,7% respectivamente (p = 0,541). Los tipo A y B ocurren en el 10% aproximadamente y los grado C en el 2-3%. En estudios de pancreatectomías corporocaudales (PCC) las tasas para FPPO oscilaron entre 23% y 36,1% (131). Se ha demostrado también que la tasa de FPPO es mayor en los estudios que citan todos los grados de FPPO (A-C) que en los que no lo hacen (131, 142).

Algunos autores (117, 139) han criticado esta clasificación porque puede ser subjetiva en relación a parámetros como el estado general y al tratamiento: "bien", "frecuentemente bien", "aparentemente mal".

Strasberg (139) propone una clasificación de FPPO muy similar a las de Clavien de 1992 (114) y Dindo (116) de 2004. Esta clasificación consta de 7 categorías atendiendo a diversos aspectos: necesidad de realizar procedimientos invasivos, anestesia general o ingreso en UCI. Esto sería importante sobre todo para definir mejor aquellos pacientes con grados B y C en la clasificación ISGPF. Considera que la clasificación en A, B y C tiene defectos: los pacientes grado A no se deben considerar como complicaciones puesto que no cambia su curso postoperatorio ni tratamiento; los B y C no se definen bien y la distinción entre uno y otro puede considerarse como vaga y subjetiva. Strasberg también refiere que las complicaciones de la duodenopancreatectomía cefálica (DPC) y la pancreatectomía corporocaudal (PCC) son distintas, por lo tanto, se debe tener cuidado en utilizar la misma clasificación para estos dos tipos de intervenciones quirúrgicas; además, depende como se mida la amilasa en los drenajes, o en caso de no dejar drenajes, puede existir o no FPPO.

1.6.2.1.1.3. Validación de la Clasificación ISGPF y comparación con otras clasificaciones

Pratt (134) analiza los efectos económicos de la incidencia de FPPO en 176 pacientes. Demuestra como los pacientes con FPPO grado A tienen los mismos gastos que los pacientes que no tienen FPPO. A medida que se incrementa el grado, así aumentan los costes.

Liang (143) en un estudio retrospectivo con 100 pacientes valida la clasificación ISGPF. La mayoría de los pacientes con FPPO son grado A. Se confirma que casi todos los pacientes en este grupo no precisan tratamientos adicionales, a diferencia de los grados B y C, en los cuales la estancia hospitalaria es mayor y consumen más recursos humanos y materiales.

DeOliveira (117) publica un estudio de la validación en 633 pacientes de FPPO después de resección pancreática con la clasificación de Dindo. La incidencia de FPPO para los grados II, IIIa, IIIb, IVa, IVb y V fue del 5,2%, 2,4%, 0,5%, 0,8%, 0% y 0,3% respectivamente.

Braga (144), en un trabajo de 700 pacientes estudia las complicaciones postquirúrgicas utilizando las clasificaciones de ISGPF y Clavien Dindo (que la divide en dos grupos 0-II y III-IV). De toda la serie, 200 pacientes sufren FPPO por la clasificación ISGPF. Estos 200 pacientes utilizando la clasificación de Clavien Dindo se distribuyen en grado 0-II (22,3%) y grados III-IV (61,5%). Si analizamos los datos publicados, cuando los pacientes son clasificados como FPPO grado A (13,7%), corresponde con la clasificación de Clavien-Dindo en 0-II (16,1%) y III-IV (1,7%); los pacientes con FPPO-B fueron el 9,4%; de estos pacientes, el 5,8% fueron grado 0-II y el 27,4% grado III-IV; por último, el 5,4% de los pacientes sufrieron una FPPO-C y se clasificación en un 0% (0-II) y 32,5% (III-IV).

Reid Lombardo (145) compara en un estudio internacional la clasificación ISGPF con la clasificación de Sarr (146), que define la FPPO como aumento de 5 veces los niveles de amilasa en sangre, en el quinto día postoperatorio, con un débito > 30 ml/día. Se incluyeron 1507 pacientes pero se analizaron sólamente 1092 y 901 en las clasificaciones de ISGPF y Sarr respectivamente. Las tasas de FPPO según la clasificación ISGPF y Sarr fueron del 26,7% y 14,3% respectivamente. La clasificación ISGPF tiene grado A = 48%, B = 43% y C = 9%, mientras que con la clasificación de Sarr los pacientes de distribuyen en A = 27%, B = 65% y C = 9%. Utilizando la clasificación de Sarr no se clasificaron 101 fístulas grado A, 39 grado B y 15 grado C. La proporción fue similar en la identificación de fístulas grado C. Los autores proponen que los pacientes que precisen drenajes percutáneos sean clasificados como grado B en vez de grado C como se describía en la clasificación original de ISGPF (138). Se basan en que no todos los pacientes que precisen drenaje percutáneo tienen un curso desfavorable en comparación con los que precisen reintervención quirúrgica.

Tan (142) realiza un estudio en 77 pacientes comparando las complicaciones después de resecciones pancreáticas utilizando una clasificación antigua con la ISGPF. La morbilidad es mayor, 42,9%, con la clasificación ISGPF pero se debe sobre todo a FPPO A. La ventaja de clasificar pacientes en este grupo es que se puede sospechar si evolucionan a grado B/C, pero la desventaja es que se pueden hacer pruebas innecesarias (TAC), o drenajes percutáneos. En este estudio hay un 23,4% más de FPPO utilizando la clasificación ISGPF comparado con la antigua (39,0% vs 15,6%; p = 0,004); la mayoría se debe a FPPO grado A. Sin embargo, la clasificación ISGPF se correlaciona mejor que la antigua respecto a la estancia en la unidad de cuidados intensivos (UCI) y estancia total.

Dong (147) analiza la FPPO de acuerdo con la ISGPF en 294 pacientes sometidos a DPC comparándolo con la clasificación del Hospital Johns Hopkins (148). La incidencia de FPPO fue del 19,4% y 8,8% respectivamente. 31 pacientes no fueron diagnosticados en la última clasificación (13 pacientes grado A y 18 grado B/C); por tanto, la clasificación ISGPF detecta más pacientes con fístulas clínicamente relevantes (FPPO-CR), es decir, grados B/C.

1.6.2.1.2. Factores de riesgo de fístula pancreática postoperatoria (FPPO)

Se han considerado muchos factores de riesgo de la FPPO existiendo evidencia en algunos de ellos pero con resultados contradictorios en otros (149-152). Las fístulas grado C se han asociado con mayor mortalidad (153)

Los factores de riesgo de fístula pancreática podemos clasificarlos atendiendo a los siguientes apartados (tabla 6).

Dependientes del paciente	Edad, sexo, obesidad, enfermedades cardiovasculares, diabetes mellitus
Dependiente de la enfermedad pancreática	Diagnóstico anatomopatológico, textura pancreática, tamaño del conducto de Wirsung
Tratamiento perioperatorio	Drenaje biliar preoperatorio, tratamiento neoadyuvante, somatostatina profilactica o análogos, nutrición perioperatoria
Factores operatorios	Tipo de resección, tipo de anastomosis, uso de sellantes de fibrina, estent pancreáticos, pérdida sanguínea, transfusiones perioperatorias, tiempo operatorio, drenajes abdominales
Relacionados con el cirujano	Volumen de intervenciones anuales

Tabla 6. Factores de riesgo de FPPO.

1.6.2.1.2.1. Factores de riesgo relacionados con el paciente

1.6.2.1.2.1.1. Edad

El tratamiento con intención curativa de los tumores de la encrucijada biliopancreática es la resección quirúrgica; debido al mal pronóstico de esta enfermedad y el aumento de comorbilidades asociadas a la edad, a veces es difícil decidir si debe indicarse el tratamiento quirúrgico en pacientes ancianos (154).

Muchos pacientes son rechazados para resección pancreática por el aumento de comorbilidades debido a la edad. Cuando se analizan los resultados en las series retrospectivas, la edad puede ser por sí misma un sesgo de selección; por lo tanto el análisis debe hacerse con cautela (155, 156).

Sukharamwala (155) publica un metaanálisis de 11 estudios (siete estudios comparan edades ≥ 75 años o menos, y cuatro estudios comparan edades ≥ 80 años o menos). Los pacientes mayores de 75 años tuvieron mayor mortalidad y neumonías ($p = 0,0005$ y $p < 0,0001$ respectivamente) en comparación con los jóvenes, mientras que en los pacientes mayores de 80 años las diferencias fueron mayores en la mortalidad ($p = 0,0003$), complicaciones postoperatorias ($p = 0,00001$) y neumonía ($p = 0,003$) en comparación con los jóvenes. En relación a las FPPO no existieron diferencias estadísticamente significativas en los grupos ≥ 75 años (RR = 1,257; IC 95% 0,75-2,08; $p = 0,38$) y ≥ 80 años (RR = 1,07; IC 95% 0,73-1,58; $p = 0,74$).

Casadei (156) realiza un metaanálisis de 8 estudios retrospectivos y uno prospectivo de calidad adecuada, comparando los resultados en pacientes ≥ 80 y < 80 años. La mortalidad fue mayor en el grupo ≥ 80 años (RR = 2,22; CI 95% 1,65-2,98; $p < 0,00001$) así como las complicaciones cardiológicas. En el análisis de subgrupos no existían diferencias en las comorbilidades y las diferencias en mortalidad no eran significativas; lo mismo ocurrió con la morbilidad cuando se analizaron por subgrupos. Cinco estudios reportaron la incidencia de FPPO, no existiendo diferencias significativas entre los dos grupos (RR = 0,94; IC 95% 0,60-1,46; $p = 0,77$); lo mismo ocurrió para el retraso en el vaciado gástrico, fístula biliar, neumonía y sepsis.

Dias-Santos (157) utiliza el Charlson Age Comorbiditty Index (CACI) para predecir la mortalidad de los pacientes después de cirugía pancreática en el postoperatorio. Según las comorbilidades (cardiacas, neurológicas, hepáticas y enfermedad diseminada) de los pacientes se les asigna una puntuación. Dependiendo de las puntuaciones del indice se puede predecir resultados en complicaciones tempranas, estancia hospitalaria o mortalidad. Por ejemplo, un CACI ≥ 4 se demuestra en el análisis multivariante predictor de mortalidad temprana (OR = 2,17; IC 95% 1,31-3,53; $p = 0,001$) mientras que la invasión perivascular o perineural no fueron significativas.

1.6.2.1.2.1.2. Sexo

Diversos estudios identifican al sexo varón como factor de riesgo de FPPO, aunque no se demuestra en otras series.

Lin (158) en una serie de 1891 pacientes, encontró en el análisis univariante una relación del sexo varón con la FPPO, pero no en el análisis multivariante (p = 0,62).

En una serie retrospectiva de 581 pacientes del Massachusetts General Hospital, Veillete (159) identifica al sexo varón como factor de riesgo (OR = 1,9; p = 0,01).

Otros autores (117, 160) no encontraron asociación entre FPPO y el sexo.

1.6.2.1.2.1.3. Obesidad

La obesidad se ha relacionado como un factor de riesgo en las resecciones pancreáticas. Desde el punto de vista quirúrgico, la sección del mesenterio del primer asa yeyunal, resección de la lámina retroportal y la disección de los tejidos a la derecha de la arteria mesentérica superior y vena porta son más dificultosas en obesos, por el acumulo de grasa en el páncreas y en los tejidos peripancreáticos (117).

El índice de masa corporal (IMC) se ha relacionado con una medida imprecisa de la obesidad porque no considera la distribución y cantidad de tejido adiposo; se sabe que la grasa visceral es la responsable de la mayoría de las enfermedades en contraposición a la grasa subcutánea (161, 162). Se han utilizado, por estudios de imagen, las mediciones de la grasa abdominal en distintas partes del organismo como predictores de las complicaciones después de cirugía pancreática, indicando que la grasa visceral se correlaciona mejor con las complicaciones después de cirugía pancreática que el IMC. (163, 164).

Noun (165) estudia 92 pacientes en los cuales no existen diferencias en el tipo de anastomosis (PG o PY), transfusiones, resecciones portales y tiempo operatorio. Existe una diferencia estadísticamente significativa en los pacientes obesos en las complicaciones postoperatorias (FPPO-CR) y estancia postoperatoria; no existieron diferencias en el retraso del vaciado gástrico, abscesos intraabdominales, hemorragia, neumonía o reoperaciones. Los pacientes obesos tienen una mayor tasa de FPPO-CR sobre los no obesos (36,8% y 15,1% respectivamente; p = 0,05). Destaca como la frecuencia es mayor, con diferencia estadísticamente significativa, cuando la infiltración grasa del páncreas es masiva.

Tsai (166), en 795 pacientes intervenidos por duodenopancreatectomía, categoriza a los pacientes en obesos (IMC > 30 kg/m^2), sobrepeso (IMC = 25-30 kg/m^2) y normopeso (IMC ≤ 25 kg/m^2). Los pacientes obesos tenían tasas de FPPO de 9,4%, 5,8% y 2,9% respectivamente (p = 0,01), y un incremento del riesgo de pérdida sanguínea (p < 0,001). Los tiempos operatorios, morbilidad y mortalidad operatoria fueron similares. La supervivencia era mejor en los pacientes obesos y con sobrepeso (22% y 22% respectivamente) que en los de normopeso (15%); p = 0,02.

Gaujoux (167) estudia la relación del IMC en 100 duodenopancreatectomías con reconstrucción mediante PG. El IMC ≥ 25 kg/m^2 es un factor de riesgo en el análisis multivariante junto al páncreas graso y la ausencia de fibrosis pancreática. Estos tres parámetros forman un score predictivo de FPPO. En este estudio la FPPO tiene relación con la grasa medida en la celda retrorrenal pero no con el IMC.

Ramsey (108) publica un metaanálisis de 17 estudios, todos retrospectivos, de los cuales sólamente 6 utilizan la definición de FPPO según la clasificación ISGPF. Cuatro estudios (todos utilizan la clasificación ISGPF) encuentran relación en el análisis multivariante entre IMC y FPPO. También existe asociación entre IMC y pérdida sanguínea, infección del sitio quirúrgico y tiempo operatorio, pero no se evidencia en otros factores como retraso en el vaciado gástrico, mortalidad o supervivencia. El análisis por grupos dependiendo de la clasificación o no de la ISGF no encontró diferencias.

Se puede concluir que aunque la obesidad aumente la complejidad de las pancreatectomías, los cuidados postoperatorios agresivos mitigan la asociación entre obesidad y morbimortalidad.

1.6.2.1.2.1.4. Enfermedades cardiovasculares

Las enfermedades cardiovasculares se han considerado como factor de riesgo en pacientes sometidos a resecciones pancreáticas.

De Oliveira (117) estudia 633 pacientes sometidos a duodenopancreatectomía cefálica encontrando en el análisis multivariante una relación entre enfermedad cardiovascular y FPPO.

Chandrabalan (169) evalúa la reserva cardiopulmonar a través del test cardiopulmonar del ejercicio (CPET: cardiopulmonar exercise testing) en la predicción de las complicaciones después de cirugía pancreática. Los pacientes con un consumo de oxígeno menor de 10 ml/Kg/min tienen una incidencia mayor de FPPO (grados A-C de la clasificación ISGPF, 35,4% vs. 16%; p = 0,028), más abscesos intraabdominales y mayor estancia hospitalaria; también se relacionó con una menor posibilidad de recibir quimioterapia postoperatoria.

Lin (158) en una serie retrospectiva de 1891 pacientes refieren como factores de riesgo en el análisis multivariante la enfermedad arterial coronaria (OR = 3,73; IC 95% 15-12,1; p = 0,03) y el páncreas blando.

1.6.2.1.2.1.5. Diabetes Mellitus (DM)

La duración prolongada de la hiperglucemia en pacientes con diabetes mellitus (DM) incontrolada produce enfermedad cardiaca, ictus, úlceras plantares, fallo renal, retinopatía y neuropatía. Los mecanismos de producción son complejos y multifactoriales: arterioesclerosis, alteraciones en la regulación de la presión arterial, y estado de hipercoagulabilidad (170).

Los datos son contradictorios en relación con la DM.

De Oliveira (117) en una serie de 633 pacientes no encuentra a la DM como factor de riesgo de FPPO en el análisis multivariante.

Cheng (171) en un análisis de 295 pacientes refiere que la DM se asocia a una posibilidad 7,1 veces mayor de desarrollar complicaciones después de DPC, pero no publica la incidencia de FPPO.

Chu (172) en 251 pacientes refiere una tasa mayor de FPPO en el grupo de DM comparado con no DM (10,3% vs. 3,7% respectivamente; p = 0,04) y en el análisis de regresión logística, la DM preoperatoria es un factor de riesgo independiente de FPPO (OR = 4,31; IC 95% 1,18-15,77; p = 0,027). Sin embargo, en relación con FPPO-CR no existieron diferencias significativas.

Kunstmann (173) en un estudio prospectivo analiza el papel que tiene el control glucémico preoperatorio mediante la medición de la hemoglobina glicosilada en los resultados después de DPC; la DM tendría un efecto beneficioso en la prevención de FPPO-CR (no DM 9,6% vs. DM 2,2%; p = 0,083).

1.6.2.1.2.2. Factores relacionados con la glándula pancreática

1.6.2.1.2.2.1. Diagnóstico histológico

Diversos autores han estudiado la patología pancreática relacionada con la FPPO. En general, los pacientes con adenocarcinoma o pancreatitis tienen menos riesgo de FPPO que los operados por ampulomas, tumores duodenales, lesiones quísticas o tumores neuroendocrinos (174).

Liang (143) en un estudio retrospectivo sobre 100 pacientes analizan dieciséis factores de riesgo. Cuatro factores (patología, cirugía concomitante, diámetro del ducto pancreático y textura pancreática) se asocian significativamente con FPPO en el análisis univariante. Los pacientes con cáncer de cabeza de páncreas y pancreatitis crónica tienen una incidencia de FPPO menor que los tumores biliares, ampulares y duodenales. En el análisis multivariante sólo dos factores se asociaban con FPPO: textura del páncreas y cirugía concomitante.

Veillette (159) en un estudio de 581 pacientes refiere diferencias significativas en las tasas de FPPO en carcinomas ampulares comparados con adenocarcinoma de páncreas (27,3% vs. 4,9%; OR = 3.0; p < 0,01); sin embargo, en los pacientes intervenidos por lesiones quísticas del páncreas, pancreatitis crónica o tumores neuroendocrinos no existían diferencias. Los autores reconocen que no pudieron utilizar las definiciones de ISGPF, a pesar de ser su intención en un primer momento, por lo que posiblemente en este estudio exista una infraestimación de la tasa de FPPO.

Moon (175) publica un estudio diseñado para valorar la eficacia del uso profiláctico de octreotide después de duodenopancreatectomía en 190 pacientes; define la FPPO con niveles mayores 500 U/ml en el tercer día postoperatorio; en el análisis del diagnóstico histológico de los tumores operados (adenocarcinoma de páncreas, adenocarcinoma periampular, carcinoma neuroendocrino o benignidad) no encuentra diferencias significativas (p = 0,982); sin embargo, en el análisis multivariante la gastrectomía asociada (p = 0,018) y el uso de octreótido (p = 0,044) son factores de riesgo de FPPO.

Pratt (176) utiliza los criterios de FPPO de la ISGPF para estudiar 233 pacientes a los que se les sometió a duodenopancreatectomía cefálica. No encuentran factores de riesgo identificables para la fístula tipo A. En la fístula B/C (FPPO-CR) se identificaron en el análisis multivariante al tamaño del ducto < 3 mm, textura pancreática, patología tumoral (ampulares, duodenales, quísticos o neuroendocrinos) y transfusiones intraoperatorias como factores de riesgo.

1.6.2.1.2.2.2. Textura pancreática

La textura o consistencia pancreática es un factor bien conocido que contribuye al desarrollo de FPPO (117, 143, 167, 177-181).

El término "fatty pancreas" (pancreas graso) fue descrito en 1933 (163). Un páncreas "blando" o "normal" es un factor de riesgo para el desarrollo de FPPO mientras que un pancreas "duro" o "firme" es un factor protector (140, 182). Según Casadei (182) el páncreas blando se asocia normalmente con tumores periampulares, quísticos y endocrinos; se caracteriza por la ausencia de fibrosis y la presencia de edema e infiltración celular en el parénquima pancreático (140), coincidiendo con el término enfermedad pancreática grasa no alcohólica que se caracteriza por un estado inflamatorio local (183).

El páncreas blando es friable y se asocia a un diámetro del ducto principal menor, haciendo difícil la realización de una anastomosis (140, 174); por el contrario, en el páncreas duro, la resistencia a las suturas y el diámetro del ducto son mayores. Otro factor que se ha relacionado con el páncreas blando es que las suturas de las pancreatoenteroanastomosis pueden producir isquemia pancreática (184).

La fibrosis pancreática afecta a la función exocrina con disminución del jugo pancreático, confiriendo un factor protector para el desarrollo de FPPO (184).

Casadei (182) en una serie de 208 pacientes sometidos a DPC y PPC encuentra que el páncreas blando es un factor de riesgo de FPPO (RR = 2,3; IC 95% 1,0-4,9; p = 0,037) y FPPO-CR (27,1% blando vs. 8,9% firme; p = 0,001). Refiere tres factores relacionados con páncreas blando: IMC < 24, diagnóstico distinto de pancreatitis crónica o adenocarcinoma de páncreas y tamaño del ducto ≤ 3 mm.

En la mayoría de los estudios la consistencia pancreática es un factor de riesgo de FPPO, sin embargo, ¿cómo podemos valorar la textura pancreática?.

Primero, por palpación intraoperatoria de la glándula. Existe una correlación entre la valoración subjetiva por un cirujano experimentado de la dureza de la glándula con el grado de fibrosis (185) y el desarrollo de FPPO (145, 185). La apreciación por el cirujano tiende a identificar más páncreas como fibróticos que con infiltración grasa (167), por lo que se ha intentado que la palpación por el cirujano sea más objetiva. Se han utilizado sistemas intraoperatorios como el "durómetro" (186) y la elasticidad a la presión (187), sin embargo, su utilidad clínica es limitada.

En segundo lugar, podemos utilizar el análisis histológico midiendo el grado de fibrosis e infiltración grasa (163, 167, 188). Ammann (189) analiza dos parámetros: fibrosis e infiltración grasa. La fibrosis perilobular se define como la presencia de tejido conectivo en el espacio interlobular con la siguiente puntuación: 0 = no tejido conectivo, 1 = depósitos leves, 2 = depósitos moderados o severos. La fibrosis intralobular se define como una extension de la fibrosis perilobular dentro de los lóbulos: 0 = no fibrosis, 1 = depósitos leves, 2 = depósitos moderado o severo. Los páncreas con puntuaciones de 0-2 puntos se consideran no fibróticos y puntuaciones de 3-4 como fibróticos.

La infiltración grasa de la glándula pancreática varía entre el 3-20%, dependiendo del estado nutricional (167), y puede llegar hasta un 50% en el paciente obeso, correlacionándose positivamente con el incremento del IMC. La infiltración grasa se analiza y cuantifica como una extensión del sistema de puntuación de la fibrosis pancreática descrito antes (167). La infiltración grasa perilobular se define como la presencia de adipocitos dentro de los espacios interlobulares con la siguiente puntuación: 0 = no infiltración grasa, 1 = algunos adipocitos, 2 = numerosos adipocitos separando los lóbulos.

La infiltración intralobular se define como: 0 = no adipocitos en los lóbulos, 1 = algunos adipocitos en la mayoría de los lóbulos y 2 = numerosos adipocitos en la mayoría de los lóbulos formando acúmulos de más de 10 células. Una puntuación de 0-2 se considera libre de infiltración grasa y 3-4 infiltración grasa. En relación con la correlación entre datos subjetivos y objetivos (167), una consistencia blanda del pancreas se correlaciona con la ausencia de fibrosis pancreática: entre 60 páncreas blandos, el 91% fueron no fibróticos de acuerdo con el examen histológico y el 25% fueron grasos (167).

Por último, con la intención de conocer preoperatoriamente la textura pancreática se han estudiado los hallazgos radiológicos mediante pruebas de imagen. El TAC (178, 179, 190, 191) y la RMN (192) son las dos pruebas fundamentales utilizadas para este fin, y así poder predecir la infiltración grasa del páncreas y de FPPO.

Pratt (176) describe que los pacientes con páncreas blando tenían más de tres veces de posibilidades de tener FPPO que los que tienen páncreas firme (RR = 3,28; IC 95% 1,08-9,93; p = 0,036).

El Nakeeb (180) analiza los factores de riesgo de 471 pacientes encontrando que la textura blanda (14,3% vs. 7,9%; p = 0,04) fue un factor para FPPO.

Lim (193) no pone drenaje en 27 pacientes con páncreas firme o diámetro del ducto principal ≥ 3 mm. Se comparó con 27 pacientes a los que se dejó drenaje con similares características entre los grupos. La morbilidad en el grupo sin drenaje fue menor que en el grupo con drenaje, pero sin diferencias significativas (p = 0,04). La incidencia de FPPO en los grupos sin drenaje comparado con el de drenaje fue del 0 y 22%

respectivamente ($p = 0{,}009$); concluyen que se puede omitir el drenaje en pacientes con bajo riesgo de FPPO.

Ridolfi (188) analizan el grado de fibrosis e inflamación del remanente pancreático asignando una puntuación y realizando un sistema de puntuación final. La textura del páncreas se asocia a riesgo de FPPO ($p < 0{,}001$) y FPPO-CR ($p < 0001$). Una puntuación ≥ 3 se asocia a una incidencia muy baja de FPPO ($p < 0{,}001$).

1.6.2.1.2.2.3. Diámetro del ducto principal y posición del ducto en el remanente pancreático

El diámetro del conducto principal de Wirsung (CW) se ha descrito como un factor de riesgo de FPPO. Es lógico pensar que un diámetro pequeño conlleva mas dificultades para realizar una anastomosis ductomucosa; la mayoría de los autores refieren que un diámetro inferior a 3 mm se considera un factor de riesgo de FPPO (194).

Dependiendo del diámetro del ducto, algunos autores han propuesto el uso del microscopio para realizar la anastomosis en CW < de 3 mm. Hashimoto (195) refiere un descenso de FPPO del 21 al 11% en pacientes de alto riesgo de FPPO (CW < 3 mm).

Otros factores que también se deben analizar con el CW son la posición del ducto en el área de sección pancreática y la movilización del remanente pancreático. El CW puede situarse alejado del centro de sección del remanente (32). Ridolfi (188) analiza la posición del CW en la sección del remanente pancreático atendiendo a los ejes craneocaudal y anteroposterior. La descentralización del CW se asocia al riesgo de FPPO y FPPO-CR con el eje anteroposterior ($p < 0{,}031$) pero no con el craneocaudal ($p = 0{,}426$), sobre todo si está cerca del margen posterior; esta asociación no aparece cuando se analizan las FPPO-CR ($p = 0{,}31$) ni en el análisis multivariante ($p = 0{,}881$).

El cálculo del área de sección pancreática se puede hacer a partir de los ejes craneocaudal y anteroposterior considerándolos como una elipse. Existe una asociación en el análisis univariante con FPPO para áreas mayores ($p < 0{,}001$) aunque no se demuestra con FPPO-CR, ni en el análisis multivariante. La explicación de la asociación puede ser que la infiltración grasa produzca un aumento del tamaño del páncreas y que se precise realizar una incisión intestinal mayor (188).

La movilización del remanente también se asocia con FPPO (188, 196); Ridolfi (188) evidencia asociación en el análisis univariante para FPPO y FPPO- CR ($p < 0,001$ y $p < 0,003$ respectivamente) y en el análisis multivariante ($p = 0,001$). La explicación puede ser que con la movilización se produce un déficit de vascularización del remanente pancreático; además, la movilización se hace con más frecuencia en páncreas blandos con un diámetro del ducto pequeño para poder realizar mejor la anastomosis (188). Otros autores describen que la movilización de remanente es un factor de riesgo de FPPO pero sin diferencias estadísticamente significativas (185).

Akamatsu (197) obtiene preoperatoriamente en 122 pacientes, mediante TAC, el índice entre el diámetro del CW y la longitud del eje corto del remanente pancreático. Este índice se utiliza como predictor de FPPO y FPPO-CR. Se asume que un aumento del grosor (índice bajo) se asocia a un páncreas blando no fibrótico y con más probabilidades de desarrollar FPPO. En el análisis multivariante sólo un índice < 0,2 y las pérdidas sanguíneas se asociaron a FPPO. Cuando el índice es < 0,2 la S, E, VPP y VPM fueron de 73%, 67%, 45% y 87% respectivamente. La incidencia de FPPO-CR fue mayor con diferencias estadísticamente significativas para un índice < 0,2; ($p < 0,0001$).

Poon (198) en un estudio prospectivo randomizado (EPR) de 120 pacientes para valorar el papel del tutor transanastomótico externo en CW, encontró sólamente dos factores que fueron significativos en el análisis univariante: diámetro del CW ≤ 3 mm ($p = 0,032$) y estent transanastomótico ($p = 0,032$). En el análisis multivariante un diámetro del CW ≤ 3 mm el RR = 2,57, IC 95% 1,0526-9,5238; $p = 0,024$.

Pratt (176) en una serie de 233 pacientes identificó como un factor de riesgo de FPPO al diámetro del ducto < 3mm. Cuando el diámetro del ducto es inferior a 3 mm, la probabilidad de FPPO fue mayor que cuando el diámetro es de 4,5-6 mm; además, la disminución del diámetro del ducto en 1 mm aumenta la la probabilidad en un 68% de sufrir FPPO-CR.

Hashimoto (199) encuentra en una serie de 507 pacientes cuatro factores de riesgo de FPPO en el análisis multivariante: textura del páncreas, IMC > 30 kg/m^2, uso de microscopio y tamaño del ducto ≤ 3 mm (RR = 5,007; IC 95% 2,551-9,826; p < 0,0001).

El Nakeeb (180) analiza los factores de riesgo de 471 pacientes encontrando que la textura blanda (14,3% vs. 7,9%; p = 0,04) y diámetro ≤ 3 mm (28,6% vs. 4,9%; p = 0,00001) fueron factores para FPPO.

Casadei (182) en un estudio de 129 pacientes con páncreas blando, un tamaño del CW ≤ 3 mm se asocia a FPPO en el análisis univariante (p < 0,001) y multivariante (p < 0,001). En el score que realiza, el tamaño del CW es el factor con más peso y por tanto mayor puntuación respecto a los otros dos factores (IMC y diagnóstico histológico).

1.6.2.1.2.3. Factores relacionados con los tratamiento perioperatorios

De todos los factores que estamos analizando, los relacionados con el tratamiento, y sobre todo en la técnica quirúrgica, son en los que podemos influir; por ello encontramos estudios con los mejores niveles de evidencia (200, 201).

1.6.2.1.2.3.1. Drenaje biliar preoperatorio (DBP)

La mayoría de los pacientes con cáncer de cabeza de páncreas son diagnosticados por ictericia (202). El concepto de drenar la vía biliar principal (DBP) previo a la resección quirúrgica de tumores de cabeza de páncreas o periampulares se basa en disminuir la morbilidad que pudiera tener la ictericia obstructiva (194).

A pesar de los efectos perniciosos de la hiperbilirrubinemia sobre la función hepática, endotoxemia por colangitis, fracaso renal y alteraciones de la coagulación, algunos autores consideran que los pacientes pueden intervenirse sin drenaje biliar en otras patologías de riesgo (203).

La infección de la bilis secundaria al procedimiento de drenaje biliar se ha relacionado con complicaciones infecciosas postoperatorias (204), aunque otros no lo relacionan (205). Varios autores refieren que el DBP debería reservarse sólamente a los pacientes con ictericia severa o de lago tiempo de evolución (a pesar de no estar bien definidos los niveles de bilirrubina), colangitis, fracaso renal, desnutrición o indicación de tratamiento neoadyuvante (204).

El DBP se puede realizar por colangiopancreatografía retrógrada endoscópica (CPRE) o por punción percutánea transparietohepática (CTPH) bajo control radiológico. Existe controversia sobre qué método es mejor (206). Las prótesis biliares pueden ser plásticas o metálicas. Habitualmente las utilizadas por RAVI son metálicas mientras que las endoscópicas pueden ser metálicas o plásticas. Endoscópicamente se distinguen dos procedimientos: CPRE o drenaje nasobiliar, utilizado en los países orientales (207).

La vía endoscópica en menos invasiva y permite la restauración de la circulación enterohepática de las sales biliares, aunque la colonización de la bilis suele ser la regla; habitualmente la CTPH se reserva cuando falla la CPRE (205). La utilización de prótesis metálicas o plásticas depende de los centros, pero normalmente las plásticas se obstruyen antes y las metálicas no suelen influir en los resultados quirúrgicos; en caso de tumores irresecables, donde sea previsto tratamiento neoadyuvante, se deben usar prótesis metálicas (205).

El tiempo que se debe dejar un drenaje preoperatoriamente es controvertido. Se piensa que el periodo ideal es de 4-6 semanas para tener tiempo a que se recuperen las funciones de síntesis y aclaramiento hepáticas así como las funciones de barrera intestinal; por otro lado, si se mantiene más tiempo, hay posibilidades de complicaciones relacionadas con el drenaje como obstrucción o colangitis (205).

Los pacientes con colangitis deben tener drenada la vía biliar preoperatoriamente, sin embargo, es práctica habitual de muchos cirujanos la instauración de un DBP, aún sin colangitis (204, 208), con la intención de disminuir las complicaciones en el postoperatorio.

Di Mola (208) realiza un estudio prospectivo observacional en 131 pacientes que divide en tres grupos: no ictericia, ictericia sin DBP e ictericia con DBP. Mediante análisis por curvas ROC refiere que un valor de 7,95 mg/dl discrimina bien las complicaciones. Las complicaciones globales, complicaciones médicas o quirúrgicas y hemorragia postoperatoria fueron mayores con significación estadística en el grupo de ictericia y DBP, comparado con el resto de grupos. En relación a la FPPO, se encontraron diferencias entre el grupo de ictericia con DBP e ictericia no drenada (5% vs. 21% respectivamente; p = 0,036) mientras que comparando los grupos de no ictericia vs. ictericia, no ictericia vs. ictericia con DBP y no ictericia vs. ictericia sin DBP, no encontraron diferencias (p no significativa). En el análisis multivariante, el DBP fue el único factor predictivo de complicaciones (RR = 10,18; IC 95% 3,65-28,39; p < 0,001). Los autores argumentan que las indicaciones del DBP sería en colangitis, retraso de la cirugía por motivos logísticos o neoadyuvancia.

Van der Gaag (205) publica un EPR multicéntrico donde se randomizaron pacientes para DBP durante cuatro semanas antes de la cirugía y cirugía de entrada; se incluían pacientes con bilirrubinemia entre 4 y 25 mg/dl y quedaban excluidos los pacientes con colangitis. Las FPPO se definieron de acuerdo con la clasificación ISGPF. El drenaje biliar preoperatorio aumenta las complicaciones relacionadas con el catéter (fundamentalmente colangitis) pero no las postoperatorias, ni la mortalidad. En relación a las FPPO, el grupo de DBP comparado con el grupo de no DBP fueron del 8% y 12% respectivamente; las FPPO-CR 8% y 10% respectivamente. En relación a las complicaciones serias después de randomización a los 120 días, ocurren en un 39% del grupo no DBP comparado con 74% del grupo DBP (RR del grupo no DBP = 0,54, IC 0,41-0,71; p < 0,001). Se concluye que el tratamiento quirúrgico temprano con cirugía no tiene más complicaciones que el drenaje biliar preoporatorio.

Fang (204) en una revisión sistemática incluye 6 estudios de los cuales el que menor riesgo de sesgos tiene es el trabajo de van der Gaag (205) (sólo datos incompletos en el seguimiento). Refiere no diferencias en mortalidad entre DBP y no DBP y mayor morbilidad en el grupo de DBP. Concluyen que no se deberían drenar sistemáticamente la VBP en pacientes resecables salvo en casos de colangitis.

1.6.2.1.2.3.2. Tratamiento neoadyuvante

Los tumores de cabeza pancreática localmente avanzados requieren un abordaje multidisciplinar (121). La terapia neoadyuvante no sólamente ha demostrado un aumento en la resecabilidad de tumores irresecables o marginales sino, al igual que en los tumores resecables, un aumento en la supervivencia (209). Se ha publicado que las ventajas del tratamiento neoadyuvante son: a) disminución del estadío y márgenes patológicos positivos, b) mayor efecto de los quimitoterápicos sobre un territorio bien vascularizado (210), c) altas tasas de cumplimiento del tratamiento completo, d) seleccionar pacientes con mejor biología tumoral (respondedores) y e) tratamiento de las micrometástasis (210).

En los tumores resecables el tratamiento habitual es la resección quirúrgica y quimioradioterapia postoperatoria; sin embargo, si se hace tratamiento neoadyuvante, puede progresar y hacerse irresecable (211). La ventaja de la neoadyuvancia sobre la adyuvancia debe demostrarse mejor por estudios prospectivos randomizados (EPR) en curso y pendientes de resultados (212).

La fibrosis inducida por la radioterapia preoperatoria se ha relacionado con una disminución de la FPPO por aumentar la dureza del páncreas (RT) (213).

Takahashi (214) compara 28 pacientes con PCC a tratamiento neoadyuvante (30 pacientes) y sin neoadyuvancia (30 pacientes). Realizan estudio histológico. El 63% de los pacientes del grupo de neoadyuvancia tuvieron alteración histológica grado 3 (189) y el 63% en grupo no neoadyuvancia, grado 1 (p = 0,0002). La actividad de amilasa fue menor en el grupo de neoadyuvancia (p = 0,06). El 14% de los pacientes con neoadyuvancia tuvieron FPPO comparado con el 67% en no neoadyuvancia (p = 0,031); no existieron FPPO grado C y las FPPO grado B fueron menores en el grupo de neoadyuvancia (11% vs. 37%).

Sho (211) valora los resultados de 61 pacientes sometidos a quimioterapia neoadyuvante comparados con 71 pacientes sin neoadyuvancia. En el primer grupo existieron menos pacientes con tumores resecables (36% vs. 55%; p = 0,032) y más resecciones venosas portales (52% vs. 28%; p = 0,0044). Las FPPO fueron menores en el grupo de neoadyuvancia (19 vs. 34%; p = 0,455) sin diferencias entre FPPO-CR (9% vs. 11%).

1.6.2.1.2.3.3. Somatostatina

La administración de somatostatina, o sus análogos, se han utilizado con la intención de disminuir las FPPO, morbilidad y mortalidad después de resecciones pancreáticas (215).

La somatostatina es un tetradecapéptido que inhibe las secreciones pancreáticas exocrinas, biliares y del intestino delgado e incrementa la absorción de agua y electrolitos (194); por ello, se ha utilizado para reducir el débito de fístulas digestivas. Debido a que tiene una vida media de 1-2 minutos es preciso el uso en infusión continua; se han utilizado análogos como el octreotide, con una vida media de 120 minutos y que se puede usar de forma discontinua o periódicamente con esquemas de inyecciones subcutáneas; tienen afinidad por los receptores 2 y 5 (216). Otros análogos como pasireotide (216) tienen una vida media mayor (11 horas) y una afinidad 5-40 veces mayor que el octreótide, por cuatro de los cinco receptores de la somatostatina en el páncreas (receptores 1, 2, 3 y 5) (216). Actualmente existen análogos de somatostatina con administración intramuscular mensual (217). Se piensa que otro mecanismo de acción de la somatostatina en la disminución de la FPPO es aumentado la textura del páncreas (218).

Hay evidencia de que la administración de somatostatina o sus análogos reducen la incidencia de FPPO bioquímica pero no está claro que se reduzcan las FPPO-CR y no parece tener efecto en la mortalidad (219).

Allen (216) realiza un EPR en el Memorial Sloan-Kettering Cancer Center (MSKCC) de New York sobre 300 pacientes con pasireotide, un análogo de la somatostatina, con una vida media mayor que el octreotide e inhibidor de la liberación de tripsina y de las secreciones pancreáticas e intestinales. Se administraban 14 dosis en total: 900 microgramos dos veces al día, comenzando preoperatoriamente en la mañana de la intervención quirúrgica y durante 7 días. Se diferenciaban DPC y PCC anotando si existía dilatación del Wirsung (> 4 mm). No hubo diferencias en la colocación de drenajes entre el grupo de pasirotide y placebo (28% y 24% respectivamente; p = 0,76). La incidencia de FPPO-CR fue del 12,3%; 7,9% grado B, ningún grado C en grupo de pasireotide y 16,9% grado B y 5 pacientes grado C en grupo placebo (p = 0,02). En total, las complicaciones pancreáticas de cualquier grado fue mayor en el grupo placebo (p = 0,002). Se concluye que las complicaciones fueron menores en el grupo de pasireotide en DPC y PCC . En el grupo de tratamiento con pasirotide, las FPPO-CR y abscesos fueron menores con diferencias estadísticamente significativas.

Koti (220) realiza un metaanálisis de 17 EPR con un total de 2143 pacientes, independientemente de si son doble ciego, tipo de publicación (texto completo, conferencia) e idioma. Se incluyeron pacientes con resección pancreática, derivaciones del ducto pancreático y cistoenterostomías. No existieron diferencias entre los dos grupos en mortalidad o reoperación (RR = 1,04 y RR = 1,15 respectivamente). Las FPPO fueron menores estadísticamente significativas en el grupo de somatostatina (RR = 0,64) pero no las FPPO-CR (RR = 0,69). Sólamente se pudieron analizar tres estudios en relación a FPPO-CR por lo que puede ser una razón para que no existan diferencias significativa. Los autores concluyen que los análogos de la somatostatina no reducen las tasas de mortalidad perioperatoria ni de reoperación.

Gans (221) publica un metaanálisis sobre 7 EPR. Existen diferencias importantes en la definición de FPPO y el método de diagnosticarla en los estudios (no informaron, fueron necesarios estudios radiológicos o se utilizaba el débito fistuloso). Los estudios comparaban fístulas enterocutáneas y pancreáticas sin diferenciarlas en muchos casos, por lo que fue imposible analizar los resultados de la FPPO.

Gurusamy (215) publica un metaanálisis de 19 EPR en duodenopancreatectomía cefálica y pancreatectomía distal. De los 19 trabajos, 17 tenían fallos metodológicos. El número de pacientes con complicaciones postoperatorias fue significativamente más bajo en el grupo de tratamiento (RR = 0,69) aunque sin diferencias en la mortalidad, reoperaciones o estancia hospitalaria. La incidencia de FPPO (cuya definición no fue uniforme) fue menor en el grupo de tratamiento (RR = 0,63) aunque muy pocos estudios refieren qué proporción de fístulas fueron clínicamente significativas. En el subgrupo de análisis de FPPO-CR no hubo diferencias entre los dos grupos. Los autores recomiendan el uso de análogos de somatostatina en cirugía pancreática por el bajo coste del medicamento, la falta de efectos secundarios serios y el potencial en reducir las complicaciones.

1.6.2.1.2.3.4. Nutrición perioperatoria

Uno de los colectivos que más sufren desnutrición son los pacientes oncológicos (123). La malnutrición afecta al proceso de cicatrización, la función de la barrera intestinal y aumenta el número de complicaciones (123, 222). Pausch (164) refiere que el 74% de 408 pacientes sometidos a cirugía pancreática tienen una pérdida de peso >10%.

Varios factores pueden condicionar la desnutrición en patología pancreática (201): a) desnutrición preoperatoria por disminución de la ingesta debido a dolor abdominal, náuseas y vómitos, b) tratamientos y ayunos prolongados en el postoperatorio inmediato (201) y c) la propia técnica quirúrgica: la resección gástrica en una DPC elimina el marcapaso intestinal con las células intersticiales de Cajal; esto, junto a las consecuencias fisiológicas de la resección pancreática y diversión biliar puede derivar en éstasis gástrica y retraso en el vaciado gástrico. La resección circunferencial del plexo nervioso de la arteria mesentérica superior puede provocar diarrea, malnutrición y baja calidad de vida (34). Por último la resección pancreática produce una alteración en la regulación de la fisiología digestiva y balance de múltiples nutrientes (223).

El estado nutricional puede influir en los resultados después de resección pancreática. Kanda (224) refiere que un índice pronóstico nutricional (PNI) < 45 se asocia con unas complicaciones del 27,6%, sobre todo FPPO.

Pausch (164) relaciona el grosor de la pared abdominal en varias localizaciones medidos por TAC como un factor predictivo del estado nutricional. En este estudio los pacientes con IMC < 18,5 tenían mayor mortalidad que los pacientes con normopeso.

Sierzega (225) realizó valoración nutricional en 132 pacientes sometidos a DPC teniendo en cuenta la pérdida de peso involuntaria, IMC, nivel de albúmina plasmática, el *Nutritional Risk Index* (NRI) y el *Instant Nutritional Assesment* (INA). En el análisis multivariante el único factor que aumentó significativamente el riesgo de FPPO fue la malnutrición caracterizada como un NRI ≤ a 100.

En relación con la nutrición en el postoperatorio inmediato Okabayashi (226) comparó el inicio temprano de nutrición enteral al día siguiente de la operación con el inicio tardío (7-14 días); se asociaban una disminución de las FPPO en el primer grupo además de una mejoría de los parámetros nutricionales.

Lassen (227), en las guías ERAS (Enhanced Recovery After Surgery) para los cuidados después de la DPC, refiere que el uso rutinario de nutrición artificial no es recomendable, pero lo pacientes desnutridos se deben tratar con nutrición enteral o parenteral; el nivel de evidencia es muy bajo y el grado de recomendación débil. En relación a la inmunonutrición se debe usar durante 5-7 días porque reduce la tasa de complicaciones infecciosas; nivel de evidencia moderado y grado de recomendación débil.

1.6.2.1.2.4. Factores operatorios

1.6.2.1.2.4.1. Duodenopancreatectomía clásica (DPC) o duodenopancreatectomía con preservación pilórica (DPC-PP)

Habitualmente para la resección quirúrgica de los tumores de la cabeza del pancreas se utilizan dos técnicas de resección: duodenopancreatectomía cefálica (DPC) u operación de Whipple y duodenopancreatectomía cefálica con preservación pilórica (DPC-PP) (34). Se han publicado numerosos estudios para comparar ambas técnicas.

Diener (228), en un metaanálisis, incluye 6 EPR con 465 pacientes en los cuales no se encontraron diferencias entre los grupos en relación a la FPPO (DPC = 8,4%, DPC-PP = 7,2%; OR = 0,86; IC 95% 0,41-1,81, p = 0,68). Los resultados se deben analizar con precaución puesto que no hay uniformidad en la definición de FPPO, incluso, varios estudios no la definen.

1.6.2.1.2.4.2. Resecciones extendidas

La afectación ganglionar es uno de los factores pronósticos más importantes en la supervivencia del cáncer de páncreas resecado (34). Hemos comentado en el apartado de técnica quirúrgica las estaciones ganglionares que se deben extirpar.

El aumento de la supervivencia no se ha relacionado con la linfadenectomía extendida. Dasari (229) refiere un tiempo operatorio mayor en el grupo de resecciones extendidas, pero no en las transfusiones sanguíneas. No existían diferencias significativas en la supervivencia global ni cuando se analizaban por gánglios positivos. Cuando se valoraron las complicaciones globalmente fueron mayores en el grupo de DPC extendidas (RR = 1,23; IC 95% 1,01-1,50; p = 0,004). Sin embargo, individualmente, no existieron diferencias en las FPPO (RR = 1,22; IC 95% 0,69-2,14; p = 0,5), fístulas biliares, abscesos /colecciones intraabdominales, retraso en el vaciado gástrico, colangitis, linfocele e infecciones de la herida.

Otro aspecto en relación a las resecciones extendidas son las resecciones venosas [vena porta (VP) y vena mesentérica superior (VMS)]. Está demostrado que uno de los factores más importantes en los resultados de las resecciones pancreáticas es conseguir márgenes quirúrgicos negativos (68). En ocasiones, la única posibilidad de conseguir este objetivo es la resección vascular, aún cuando no se demuestre posteriormente en el examen histopatológico la infiltración de la pared venosa. En centros cualificados el procedimiento estándar es la resección venosa vascular si hay dudas de afectación y técnicamente es posible (91-93). La afectación arterial (AMS o TC), excepto en tumores del cuerpo del páncreas con afectación del TC y se pueda realizar la resección de dicho vaso, normalmente es una contraindicación; no se ha demostrado un beneficio claro en la supervivencia y existe aumento de la morbilidad, estando reservado para pocos equipos quirúrgicos (35, 230). La realización de estudios prospectivos y randomizados para saber el papel de la resección venosa serían difíciles de realizar por cuestiones éticas.

Yu (231), en un metaanálisis de 22 estudios no randomizados, no encuentra diferencias significativas entre los dos grupos a los tres años, aunque a los 5 años el pronóstico es peor para los pacientes de la afectación venosa; analizándolo por subgrupos, los pacientes con resección venosa tenían más infiltración de la pared venosa lo que podría condicionar un peor pronóstico en este grupo de pacientes. La morbilidad y mortalidad global no fueron diferentes. Las FPPO fueron menores en el grupo de resecciones vasculares (RR = 0,057; IC 95% 0,36-0,88; p = 0,001) atribuido a una mayor textura firme en este grupo de pacientes.

Por último, hay ocasiones que los tumores pancreáticos pueden afectar a órganos vecinos dependiendo de las localizaciones en la glándula pancreática. Se debe valorar cada caso en particular, pero lo habitual es resecarlo en bloque con el tumor pancreático (94)

1.6.2.1.2.4.3. Pancreatoyeyunostomía (PY) y pancreatogastrostomía (PG)

Actualmente persiste el debate sobre qué técnica, o sus modificaciones, es la mejor en la reconstrucción después de resección de la cabeza pancreática, siendo uno de los factores donde el cirujano más puede influir en los resultados postoperatorios (95). En los últimos años ha existido un esfuerzo de la comunidad quirúrgica internacional por crear sistemas de clasificación para poder hacer comparaciones entre centros (95).

Como el número de modificaciones de cada técnica principal (PY y PG) es elevado, analizaremos fundamentalmente algunos estudios más recientes, la mayoría EPR y metaanálisis, que comparan estas técnicas.

La técnica de Peng donde se realiza una invaginación de varios centímetros de yeyuno sobre el remanente pancreático (binding) se ha analizado en varios estudios, con resultados dispares, en relación a la tasa de FPPO.

Peng (104), en un ensayo clínico randomizado, compara la técnica de la invaginación con pancreatoyeyunostomía termino-terminal. En esta última técnica se realizan dos líneas de sutura, una interna entre el reborde pancreático y la pared yeyunal y otra externa a 3-4 cm de la anterior que cubre la sutura interna, sin anastomosis ducto mucosa ni tutores. La randomización se realiza por medios informáticos sin hacer una clara definición de factores como la textura del páncreas, aunque los cirujanos intraoperatoriamente los describieron como blando (35%), medio (42%) y firme (23%). La FPPO la definieron como un aumento 3 veces el máximo de los niveles de amilasa en sangre cuando el débito por el drenaje es ≥ de 10 ml. A 106 pacientes se les practicó la técnica de Peng y a 111 pancreatoyeyunostomía convencional. La estancia hospitalaria fue mayor en el grupo convencional ($p = 0{,}0005$). Presentaron FPPO 8 pacientes del grupo convencional (7,2%) y ninguno de la anastomosis de Peng (0%), $p = 0{,}014$. Comparando la categorías de riesgo de FPPO no hubo diferencias entre las dos técnicas en el grupo de bajo riesgo pero sí en el de alto riesgo a favor de la técnica de Peng ($p = 0{,}039$).

Buc (103) publica un estudio no comparativo en pacientes con páncreas blando sin dilatación del ducto pancreático principal (< 3 mm) con la técnica de Peng, no reproduciendo las tasas de FPPO de Peng. Utiliza los criterios ISGPF para la FPPO. Se incluyeron 45 pacientes sufriendo un 53,3% alguna complicación (22,2% complicaciones grado III y IV). Las FPPO ocurrieron en 4 pacientes (8,9%).

Por otro lado, la anastomosis de Blumgart se ha comparado en dos series retrospectivas y un ensayo prospectivo randomizado (EPR).

Grobmyer (97) publica un estudio retrospectivo de la técnica de Blumgart en 187 pacientes en los cuales la relación pancreas blando vs. firme fue de 51% vs. 47%. El fallo de la anastomosis ocurrió en 38 pacientes (20,3%) con la siguiente distribución: FPPO A: 25 (13,4%), FPPO B: 7 (3,7%) y FPPO C: 6 (3,2%); el 74% de FPPO se produjo en pacientes con páncreas blando (p = 0,005) siendo más frecuentes cuando el CW era de menor diámetro (media 3 mm; p = 0,008).

Kleespies (100) en un estudio retrospectivo compara la técnica de Blumgart con la técnica de Cattel-Warren modificada en 354 y 328 pacientes respectivamente. La FPPO fue menor en el primer grupo (4% vs. 13%; p = 0,032).

Berger (105) publica un estudio prospectivo y randomizado de dos centros hospitalarios comparando la técnica de invaginación y la técnica ducto mucosa; la randomización se hace en función de la textura del páncreas (101 y 96 pacientes para páncreas blando y páncreas firme respectivamente). Las complicaciones mayores y la necesidad de procedimientos radiológicos intervencionistas fueron más frecuentes en el grupo con anastomosis ducto-mucosa. En lo referente a las FPPO, fueron más frecuentes en el grupo ductomucosa (24% vs. 12%; p = 0,04) y las FPPO grado B, 14% y 5% respectivamente (p = 0,03). Es interesante que cuando se analizaron por grupos entre pancreas blando y firme, las FPPO fueron del 27% vs. 8% (p = 0,007). No existieron diferencias significativas en los de páncreas firme (11% en ducto-mucosa y 6% en invaginación, p = 0,7), pero sí en los de pancreas blando (36% ductomucosa y 18% invaginación, p = 0,06). En el análisis multivariante los factores predictores de FPPO fueron la textura del páncreas en contra del páncreas blando (OR = 3,7), la anastomosis ducto mucosa (OR = 2,4) y uno de los centros (Hospital de la Universidad de Indiana); OR= 2,2.

Existen varios estudios prospectivos randomizados (EPR) entre la PG y PJ que analizaremos a continuación y otros se citarán en la discusión (232).

Yeo (148), del Hospital Johns Hopkins de Baltimore, realizó un estudio con 146 pacientes; definieron la FPPO como como el drenaje de 50 ml o más en el 10° día postoperatorio, o demostración radiológica. El tipo de resección fue DPC (18%) y DPC-PP (82%). La PY se realizó T-L o T-T a criterio del cirujano y la PG se anastomosó a la pared posterior gástrica con un abertura de 2,5-3 cm. Las FPPO en el grupo de PG y PY fueron del 12% y 11% respectivamente. Los autores concluyeron que se debe rechazar la hipótesis de que en la PG se producen menos FPPO que en la PY.

Fernández- Cruz (109) compara la DPC-PP y PY ducto mucosa con DPC-PP y PG con bipartición gástrica, ambas técnicas con estent transanastomóticos. 108 pacientes fueron randomizados, 55 y 53 respectivamente. No existieron diferencias entre los dos grupos en parámetros intraoperatorios, textura pancreática o diagnóstico preoperatorio. El 33% de los pacientes tuvieron complicaciones. El grupo de PY tuvo más complicaciones en cuanto a complicaciones generales (p = 0,01), colecciones intraabdominales sintomáticas (p = 0,05) y retraso en el vaciado gástrico (p = 0,005). Relacionado con las FPPO, FPPO-CR y clasificación de Strasberg, también existieron diferencias (p = 0,01). Las FPPO se reducen del 18% en PJ al 4% en PG con partición gástrica.

Figueras (233) publica un trabajo donde 123 pacientes fueron randomizados después de DPC para PY ducto mucosa (58) y PG invaginada con doble sutura (65). La incidencia de FPPO fue mayor en el grupo de PY (20/58) que en el de PG (10/65), p = 0,014, así como las FPPO-CR en el grupo de PY (33%) en comparación con PG (11%), p = 0,006. Otros factores a favor de la PG fueron la menor pérdida de peso, readmisión hospitalaria por complicaciones y la función exocrina. Los factores de riesgo de FPPO en el análisis multivariante fueron la edad, IMC > 25kg/m^2, pérdida sanguínea estimada > 650 ml, consistencia blanda del páncreas y PY (HR = 3,83; IC 95% 1,10-13,37; p = 0,035). A diferencia de otros estudios (234) no se demostró un aumento de la hemorragia postoperatoria.

El Nakeeb (180) compara en 90 pacientes dos técnicas de reconstrucción después de DPC: PG con PY en asa desfuncionalizada. Las FPPO ocurrieron en 10/45 y 9/45 pacientes respectivamente ($p = 0{,}796$). Tampoco hubo diferencias entre las FPPO-CR ($p = 0{,}71$). Los pacientes sometidos a una PY tuvieron menor incidencia de esteatorrea al año ($p = 0{,}029$) y mejores resultados bioquímicos en relación a la albúmina ($p = 0{,}0001$) que el grupo de PG.

Existen varios metaanálisis que comparan la PG con la PY.

Ma (235) en un metaanálisis de siete EPR refiere que las tasas de FPPO comparando PG y PY fueron del 10,5% y 18,1% respectivamente (OR = 0,53; IC 95% 0,37-0,74; $p < 0{,}001$; $I^2 = 45\%$); las colecciones intraabdominales fueron significativamente menores en la PG pero no en la mortalidad, morbilidad, retraso en el vaciado gástrico, hemorragia postoperatoria ni tasa de reoperaciones.

Xiong (236) realiza un metaanálisis de 7 EPR. Utilizando la definición ISGPF de cuatro estudios, la incidencia de FPPO fue menor en PG que en PY (OR = 0,50; IC 95% 0,34-0,73; $p < 0{,}001$).

Que (237) en su metaanálisis de ocho estudios prospectivos randomizados refiere que la tasa de FPPO fue menor para el grupo do PG que de PY (OR = 0,6853; IC 95% 0,5367-0,875; $p = 0{,}02$; $I^2 = 0{,}9\%$). Se analizaron cinco estudios para fístulas B/C con resultados también a favor de la PG (RR = 0,472; IC 0,32-0,68; $p = 0{,}0001$, $I^2 = 51{,}9\%$). En el análisis por subgrupos de los estudios, donde definieron la FPPO según criterios ISGPF, los resultados fueron favorables al de la PG aunque con heterogeneidad moderada; sin embargo, cuando se excluyó el estudio donde se utilizaba un asa desfuncionalizada para la PY, los resultados fueron similares.

1.6.2.1.2.4.4. Uso de sellantes de fibrina

Los sellantes de fibrina son un grupo de agentes terapéuticos con indicaciones para el control de la hemostasia, o refuerzo de la línea de sutura, estimulando la cicatrización (238). Aunque hay varias fórmulas con distintas presentaciones, todas tienen en común la combinación del fibrinógeno y trombina para simular los pasos finales de la cascada de la coagulación; la mayoría utilizan aprotinina, antiproteasa que podría ser útil en la degradación temprana del fibrinógeno por las enzimas proteolíticas pancreáticas (238).

En el uso de sellantes hay que distinguir entre la aplicación directa sobre el CW y la aplicación sobre una anastomosis pancreatoentérica. También depende de si se ha realizado una DPC o PCC.

Orci (239) publica un metaanálisis de 7 EPR con variaciones en los procedimientos quirúrgicos, definiciones de FPPO, calidad de los estudios y tipo de sellantes. No hay diferencia cuando se compara el uso en DPC (OR = 1,05; IC 95% 0,61-1,8; p = 0,873) o PCC (OR = 0,74; IC 95% 0,5-1,1; p = 0,14). Tampoco se evidencian diferencias cuando se analizan los estudios con mejor metodología, después de excluir los estudios que no aplican la definición ISGPF, estudios que utilizan aprotinina o cuando se analizan sólo aquellos que tienen páncreas blando. Sí parece existir un beneficio en la disminución del sangrado en el grupo de sellantes de fibrina (OR = 0,43; IC 95%0,18-1,0; p = 0,05); se podría argumentar que el riesgo disminuido de hemorragia en el grupo de sellantes de fibrina es debido a una baja incidencia de FPPO puesto que la mayoría de hemorragias son en el contexto de FPPO; sin embargo, no se pudo analizar el subgrupo de hemorragias tardía por lo que esta acepción debe hacerse con cautela. Los resultados del metaanálisis no aportan beneficio en el uso de sellantes de fibrina.

1.6.2.1.2.4.5. Tutores intraductales (estent) interno y externos

El fundamento del uso de un estent en el CW a través de una anastomosis pancreaticoentérica es derivar (interna o externamente) el líquido pancreático para evitar la activación de las enzimas pancreáticas por la bilis (240). Si existe una fuga de la anastomosis el líquido filtrado será menor; además, se ha teorizado que permite una mejor sutura en las anastomosis ducto-mucosas, evita la estenosis iatrogénica durante la anastomosis, facilita la descompresión del remanente pancreático y mantiene la permeabilidad del ducto pancreático postoperatoriamente (241, 242).

El drenaje interno se fija con los puntos al ducto principal y se abandona, eliminándose en días o semanas por medios naturales; aunque es excepcional que se produzcan complicaciones como perforaciones de la la pared intestinal, se han descrito casos que precisan reintervención (241-243).

El drenaje externo se exterioriza a través de la pared yeyunal por una técnica de Witzzel y se fija a la pared abdominal. Se mantiene durante unas dos semanas y después se cierra y se retira a las 4-6 semanas, cuando suponemos que la anastomosis pancreatoentérica ha cicatrizado. Se ha descrito un aumento en el retraso del vaciado gástrico con el uso de estent externos porque la pérdida de jugo pancreático aumenta la secrección gástrica, por un aumento de la gastrina, empeorando la motilidad gástrica (101, 242, 244).

Algunos autores han descrito complicaciones con los estent externos (241). La técnica es segura. A pesar que Ohwada (245) publica que un 5% de los pacientes presentaron peritonitis después de la retirada del drenaje, no se describieron en otros estudios (101, 198, 244).

Se han realizado trabajos comparando los resultado del uso de los estent que analizaremos a continuación.

a) EPR con estent interno:

Winter (241) publicó un estudio con el uso de estent interno; la técnica de la PY no fue estandarizada y el uso de una anastomosis ducto-mucosa o invaginación fue a criterio del cirujano. Puede haber sesgos en el estudio porque los pacientes con ductos pequeños se trataron con invaginación, perdiendo la posible utilidad del estent en ductos pequeños en este grupo de pacientes. No hubo diferencias significativas entre estent y no estent.

Smyrniotis (243) no demostró diferencias entre los grupos de drenaje y sin drenaje.

b) EPR que incluyen drenajes externos:

Poon (198) publica que la incidencia de FPPO y FPPO-CR en el grupo estent fue menor (6,7% vs. 20%, $p = 0,032$), así como la estancia hospitalaria. En el análisis multivariante un diámetro < 3 mm y no utilizar estent fueron factores predictivos de FPPO.

Pessaux (101) examinó sólo pacientes con alto riesgo de FPPO (páncreas blando o diámetro del ducto < 3 mm). Describe que las FPPO fueron menores en el grupo de estent (26% vs. 42%, p = 0,034) y además una menor morbilidad general, morbilidad quirúrgica y retraso en el vaciado gástrico.

Motoi (244) refiere que las FPPO fueron menores en grupo de estent (6,4% vs. 21,7%; p = 0,04). Cuando el diámetro del ducto era menor de 3 mm había diferencias significativas en relación a las FPPO pero no en los de mayor diámetro.

c) EPR estent interno-externo:

Tani (242) compara estent interno con externo (50 pacientes en cada grupo). No refiere diferencias significativas (26% vs. 20%; p = NS); cuando se analizan por textura del páncreas tampoco existen diferencias; sin embargo, este estudio tiene pocos pacientes.

d) Metaanálisis de estent ductal:

Xiong (246) publica un trabajo donde analiza 16 artículos: 5 EPR (1 estent interno vs. no estent, 2 estent externo vs. no estent y 2 estent interno vs. estent externo) y 11 estudios clínicos observacionales no randomizados. Analizando los EPR que proporcionan un mayor nivel de evidencia se obtienen los siguientes resultados en la FPPO:

i) Estent vs. no estent : No fueron doble ciego, excepto un trabajo para el personal de recogida de datos. El 21,8% en el grupo estent y el 27,7% en el no estent presentaron FPPO (OR = 0,73; IC 95% 0,49-1,10; p = 0,13, I^2 = 73%).

ii) Estent externo vs. estent interno: sólamente se analizaron dos estudios; no existieron diferencias estadísticamente significativas entre los dos grupos (OR = 0,89; IC 95% 0,42-0,87; p = 0,75; I^2 = 0%).

iii) Estent externo vs. no estent: dos trabajos revelan una incidencia menor de FPPO en el grupo de estent (OR = 0,42; IC 95% 0,24-0,76; p = 0,004; I^2 = 0%).

iiii) Estent interno vs. no estent: se analizan tres estudios observacionales, no existiendo diferencias en FPPO entre los dos grupos (OR = 1; IC 95% 0,32-3,09; p = 0,99; I^2 = 0%).

Markar (247) publica un metaanálisis de seis trabajos (cuatro de estent externo y dos de estent interno). A pesar de que los autores identifican una tendencia no estadísticamente significativa a reducir la FPPO con el uso de estent, no hay suficientes datos para excluir la hipótesis nula de que el estent no tiene efecto beneficioso; posiblemente los resultados están afectados por sesgos.

Wang (248) en su estudio sobre 7 EPR llega a la conclusión de que el uso de estent se asocia con un riesgo bajo de FPPO (OR = 0,65; IC 95% 0,45-0,95; p = 0,02) y FPPO-CR (OR = 0,45; IC 95% 0,27-0,76; p = 0,003). El análisis por subgrupos evidenció que los estent externos tuvieron una incidencia menor de FPPO (OR = 0,46; IC 95% 0,29-0,73; p = 0,0009) y FPPO-CR (OR = 0,49 IC 95% 0,30-0,79; p = 0,003). Continuando con el análisis por subgrupos se puede concluir que: a) el estent externo vs. no estent fue favorable al grupo de estent externo en FPPO y FPPO-CR, morbilidad postoperatoria y estancia hospitalaria, pero no en mortalidad, retraso del vaciado gástrico o colecciones intraabdominales; b) la comparación de estent interno vs. no estent no encuentra ventajas con el uso de estent interno y c) el estent externo vs. estent interno fue analizado por dos trabajos, no evidenciando diferencias para FPPO, FPPO-CR, morbilidad, mortalidad global o colecciones intraabdominales.

Patel (249) incluyó 4 EPR que reportaban FPPO con drenajes externos. Se valoró la calidad de los trabajos. Los resultados en relación a FPPO fueron mejores a favor del estent externo (OR = 0,37; IC 95% 0,23-0,58; p = 0,0001) así como en la incidencia de FPPO-CR (OR = 0,50; IC 95% 0,30-0,84; p = 0,0009); en dos publicaciones se comunicó una menor estancia hospitalaria. No existieron diferencias entre los dos grupos en la mortalidad perioperatoria, retraso del vaciado gástrico, infección de la herida, tiempo operatorio ni pérdida sanguínea.

1.6.2.1.2.4.6. Pérdida sanguínea y transfusiones perioperatorias

La hemorragia postoperatoria es una de las complicaciones más severas después de la cirugía pancreática (250). Las pérdidas sanguíneas y las transfusiones perioperatorias se han relacionado con las complicaciones postquirúrgicas en diversos tipos de cirugía (251).

La transfusión por sí misma es un factor de riesgo independiente de complicaciones postquirúrgicas y produce un estado de inmunosupresión que condicionaría la evolución postoperatoria (252). La rápida pérdida sanguínea, anemia y trastornos de la coagulación asociados pueden causar isquemia, edema postransfusión y cicatrización defectuosa de la anastomosis pancreatoentérica (253).

Lin (158) en una serie retrospectiva de 1891 pacientes con DPC encuentra en el análisis univariante la pérdida sanguínea y las transfusiones como factores de riesgo de FPPO ($p = 0,03$ y $p = 0,03$ respectivamente); sin embargo, en esta serie, en el análisis multivariante sólo fueron predictivos la textura de la glándula y la enfermedad coronaria.

Pratt (176) refiere que la hemorragia intraoperatoria mayor de 1000 ml es un factor independiente de FPPO-CR en un estudio de 233 DPC; los pacientes con esta pérdida sanguínea tienen un riesgo nueve veces mayor de sufrir FPPO-CR.

Cheng (171), en una serie de 295 pacientes sometidos a DPC, encontró que la pérdida sanguínea y las transfusiones intraoperatorias > 1000 ml se asocian a un aumento de las complicaciones. En el análisis multivariante la pérdida sanguínea se asociaba a una OR = 4,6; IC 95% 1,3-5,4; $p = 0,0003$.

Sun (254) analiza en 173 pacientes los riesgos de transfusión en resecciones pancreáticas; 45,1% de los pacientes recibieron un mínimo de 1 concentrado de hematíes. Realiza un score de predicción de unidades de transfusión atendiendo al IMC, pérdida de peso, hábito tabáquico, score de riesgo de mortalidad, hematocrito, pérdida sanguínea y diagnóstico patológico. Dependiendo de la categoría del score las necesidades de transfusión varían entre 0,3 y 15 unidades. En el análisis univariante hay una relación significativa entre las transfusiones sanguíneas y las FPPO ($p = 0,036$) así como con las complicaciones infecciosas ($p < 0,001$). En el análisis multivariante, los factores relacionados con FPPO fueron los niveles de plaquetas ($p = 0,012$), tiempo operatorio ($p = 0,049$) y la edad ($p = 0,022$), mientras que no se asociaron el hematocrito y la diabetes.

Huang (253) en una serie de 412 pacientes encuentra que la pérdida sanguínea y las transfusiones mayores de 600 ml son factores de riesgo de FPPO-CR.

Chen (255) utiliza la diferencia entre la pérdida sanguínea y transfusión durante la operación (≥ 800 ml). Esta variable es significativa para las FPPO-CR en el análisis univariante ($p = 0,00$) y multivariante (RR = 3,45; IC 95% 1,92-7,75; $p = 0,00$).

Por último, la pérdida sanguínea en uno de los factores que se valora en varios sistemas de puntuación de riesgo FPPO. Los analizaremos con más detalle posteriormente.

1.6.2.1.2.4.7. Tiempo operatorio

La duración de la intervención quirúrgica se ha relacionado con complicaciones postoperatorias principalmente infecciosas (NNSI) (256). En la práctica diaria se administra al paciente una dosis de refuerzo del antibiótico profiláotico usado como profilaxis cuando han transcurrido 3-4 horas desde el inicio de la intervención quirúrgica.

La relación del tiempo operatorio y FPPO es controvertida.

De Castro (257) encuentra una asociación estadísticamente significativa en el análisis multivariante con una tasa de FPPO de 12,1% cuando el tiempo es mayor de 285 minutos y 5,5% cuando es menor de este tiempo (RR = 0,02; $p = 0,02$).

Noji (258) analiza las complicaciones infecciosas clínicamente relevantes en el 3° día postoperatorio. El tiempo mayor de 450 minutos fue significativo en el análisis univariante pero no en el multivariante.

Huang (253) en una serie de 421 pacientes no encuentra relación entre el tiempo operatorio y las FPPO o FPP-CR.

1.6.2.1.2.4.8. Drenajes intraabdominales

Debido a la alta incidencia de FPPO después de resecciones pancreáticas se ha establecido como un dogma la colocación de drenajes intraabdominales para dirigir una posible FPPO (259). Los drenajes pueden ser pasivos (tipo Penrose, teja, Dormodren), cuyo mecanismo de acción es por gravedad, o activos, que utilizan la presión negativa de la succión. Se pueden colocar uno o dos drenajes; Shrikhande (260) no encontró diferencias en la detección de complicaciones entre uno y dos drenajes después de cirugía pancreática y gástrica.

Los drenajes abdominales pueden tener riesgos: a) actúan como un cuerpo extraño que estimula la secrección de fluidos, b) puede haber una infección externa a través de la luz del drenaje por lo que la mayoría de los cirujanos utilizan drenajes aspirativos evitando la contaminación retrograda (261) y c) impide la acción del omento mayor u otros órganos para la cicatrización de una FPPO; también puede erosionar directamente la anastomosis pancreatoentérica y producir hemorragia (97).

El propósito del uso de un drenaje abdominal después de una resección pancreática es drenar las colecciones líquidas que pueden aparecer (por ejemplo una FPPO), sangre o bilis (260); sin embargo, las adherencias o el epiplon puede hacer que el drenaje no funcione adecuadamente. Por otro lado, algunos justifican la no utilización de drenajes de rutina porque por medio de un drenaje percutáneo postoperatorio se pueden tratar las colecciones infectadas peripancreáticas secundarias a FPPO u otra causa, confiando a este método terapéutico la solución de las posibles complicaciones (262).

Hay tres aspectos que debemos tener en cuenta: 1) ¿debemos drenar sistemáticamente después de una resección pancreática?, 2) ¿podemos utilizar el valor de la amilasa en los drenajes, sóla o combinada con otros factores, como factor predictivo de FPPO o FPPO-CR?, y 3) ¿ es segura la retirada temprana de los drenajes?.

En relación a la primera cuestión, algunos cirujanos piensan que los drenajes intraabdominales sistemáticos pueden incrementar la incidencia de infecciones intraabdominales y de la herida, disminuir la función pulmonar, perforar vísceras huecas o producir hemorragia intraabdominal por lesionar vasos sanguíneos (263).

Jeekel (264), en 1992, fue el primero en cuestionar el drenaje sistemático en una serie de 22 pacientes sometidos a DPC. Mehta (265) en una serie de 709 pacientes concluye que no es necesario el drenaje rutinario en las DPC. Correa-Gallego (266) en una serie de 1122 pacientes en 5 años, refiere que el drenaje intraabdominal no cambia las tasas de FPPOP-CR y el grupo sin drenaje tiene menos estancia hospitalaria, menos readmisiones y menor morbilidad; sin embargo, cuando se analizan por separado las DPC y PCC, excluyendo los paciente de PCC, la mortalidad es más elevada ($p = 0,02$) en el grupo sin drenaje.

Van Buren (267) realiza un EPR multicéntrico (9 centros estadounidenses de alto volumen con más de 50 DPC/año). El estudio se diseñó para DPC y PCC y en el análisis de los resultados se excluyeron los pacientes con PCC. La randomización se realizó acorde a la textura pancreática. La amilasa en los drenajes se medía en el 3º DPO. Se retiraban los drenajes cuando el valor de la amilasa era < 3 veces en sangre o un débito < de 20 ml/día, durante 2 días consecutivos. El seguimiento postoperatorio fue estricto; si fue necesario un drenaje percutáneo se midió la amilasa y se tomaron muestras para cultivos. Se valoraron las complicaciones a los 30 y 60 días. De 282 pacientes randomizados se resecaron 226 y se excluyeron 89 por PCC y 3 por pérdida en el seguimiento. A 137 pacientes se les practicó DPC (68 con drenaje y 69 sin drenaje). No existieron diferencias demográficas (sexo, edad, comorbilidades), operatorias (tipo de intervención, reconstrucción, resecciones vasculares, pérdidas sanguínea, textura pancreática, patología y tutor anastomótico) o postoperatorias (pruebas de imagen, procedimientos percutáneos, estancia media en los dos grupos, readmisión y reoperación).

La gastroparesia, abscesos intraabdominales, diarrea y colecciones intraabdominales fueron mayores ($p < 0,05$) en el grupo sin drenaje. Consideradas globalmente, las FPPO a los 90 días fueron mayores en el grupo de drenaje (31% vs. 20%), aunque las FPPO-CR fueron mayores en el grupo sin drenaje (12% vs. 20%), sin diferencias significativas, reflejando un aumento de drenajes percutáneos en el grupo sin drenaje (9% vs. 23%). El estudio fue suspendido por un aumento en la mortalidad a los 90 días en el grupo sin drenaje (3% vs. 12%) aunque las diferencias no fueron significativas (p= 0,097). Este aumento de la mortalidad motivó la suspensión del trabajo. De los fallecidos, el 80% tuvo un páncreas blando, 60% un ducto < 3 mm o menos y el 80% desarrolló una FPPO. El 50% de los fallecidos se relacionó con sangrado postoperatorio. Entre los 8 fallecidos del grupo sin drenaje, 6 fallecieron por fallo multiorgánico en el contexto de una fístula pancreática. Los autores concluyeron que la ausencia de drenaje puede que haya influido en la necesidad de un drenaje percutáneo tardío por no haberse diagnosticado a tiempo la complicación.

La segunda cuestión es si la medición de la amilasa en los drenajes pueden servir como factor pronóstico de FPPO (258, 268-270).

El valor de amilasa por sí solo se ha utilizado como predictor de FPPO-CR (268, 271) mientras que otros autores no encuentran esta relación (153, 272).

La amilasa por sí sola no es un buen predictor puesto que puede haber fístulas no demostradas (145). La ISGPF propuso que la habilidad de la amilasa por sí sóla es imperfecta para demostrar FPPO (145) por dos motivos: a) puede haber pacientes que no tienen síntomas con una elevación de la amilasa en el primer día postoperatorio y b) existen fístulas latentes, definidas como las que no tienen elevación de amilasa en los drenajes pero que desarrollan síntomas de FPPOP-CR (140). Pratt (140) refiere que el tamaño pequeño del ducto y la edad avanzada se asocian significativamente a este tipo de fístulas.

Molinari (268) refiere que la amilasa en 1º día > 5000 U/L puede servir como factor predictivo de FPPO en el análisis univariante (RR = 5,66; IC 95% 3,6-8,7; $p < 0,01$, VPP 59% y VPN 98%).

El Nakeeb (273) usa un valor de corte de 4000 U/L en el primer día; un valor inferior excluye la FPPO-CR, pero la S es del 28,1% mientras que la E es alta (97,2%).

Chen (255) utilizan el valor de corte de amilasa ≥ 3600 U/L en el 3º día como el mejor predictor de FPPO-CR (S 77% y E 63%).

Otros autores no encuentran relación entre las concentraciones de amilasa y FPPO-CR (140, 145, 259).

El manejo de las FPPO con los niveles de amilasa de los drenajes no es suficiente, sino que son necesarios los datos clínicos, por lo que se han empleado otros factores para aumentar la predicción (145). En el apartado de sistema de puntuación de riesgo de FPPO comentaremos con más detalles los factores asociados.

Finalmente, la tercera cuestión es si la retirada temprana de los drenajes abdominales puede influir en el desarrollo de la FPPO (274-276). Se piensa que la retirada temprana de los drenajes reduce el riesgo de FPPO (274, 275).

Hay consenso en que la permanencia prolongada de los drenajes intraabdominales puede incrementar el grado de infección del sitio operatorio y por tanto de la FPPO (275), sin embargo, pueden existir fístulas latentes que no se han demostrado en los drenajes y ser precursoras de abscesos intraabdominales, por lo que es mandatorio predecirlas pronto (140). En un estudio prospectivo, Kawai (274) concluyó que la retirada temprana (4° DPO) es un factor independiente en reducir la incidencia de colecciones intraabdominales infectadas después de DPC. Bassi (275) en un EPR refiere que la retirada temprana en el 3° DPO comparando con el 5° DPO es segura en los pacientes de bajo riesgo de FPPO (amilasa ≤ 5000 U/L en 1° DPO) con aumento de las complicaciones si se mantiene más tiempo en este grupo de pacientes.

Han sido publicados varios metaanálisis sobre el uso de drenajes intraabdominales y FPPO.

Van der Wilt (263) refiere que es prematuro concluir que no drenar sistemáticamente conduce a una disminución del riesgo de complicaciones y no se debería abandonar drenar sistemáticamente.

Zhou (277) estudia en su metaanálisis un EPR y siete no EPR. En el estudio de las FPPO no se incluyó el EPR porque no se disponía de los datos de FPPO; en el análisis del resto de estudios concluye que las FPPO-CR son mayores en el grupo de drenaje que en el de sin drenaje (OR = 1,76; IC 95%1,41-1,21; $p < 0{,}001$; $I^2 = 37\%$). Los autores en sus conclusiones refieren que los sesgos en los estudios son muy importantes.

Rondelli (278) en un metaanálisis de 2 EPR y 5 no EPR demuestra que la incidencia de FPPO es menor en el grupo sin drenaje en los estudios no randomizados (p = 0,0004), pero no en los 2 EPR (p = 0,26).

Peng (279) analiza varios aspectos. En relación a si se debe usar drenaje, incluye dos EPR con 316 pacientes, existiendo un riesgo elevado de sesgos. La conclusión es que los estudios tienen una evidencia muy baja para suponer que los drenajes pueden producir complicaciones o mortalidad. La relación que puede tener el uso de drenajes no se estudió porque no existen EPR. Para saber si debemos retirar el drenaje en el postoperatorio temprano se incluyó en el metaanálisis un estudio con 114 pacientes con bajo riesgo de fístula pancreática. También alto riesgo de sesgos. No existieron diferencias en la mortalidad o necesidad de procedimientos invasivos para tratar complicaciones. La estancia hospitalaria y los costes económicos fueron menores en el grupo de retirada temprana. La calidad de la evidencia de los resultados fue baja. Los autores concluyen que no hay evidencia de que drenar la cavidad abdominal se asocie con más complicaciones; además, refieren que la evidencia de que una retirada temprana tenga mejores resultados es muy baja.

1.6.2.1.2.5. Factores relacionados con el hospital

1.6.2.1.2.5.1. Número de intervenciones quirúrgicas al año

Diversos estudios han demostrado una relación entre el volumen de procedimientos quirúrgicos complejos (cardiovasculares, transplante de órganos, neoplasias) por cirujano y centro por año con la disminución de las complicaciones postoperatorias (280). Estos resultados también se han demostrado en centros de alto volumen con duodenopancreatectomías (281, 282). Figueras, en el año 2002, estableció los estándares mínimos que deben cumplir las unidades de cirugía hepatobiliopancreática en nuestro país (128).

Los resultados postoperatorios no sólamente deben valorarse desde el punto de vista del número de intervenciones quirúrgicas por el equipo quirúrgico o del hospital. Podemos distinguir tres componentes de tratamiento de un paciente con un cáncer de páncreas dentro de un equipo multidisciplinar (121, 280): a) estructura: se refiere al equipo quirúrgico (experiencia, habilidades) y recursos hospitalarios (UCI, enfermería especializada, radiología intervencionista, endoscopia); b) proceso: selección y evaluación preoperatoria, consulta preanestésica, intervención quirúrgica y cuidados intraoperatorios, prevención de las complicaciones, reconocimiento temprano y manejo de las complicaciones; y c) resultados: sin complicaciones, complicación temporal, recuperación o persistencia de la complicación y muerte.

Cada uno de los apartados de la estructura puede actuar sobre los del proceso y estos a su vez sobre los resultados. Ghaferi (281) en un estudio entre cinco hospitales no evidenció diferencias entre la mortalidad entre uno y otro centro. Analizando la mortalidad de las complicaciones mayores, variaban entre un 12,5% y un 21,4%, debido a un mejor manejo de las mismas, indicando la importancia de los recursos hospitalarios.

Otro aspecto a considerar es si los resultados están ajustados, es decir, si se valoran la complejidad que puede tener un procedimiento. No es lo mismo realizar un hepatectomía derecha ampliada al segmento I que resecciones atípicas de dos segmentos, o una DPC con resección portal que una resección de la cola del páncreas con preservación de vasos esplénicos por un tumor benigno. Los estudios antiguos se criticaron porque muchas veces no tenían los datos ajustados; aun así, utilizando este criterio, los procedimientos realizados en hospitales de alto volumen tenían unos resultados mejores que los de bajo volumen (283).

Dudley (284) refiere que las tasas de mortalidad varían entre un 14,1% en hospitales de bajo volumen (1-5 resecciones/año) y 3,5% en hospitales de alto volumen (> 50 resecciones /año) ($p < 0,001$).

Gooiker (283), en un metaanálisis de 14 estudios refiere una asociación inversa entre mortalidad quirúrgica y volumen hospitalario (OR = 0,32; IC 95% 0,16-0,64) pero no asociación con el equipo quirúrgico (OR = 0,46; IC 95% 0,17 -1,26).

1.6.2.2. Otras complicaciones específicas de las resecciones pancreáticas

Como hemos comentado antes, las complicaciones mas frecuentes secundarias a una resección pancreáticas son el retraso en el vaciado gástrico, fístula pancreática postoperatoria (FPPO), hemorragia y menos frecuente la fístula biliar (133, 285).

En un intento de tener los mismos criterios, y sobre todo, poder comparar las complicaciones entre los centros hospitalarios, se realizaron conferencias de consenso, como ocurrió con la FPPO (138), para la hemorragia, retraso del vaciamiento gástrico y fístula biliar.

En las siguientes tablas se analizan los criterios aceptados internacionalmente de estas patologías. En todos los casos se realiza una graduación de la severidad de cada complicación, como se hace para las FPPO.

1.6.2.2.1. Tabla 7: Hemorragia postoperatoria (250)

Grado	Momento de aparición, localización, gravedad e impacto clínico del sangrado	Situación clínica	Secuencia diagnóstica	Secuencia terapéutica endoscópica
A	Temprana. Intra o extraluminal. Leve	Bien	Observación, hematología, ECO y si es necesario TAC	No
B	Temprana intra o extraluminal, severa. Tardía, intra o extraluminal, leve*	Con frecuencia bien/intermedia. Muy raramente compromete la vida	Observación, hematología, ECO, arteriografía, TAC, endoscopia**	Transfusión de sangre, UCI, embolización terapéutica, relaparotomía por hemorragia temprana
C	Tardía, intra o extraluminal, grave	Compromete la vida	Arteriografía, TAC, endoscopia**	Localización de sangrado, arteriografía y embolización, endoscopia o** relaparotomía, UCI

* Hemorragia centinela: puede ser leve, pero preludio de una hemorragia grave. Se clasifica como B.
** La endoscopia se debe realizar cuando existan signos de hemorragia digestiva (melenas, hematemesis o sangrado por sonda nasogástrica)

1.6.2.2.2. Tabla 8. Fístula biliar después de cirugía hepatobiliopancreática (286)

Definición	Aumento de la concentración de bilirrubina en el líquido en el 3° día postoperatorio, en el drenaje abdominal o en el líquido intraabdominal evacuado por drenaje bajo control radiológico o relaparotomía, de colecciones intraabdominales o peritonitis biliar. El aumento de la concentración de bilirrubina se define como un aumento de la bilirrubina 3 veces superior a la demostrado en sangre.
A	No precisa cambios, o son mínimos, en manejo postoperatorio.
B	Requiere cambios en el manejo del paciente (pruebas diagnósticas adicionales o procedimientos intervencionistas), pero sin necesidad de relaparotomía. También fístula grado A durante más de una semana
C	Necesidad de laparotomía

1.6.2.2.3. Tabla 9. Retraso en el vaciado gástrico (RVG) (287)

Grado de RVG	Requerimiento de SNG	Incapacidad de tolerar ingesta oral a sólidos (DPO*)	Vómitos/ distensión gástrica	Empleo de procinéticos
A	4-7 días o reinserción > 3 DPO	7	±	±
B	8-14 días o reinserción > 7 DPO	14	+	+
C	> 14 días o reinserción > 14 DPO	21	+	+

DPO: día postoperatorio
*Para excluir causas mecánicas de vaciado gástrico anormal debe confirmarse la integridad de la gastroyeyunostomía o de la duodenoyeyunostomía por endoscopia, o por serie gastrointestinal superior con gastrografin.

1.6.2.2.4. Tabla 10. Parámetros para la gradación del RVG

RVG	Grado A	Grado B	Grado C
Situación clínica	Bien	Con frecuencia bien/ leves molestias	Mal/molestias graves (riesgo global aumentado debido a complicaciones y procedimientos)
Comorbilidades	No	Posiblemente sí (fuga o fístula pancreática, absceso intraabdominal)	Posiblemente sí (fuga o fístula pancreática, absceso intraabdominal)
Tto. específico	Posiblemente sí (fármacos procinéticos)	Sí (fármacos procinéticos, potencial reinserción de SNG)	Sí (fármacos procinéticos, SNG)
Soporte nutricional (enteral o parenteral)	Posiblemente sí (lenta reinstauración de ingesta de sólidos)	Sí (nutrición parenteral parcial)	Sí (nutrición parenteral total enteral a través de SNG, prolongada, ej. > 3 semanas)
Evaluación diagnóstica	No	Posiblemente sí (endoscopia, estudio GI superior con contraste, TAC)	Sí (endoscopia, estudio GI superior con contraste, TAC)
Tto. intervencionista	No	No	Posiblemente sí (ej. drenaje de absceso, relaparotomía por complicación, relaparotomía por RVG)
Prolongación de estancia hospitalaria	Posiblemente sí	Sí	Sí
Retraso de la potencial terapia adyuvante	No	No	Sí

TAC: tomografía computarizada; RVG: retraso del vaciamiento gástrico; GI: gastrointestinal; SNG: sonda nasogástrica.

1.6.3 SISTEMAS DE PUNTUACIÓN PREDICTIVOS O SCORE DE FISTULA PANCREATICA POSTOPERATORIA (SPP-FPPO)

A pesar de haberse desarrollado sistemas de puntuación (SP) para la predicción de complicaciones postoperatorias después de DPC (144), es interesante disponer de herramientas específicas para la fístula pancreática postoperatoria (FPPO).

La clasificación de una FPPO es importante para poder comparar los resultados entre centros pero, al ser un proceso retrospectivo, no sirve para saber qué pacientes tendrán mayor riesgo de desarrollar fístulas clínicamente relevantes (FPPO-CR) -grado B ó C- hasta que no finaliza el periodo postoperatorio (272).

Los pacientes que desarrollan estas complicaciones requieren más recursos humanos, los hospitales deben contar con medios más especializados y económicamente supone un coste mayor. Daskalaki (135) demostró, en un estudio italiano con 755 pacientes, que los costes aumentaban en los pacientes que sufrían FPPO respecto a los pacientes que no las desarrollaban en un 20,5%, 16,5% y 51,5% para los grados A, B y C de FPPO respectivamente.

Desde el punto de vista clínico, los SPP-FPPO pueden cambiar nuestra forma de manejo perioperatorio (182). Las opciones en los pacientes de alto riesgo incluyen: a) preoperatoriamente, la administración de inhibidores de la secrección pancreática como somatostatina (215); b) intraoperatoriamente, se pueden elegir entre distintos tipos de anastomosis como invaginación (112) o pancreatogastrostomía (233), tutores transanastomóticos internos o externos (244), uso de más drenajes intraabdominales que los habitualmente utilizados, o incluso, completar una pancreatectomía total (186), y c) postoperatoriamente, haciendo un tratamiento más agresivo desde el punto de vista nutricional, retraso en el inicio de la alimentación oral, retirada de los drenajes abdominales cuando el valor de la amilasa o el débito del drenaje hayan disminuido, y en el TAC no se demuestren colecciones intraabdominales en los pacientes con alto riesgo de desarrollar FPPO.

Como hemos comentado, los SP deben permitir no sólo identificar los pacientes que tendrán complicaciones, sino disponer de sistemas de puntuación predictivos de FPPO (SPP-FPPO), o mejor aún, de predicción de FPPO-CR (SPP-FPPO-CR).

Casadei (182) elabora un SPP-FPPO en 208 pacientes (125 DPC y 83 PCC) con las variables de páncreas blando (textura pancreática): IMC, diagnóstico distinto de pancreatitis crónica o adenocarcinoma y tamaño del conducto de Wirsung (CW) ≤ 3 mm. Cada factor recibe una puntuación determinada: IMC < 24 kg/m^2 = 0 puntos, IMC > 24kg/m^2 = 2 puntos; tumores duodenales, ampulares, quísticos o neuroendocrinos = 3 puntos; cáncer de páncreas o pancreatitis crónica = 0 puntos, tamaño del CW ≤ 3 mm = 4 puntos, tamaño de CW > 3 mm = 0 puntos. Utilizando análisis ROC se estableció como punto de corte un score de 6. Cuando el Score era ≥ 6 se pudieron predecir el 78,7% de las FPPO y el 81,0% de las FPPO-CR.

Chen (255) estudia en 921 pacientes, mediante análisis univariante, los factores que desarrollan FPPO-CR respecto a los que tienen FPPO-A, o que no tienen fístula. Se seleccionan cuatro factores en el análisis multivariante: IMC, textura pancreática, diferencia entre pérdida sanguínea y transfusión operatoria y diámetro del ducto principal. Realiza un SPP-FPPO con las siguientes puntuaciones: IMC < 28 = 0 puntos, IMC ≥ 28 = 1 punto, textura pancreática firme = 0 puntos, textura pancreática blanda = 1 punto, diferencia entre la pérdida de sangre y la transfusión en la operación < 800 ml = 0 puntos, diferencia de pérdida sanguínea y transfusión ≥ 800 ml = 1 punto; por último, para los diámetros del CW las puntuaciones son las siguientes: ≥ 5 mm = 0 puntos, 3-5 mm = 1 punto, 2-3 mm = 2 puntos y < 2 mm = 3 puntos. El SPP-FPPO tiene un valor que oscila entre 0-6 puntos y el punto de corte entre alto y bajo riesgo fue de 3 puntos. Usando curvas ROC, el AUC fue del 0,812. Por otro lado, analizan los niveles de amilasa en los pacientes de alto y bajo riesgo. Para el grupo de bajo riesgo, un nivel de amilasa ≥ 3600 U/L en el día 3º postoperatorio fue predictor de FPPO-CR (S y E del 75% y 85% respectivamente). En el grupo de alto riesgo el valor de amilasa ≥ 1600 U/L en el 3º día postoperatorio fue el mejor punto de corte para la predicción de FPPO-CR (S y E del 77% y 63% respectivamente).

Kosaka (270) analiza, en 100 pacientes consecutivos sometidos a DPC con tutores transanastomóticos externos, los factores relevantes de FPPO-CR. Se utiliza el análisis univariante en el grupo de FPPO-CR en comparación con los pacientes que no presentaron FPPO, o FPPO-A, en el 4º DPO. En tres variables (leucocitos, proteina C Reactiva (PCR) y amilasa) en el 4º DPO se calcularon los puntos de corte mediante curvas ROC. Estos factores demostraron tener moderada o alta habilidad para el diagnóstico de FPPO-CR. Por análisis de regresión logística utilizan la fórmula 1/[1 + exp { –(2,033 x leucocitos + 3,269 · PCR + 2,698 · amilasa drenaje – 4,122)}] para calcular la probabilidad (P) de presentar FPPO. Al utilizar la fórmula, los valores continuos de cada variable se sustituyen por variables binarias de 1 ó 0 dependiendo de valor de punto de corte. p > 0,5 indica una alta probabilidad de tener FPPO-CR y si es menor, baja probabilidad. Este SPP-FPPO se puede usar para manejar el drenaje abdominal. La S, E, VPP, VPN y seguridad del test fue de 84,4%, 95,6%, 90,0%, 92,9% y 92 % respectivamente. Por último proponen un algoritmo de manejo del drenaje abdominal dependiendo de si existen un mínimo de dos variables con valores mayores del punto de corte. Si es positivo, se clasifica como FPPO-CR y se mantiene el drenaje; si es negativo, se clasifica como FPPO 0/A y se retira el drenaje.

Roberts (181) analiza los factores de riesgo preoperatorios de FPPO en 325 pacientes. En el análisis multivariante el IMC y diámetro del ducto principal (DDP), por TAC, fueron factores independientes de FPPO. Construyen un SPP-FPPO de riesgo mediante la siguiente fórmula matemática: exp(–3,206 + 0,107[IMC] –0,404[DDP] / 1 + exp(–3,206 + 0,107[IMC] –0,404[DDP]. Por curva ROC el área bajo la curva fue de 0,832 en el modelo de creación del SPP-FPPO y de 0.751 en el modelo de validación (p = 0,241). Existe una correlación entre el valor de este SPP-FPPO y la tasa de FPPO; para valores de SPP-FPPO del 50% la tasa de FPPO se acerca al 50%. Analizando la relación del DDP, IMC y tasa de FPPO, se evidencia que diámetros muy pequeños (2 mm) con IMC altos (35 kg/m^2) presentan un riesgo de FPPO cercano al 55%. Este sistema no puede distinguir las FPPO-CR de resto.

Ansorge (288) utiliza el valor de la amilasa en los drenajes, la amilasa plasmática y la PCR para construir un SPP-FPPO-CR. Combinando los tres factores en el 1º, 2º y 3º DPO y unos puntos de corte determinados por curvas ROC, proponen cuatro modelos; el más exacto es la amilasa en drenaje en el 1º DPO (1322 U/L; odss ratio = 6,61 (IC 95% 2,48 a 17,67), amilasa en drenajes el 2º DPO (314 U/L; odss ratio = 6,21 (IC 95% 2,10 a 18,41) y la PCR en el 3º DPO (202 mg/l, odss ratio = 6,29 (IC 95% 2,47 a 15,98). Con estas variables el sistema de puntuación tiene un VPP del 79,4%, VPN del 92,0% y una fiabilidad del 90,3%.

Hiyoshi (269) analiza a 176 pacientes. Tienen riesgo de FPPO-CR si los niveles de amilasa son ≥ 750UI/L, PCR ≥ 20 mg/dl y temperatura ≥ 37,5ºC en el 3º DPO. La S, E y precisión del test fue de 84,6%, 98,2% y 95,7% respectivamente. Se puede retirar el drenaje si no cumplen estos criterios en el 3º DPO.

Callery (174) realiza un SPP-FPPO con los siguientes parámetros: a) textura páncreas (firme y blando), b) patología (pancreatitis o adenocarcinoma de páncreas, ampuloma, tumores duodenales, lesiones quísticas o tumores neuroendocrinos), c) diámetro del conducto de Wirsung en mm (≥ 5, 4, 3, 2 y ≤ 1), y d) pérdida de sangre intraoperatoria en ml (≤ 400, 401-700, 701-1000 y > 1000 ml). Se asignan puntuaciones para cada parámetro o grupo de parámetros que varía de 0 a 3 dependiendo del peso que tengan, con un total de 10 puntos. Se categorizan los pacientes en riesgo insignificante (0 puntos), bajo riesgo (1-2 puntos), riesgo intermedio (3-6 puntos) y alto riesgo (7-10 puntos). El SPP-FPPO se correlaciona fuertemente con el desarrollo de FPPO porque los pacientes con puntuaciones de 0 puntos no desarrollan FPPO, mientras que los que tienen 9 o 10 puntos la desarrollan en el 100% de los casos. El VVP y VPN fue de 87,5% y 89,7% respectivamente en los pacientes de alto riesgo. En los pacientes para un grupo de bajo riesgo, el VPP y VPN es del 23,6% y 96,2% respectivamente. En los pacientes que tienen como mínimo 7 puntos el riesgo de desarrollo de FPPO-CR es del 88%, mientras que si tienen menos de 7 puntos es del 10%. Las fístulas grado C no se pueden discriminar con este SPP-FPPO porque se distribuyen entre los grados intermedio y alto. En resumen, cuando un pacientes tiene un índice de 0 es muy infrecuente que presenten fístulas, o son grado A; entre 1y 2 la probabilidad de FPPO es del 14% (32% FPPO-CR), cuando el índice es de 3-6, el 25% presentarán FPPO (71% FPPO-CR) y finalmente, si es de 7-10 puntos, la incidencia de FPPO es del 70-100% (FPPO-CR del 85%).

Kirihara (179) utiliza parámetros radiológicos para la elaboración de SPP-FPPO: volumen del remanente pancreático (VRP), área de músculo esquelético (AME) e índice entre área de tejido graso subcutáneo y tejido graso visceral (ATGS/ATGV). Por análisis multivariante identifican como factores independientes de FPPO al VRP (p = 0,0012), ATGV (p = 0,0003) y AME (p = 0,0006). Un VPR alto se asocia con páncreas blando y diámetro pequeño. En el análisis estadístico, son interesantes los resultados para predecir FPPO-CR; la asociación de los parámetros radiológicos tienen un indice de concordancia (IC) mayor que otros parámetros clásicos (IMC, tamaño del ducto < 3 mm y páncreas blando), que no son estadísticamente significativos en el análisis multivariante. El IC de la asociación de ATGV + AME = 0,959, VRP + AME = 0,936 y VRP + ATGV = 0,926; sin embargo, los índices de concordancia son más bajos cuando se asocian IMC + diámetro del ducto < 3 mm = 0,748, IMC + páncreas blando = 0,740 y diámetro del ducto < 3 mm + páncreas blando = 0,688.

Noji (258) utiliza tres factores en el 3° DPO: amilasa en el drenaje ≥ 3000 U/L, temperatura ≥ 38°C y recuento de leucocitos ≥ 9700 U/L. Los pacientes con diámetro del CW ≤ 3 mm tienen un factor de riesgo de FPPO y complicaciones infecciosas. Utilizan el valor de la amilasa en el 3° DPO porque por curvas ROC no hay diferencias entre el 1° y 3° DPO. Cuando se utilizan los tres parámetros, los valores para S, E, precisión, VPP y VPN son 21,9%, 96,2%, 55,2%, 87,5% y 50% respectivamente. Estos datos son mejores que cuando se utilizan sólamente los leucocitos y la temperatura.

Yamamoto (190) en un estudio con 387 pacientes proponen un SPP-FPPO (0-7 puntos) que está formado por las siguientes variables: índice del ducto pancreático principal: < 0,25 mm (2 puntos), ≥ 0,25 mm (0 puntos); afectación de la vena porta: (0 puntos), no afectada (2 puntos); diagnóstico: cáncer de páncreas (0 puntos), no cáncer pancreático (1 punto); sexo: varones (1 punto), mujeres (0 puntos); grosor de la grasa abdominal medida por TAC (289): > 65 mm (1 punto), ≤ 65 mm (0 puntos). El sistema es predictivo para FPPO-CR en un 83% (AUC = 0.834). Las FPPO-CR, dependiendo de la puntuación del SPP-FPPO, varían entre el 10% para 2 puntos y 78% con 7 puntos.

Gaujoux (167) analiza en su SPP-FPPO las características del páncreas sobre 100 pacientes. Estudiando varios factores que son estadísticamente significativos en el análisis univariante, sólamente tres se utilizaron para el SPP-FPPO por el análisis multivariante: índice de masa corporal (IMC) ≥ 25 kg/m^2, ausencia de fibrosis e infiltración grasa (páncreas graso), los dos últimos mediante estudio histológico. Dependiendo del número de factores utilizados, la incidencia de FPPO es del 7%, 15%, 34%, y 78% cuando no existe ninguno o existe uno, dos o tres factores. En los 31 pacientes con FPPO, la ausencia de fibrosis ocurrió en el 87%, IMC > 25 en 71% y páncreas graso en 61%. Este

SPP-FPPO también sirve para FPPO-CR: valores del SPP-FPPO de 0, 1, 2 y 3 tuvieron FPPO-CR en 0%, 9%, 27% y 81% respectivamente, con un área bajo la curva (AUC) de 0,82. La distribución de factores de riesgo en los pacientes con FPPO-CR fueron: la ausencia de fibrosis ocurrió en el 92%, IMC > 25 en el 79% y páncreas graso en el 67%.

Wellner (185) realiza un sistema de puntuación con 63 pacientes en dos años, que después validan en una serie de 279 pacientes. Para la elaboración del SPP-FPPO se incluyen variables fácilmente aplicables en el preoperatorio, asignando una puntuación negativa si es protectora para la FPPO, o positiva, si predispone al desarrollo de la FPPO. Al final se estratifican en riesgo bajo (suma de -3 ó -2 puntos), riesgo intermedio (suma de -1 ó 0 puntos) y riesgo alto (suma de 1 ó 2 puntos). Las variables incluidas -con sus puntuación entre paréntesis- son: edad mayor de 66 años (+1), diagnóstico preoperatorio que no incluya pancreatitis crónica o cáncer de páncreas (+1), tabaquismo (-1), pérdida de peso (-1) e historia de pancreatitis aguda (-1). El SPP-FPPO puede distinguir significativamente entre un grupo de bajo riesgo, que no desarrollan FPPO, riesgo medio (27% FPPO) y un riesgo elevado (61% FPPO). Cuando se analizan las FPPO-CR, si el SPP-FPPO es de bajo, medio y alto riesgo la tasas son del 6,8%, 13,8% y 38,5% respectivamente.

Kawai (272) utiliza los parámetros de albúmina sérica ≤ 3,0 g/dl y leucocitos > 9800 mm^{-3} en el 4º DPO, con criterios diagnósticos de FPPO según la ISGPF, para evaluar las FPPO-CR. La S, E, precisión, VPP y VPN cuando se combinaban los dos factores fue del 87%, 85%, 86%, 64% y 96% respectivamente.

Molinari (268) propone identificar en el primer día postoperatorio los factores de riesgo de FPPO. Realiza un estudio prospectivo en 137 pacientes con resecciones de la cabeza pancreática y cuerpo-cola; las reconstrucciones se hacen con PY o PG. Analizan las amilasas entre el 1º y quinto DPO. La media de los niveles de amilasa en los drenajes decrece desde el 1º al 5º DPO tanto en los pacientes sin FPPO como en los que la desarrollan. En el análisis univariante el valor de la amilasa en el 1º DPO es significativamente mayor en los pacientes con FPPO que en los que no la desarrollan, independientemente del tipo de intervención, textura del páncreas y diámetro del conducto pancreático; en las PG no se ha demostrado esta diferencia. En DPC se registraron un

19,7% de FPPO; con el análisis de amilasa (punto de corte 500U/L) en el 1° DPO, la S, E, VPP y VPN fue de 86,7%, 87,3%, 48% y 97% respectivamente.

Autor	Factores de riesgo seleccionados
Casadei 2015	IMC, diagnóstico, DDP.
Cheng 2015	IMC, textura páncreas (blando o firme), diferencia entre pérdida sanguínea y transfusión (ml) y DDP
Kosaka 2014	Leucocitos, PCR y amilasa en el 4° DPO
Roberts 2014	IMC y DDP medido por TAC
Ansorge 2014	Amilasa en drenaje en el 1° y 2° DDP y PCR
Hiyoshi 2013	Amilasa del drenaje, PCR y temperatura el 3° DPO
Callery 2013	Textura pancreática, diagnóstico, DDP y pérdida sanguínea
Kirihara 2013	Radiológicos: VRP, AME, ATGS/ATGV
Noji 2012	Amilasa del drenaje, temperatura y leucocitos
Yamamoto 2011	Índice CW, afectación vena porta, sexo, grasa intraabdominal, diagnóstico (cáncer pancreas/otros)
Gaujoux 2010	IMC, fibrosis pancreática y ausencia de infiltración grasa por histopatología
Wellner 2010	Edad, diagnóstico (cáncer de pancreas/ pancreatitis o no), tabaquismo, pérdida de peso, historia de pancreatitis
Kawai 2009	Albúmina y leucocitos en 4° DPO
Molinari 2007	Amilasa en el primer día postoperatorio

Tabla 11. Sistemas de puntuación predictivos de FPPO (SPP-FPPO). DDP: diámetro del ducto principal. DPO: día postoperatorio. IMC: índice de masa corporal. PCR: proteína C reactiva. VPR: volumen del remanente pancreático. AME: área de músculo esquelético. ATGS/ATGV: índice entre área de tejido graso subcutáneo y tejido graso visceral. CW: conducto de Wirsung.

En los pacientes sometidos a pancreatectomía distal, el 33% desarrollaron FPPO; con niveles de amilasa ≥ 5000U/L el 1°DPO los resultados para S, E, VPP y VPN fueron de 100%, 83%, 75% y 100% respectivamente. En este estudio, los pacientes que en el 1° DPO tienen amilasa ≥ 5000 U/L y el 5° DPO amilasa ≥ 200 U/L desarrollan mayor número de complicaciones, con S =100%, E = 87%, VPP = 72% y VPN = 100%. En resumen, en el 1º DPO se puede identificar pacientes con riesgo de FPPO cuando la amilasa en los drenajes es ≥ 5000 U/L pero no se pueden diferenciar de FPPO-CR.

2. Planteamiento y objetivos

Después de analizar los sistemas de clasificación, y factores de riesgo de la fístula pancreática postoperatoria (FPPO) necesitamos clasificar a los pacientes que desarrollarán esta complicación.

Partiendo de una base de datos recogida de forma prospectiva en una Unidad de Cirugía Hepatobiliopancreática planteamos la siguiente hipótesis de trabajo (H0):

H0: con las variables recogidos en una base de datos prospectiva, se puede crear un sistema de puntuación de riesgo de fístula pancreática postoperatoria que permita clasificar y predecir esta complicación en un paciente.

3. Material y método

3.1. PERIODO DEL ESTUDIO

El periodo de estudio se ha extendido, desde 1 de abril de 2008 hasta el 31de diciembre de 2013.

3.2. CRITERIOS DE VALORACIÓN

3.2.1. Muestra de población accesible

Pacientes con patología pancreática benigna o maligna, que tras ser valorados en el Comité de Patología Hepatobiliopancreática del Complejo Universitario Insular Materno Infantil de Gran Canaria (CHUIMI), son intervenidos quirúrgicamente por la Unidad de Cirugía hepatobiliopanceática del Servicio de Cirugía General y del Aparato Digestivo del CHUIMI.

3.2.2. Criterios de inclusión

Pacientes a los que en la intervención quirúrgica se haya realizado al menos una resección pancreática, con o sin anastomosis al tubo digestivo; esto incluye inicialmente:

a) Resección de la cabeza pancreática:

- Operación de Whipple clásica (DPC).
- Duodenopancreatectomía cefálica con preservación pilórica (DPC-PP).
- Operación de Nakao.

b) Resecciones del cuerpo y cola pancreáticos.

- Pancreatectomía corporocaudal con/sin esplenectomía (PCC-E)/ PCC.
- Operación de Appleby modificada.

3.2.3. Criterios de exclusión

Pacientes que no hayan cumplido el criterio de inclusión o no se haya podido completar el protocolo prospectivo de recogida de datos.

3.3. METODOLOGÍA DE TRABAJO

A todos los pacientes se les ha aplicado un protocolo de recogida de datos prospectivo. Los datos recogidos los podemos clasificar en:

3.3.1. Datos preoperatorios

3.3.1.1. Historia clínica y anamnesis:

*Inicio de la enfermedad, sintomatología, etc.

*Antecedentes familiares de patología pancreática.

3.3.1.2. Antecedentes personales:

*Generales, enfermedades asociadas, hábitos (tabaquismo, enolismo, etc).

*Clasificación del Riesgo Anestésico: ASA (290).

3.3.1.3. Datos analíticos en el momento del diagnóstico

*Hemograma completo y coagulación.

*Bioquímica completa.

*Marcadores tumorales: CEA y CA 19.9.

3.3.1.4. Procedimientos diagnósticos preoperatorios no invasivos: se valora tamaño de las lesiones, afectación de otros órganos, resecabilidad, etc.

*Pruebas de imagen: Ecografía, TAC, RMN, etc.

3.3.1.5. Procedimientos diagnósticos-terapéuticos invasivos:

- Ecoendoscopia con o sin PAAF de la lesión.
- CPRE: este procedimiento es llevado a cabo por el Servicio de Digestivo del HUIGC. En este caso se valora la realización del procedimiento, resultados y complicaciones.
- CTPH: Este procedimiento es llevado a cabo por la Unidad de Radiología Vascular Intervencionista del HUIGC. En este caso se valora la realización del procedimiento, resultados y complicaciones.

3.3.2. Datos intraoperatorios

3.3.2.1. Intervención realizada. Técnica quirúrgica estandarizada. Tipos de intervención realizados y definiciones utilizadas.

3.3.2.1.1. Hallazgos: describir hallazgos, tamaño del tumor, infiltración, etc.

3.3.2.1.2. Técnica quirúrgica:

3.3.2.1.2.1. General

- Citológía y lavado peritoneal.
- Kocherización.

- Biopsia ganglios 16.
- Cultivo de bilis.

3.3.2.1.2.2. Tipo de abordaje

- Abordaje posterior:
  - Identificación de AMS. Referencia con Vessel-loop.
  - Ligadura precoz de APDI.
  - Maniobra de Hanging.
  - Identificación de VMS/porta.
- Abordaje anterior
  - Identificación de VMS/porta

3.3.2.1.2.3. Linfadenectomía-resección vascular:

- Ligamento hepatoduodenal
  - Colecistectomía en bloque con VBP y linfadenectomía del ligamento hepatoduodenal.
  - Identificación de AHP y sus ramas.
  - Ligadura de las arterias pilóricas y AGD.
- Resección vascular
  - Tipo de infiltración.
  - Nivel de la infiltración.
  - Tipo de resección
  - Sutura empleada.
  - Tiempo de clampaje

3.3.2.1.2.4. Tipo de pancreatectomía:

- DPC tipo Whipple.
- DPC-PP.
- Operación de Nakao (resección de cabeza pancreática y 2ª porción duodenal).
- Pancreatectomía corporo-caudal con/sin esplenectomía.

- Operación de Appleby modificada.

3.3.2.1.2.5. Reconstrucción del tránsito:

- Child: DPC clásica y DPC con preservación pilórica.
- Operación de Nakao: reconstrucción tipo Nakao, tipo Fernández-Cruz, tipo Hospital Insular (pancreatogastrostomía, hepatoyeyunostomía y duodenoduodenostomía)

3.3.2.1.3. Tabla 12. Criterios de ISGPS

Tipo de Wirsung	Tamaño del conducto	Anastomosis	
I	< 3 mm	I	PY
II	3-8 mm	II	PG
III	> 8 mm	III	Otro
		Tipo de anastomosis	
Tipo de páncreas		A	Ducto mucosa
A	Blando o normal	B	Invaginación
B	Fibrótico	**Estent anastomótico**	
		S1	Sin estent
Movilización del páncreas		S2	Estent interno
PM1	< 1cm	S3	Estent externo
PM2	1-2 cm		
PM3	> 2 cm		

3.3.2.1.3.1. Páncreas

- Clasificación según Criterios ISGPS
- Tipo de Sutura

3.3.2.1.3.2. Biliar

- Clasificación de estent según criterios ISGPS.

3.3.2.1.4. Gastroyeyunostomía y anastomosis de Braun a pie de asa

3.3.2.1.5. Hemostasia final con Floseal+Tachosil

3.3.2.1.6. Drenajes:

- Jackson-Pratt derecho posterior.
- Jackson-Pratt izquierdo anterior.

3.3.2.2 Pérdida sanguínea: se mide el suero del aspirador y se pesan las compresas húmedas que han entrado en cavidad. El suero de lavado que ha entrado en cavidad peritoneal es el resultado de la resta entre el suero que se ha utilizado y lo que queda en los recipientes de la mesa quirúrgica. Las compresas secas tiene un peso de 23 g cada una. El sangrado total se calcula mediante la siguiente fórmula: sangrado total = (líquido del aspirador + peso compresas húmedas) - (suero de lavado en cavidad abdominal + número de compresas pesadas x 23 g). Todo ello se introduce en una hoja de cálculo realizada "ad hoc" para la cirugía HBP en el programa Excel de Windows.

3.3.2.3. Datos intraoperatorios de transfusión, tensión arterial media mas baja, frecuencia cardiaca mas baja.

3.3.3. Datos postoperatorios

3.3.3.1. Seguimiento postoperatorio

- Evaluación clínica.
- Analíticas de sangre diarias (hemograma, bioquímica completa, procalcitonina, gasometría venosa, lactato).
- Analíticas de drenajes abdominales (3, 5, 7, 9...) días postoperatorio amilasa, glucosa, proteínas, células, bilirrubina.
- Cultivo del drenaje al 7º DPO, si persiste.

3.3.3.2. Definición de las complicaciones: complicaciones específicas de cirugía pancreática.

3.3.3.2.1. Tabla 13. Definición de Fístula pancreática postoperatoria (FPPO): criterios de clasificación por grados la fístula pancreática postoperatoria según el International Study Group on Pancreatic Fistula (138).

Criterios	No fístula	A	B	C
Amilasa en drenaje (a partir del 3° DPO)	< 3 veces la amilasa sérica normal	> 3 veces la amilasa sérica normal	> 3 veces la amilasa sérica normal	> 3 veces la amilasa sérica normal
Situación clínica	Bien	Bien	Con frecuencia bien	Mal/grave
Tto específico	No	No	Sí	Sí
ECO/CT (si obtenido)	Negativo	Negativo	Negativo	Positivo
Drenaje persistente (> 3 semanas)	No	No	Normalmente sí	Sí
Signos de infección*	No	No	Sí	Sí
Reingreso†	No	No	Sí	Sí/ no
Sepsis	No	No	No	Sí
Reoperación	No	No	No	Sí
Muerte 2ª a fístula	No	No	No	Sí

* Los signos de infección incluyen: fiebre mayor de 38°C, leucocitosis, eritema localizado, induración o drenaje purulento.

† Cualquier reingreso en el hospital dentro de los 30 días después del alta desde la intervención quirúrgica inicial.

3.3.3.2.2. Tabla 14. Definición de fístula biliar (283)

Definición	Aumento de la concentración de bilirrubina en el líquido en el 3° día postoperatorio, en el drenaje abdominal o en el líquido intraabdominal evacuado por drenaje bajo control radiológico o relaparotomía, de colecciones intraabdominales o peritonitis biliar. El aumento de la concentración de bilirrubina se define como un aumento de la bilirrubina 3 veces superior a la demostrado en sangre.
A	No precisa cambios, o son mínimos, en manejo postoperatorio.
B	Requiere cambios en el manejo del paciente (pruebas diagnósticas adicionales o procedimientos intervencionistas) pero sin necesidad de relaparotomía. También fístula grado A durante más de una semana
C	Necesidad de laparotomía

3.3.3.2.2. Tabla 15. Definición de retraso del vaciado gástrico (RVG) (287)

Grado de RVG	Requerimiento de SNG	Incapacidad de tolerar ingesta oral a sólidos (DPO)	Vómitos/ distensión gástrica	Empleo de procinéticos
A	4-7 días o reinserción > 3 DPO	7	±	±
B	8-14 días o reinserción > 7 DPO	14	+	+
C	> 14 días o reinserción > 14 DPO	21	+	+

RVG: Retraso del vaciamiento gástrico; SNG: sonda nasogástrica; DPO: día postoperatorio. Para excluir causas mecánicas de vaciado gástrico anormal, debe confirmarse la integridad de la gastroyeyunostomía o de la duodenoyeyunostomía por endoscopia o por serie gastrointestinal superior con gastrografin.

3.3.3.2.2.1. Tabla 16. Parámetros para la gradación del RVG

RVG	Grado A	Grado B	Grado C
Situación clínica	Bien	Con frecuencia bien/leves molestias	Mal/molestias graves (riesgo global aumentado debido a complicaciones y procedimientos)
Comorbilidades	No	Posiblemente sí (fuga o fístula pancreática, absceso intraabdominal)	Posiblemente sí (fuga o fístula pancreática, absceso intraabdominal)
Tto. específico	Posiblemente sí (fármacos procinéticos)	Sí (fármacos procinéticos, potencial reinserción de SNG)	Sí (fármacos procinéticos, SNG)
Soporte nutricional (enteral o parenteral)	Posiblemente sí (lenta reinstauración de ingesta de sólidos)	Sí (nutrición parenteral parcial)	Sí (nutrición parenteral total enteral a través de SNG, prolongada, ej. > 3 semanas)
Evaluación diagnóstica	No	Posiblemente sí (endoscopia, estudio GI superior con contraste, TAC)	Sí (endoscopia, estudio GI superior con contraste, TAC)
Tto. intervencionista	No	No	Posiblemente sí (ej. drenaje de absceso, relaparotomía por complicación, relaparotomía por RVG)
Prolongación de estancia hospitalaria	Posiblemente sí	Sí	Sí
Retraso de la potencial terapia adyuvante	No	No	Sí

TAC: tomografía computarizada; RVG: retraso del vaciamiento gástrico; GI: gastrointestinal; SNG: sonda nasogástrica.

3.3.3.2.3. Tabla 17. Clasificación de las complicaciones quirúrgicas según la clasificación de Dindo y Clavien (116)

Grado	Definición
I	Cualquier desviación del curso postoperatorio normal sin la necesidad de tratamiento farmacológico, quirúrgico, endoscópico o intervenciones radiológicas. Sí se permite tratamientos como antieméticos, antipiréticos, analgésicos, diuréticos, electrolitos y fisioterapia. Este grado también incluye infecciones de herida.
II	Necesidad de tratamiento farmacológico con fármacos distintos de los permitidos para complicaciones de grado I. También se incluyen transfusión de sangre y nutrición parenteral total*.
III	Necesidad de intervención quirúrgica, endoscópica o radiológica.
IIIa	Intervención sin anestesia general
IIIb	Intervención bajo anestesia general
IV	Complicaciones que implican un riesgo vital para el paciente (incluyen complicaciones del Sistema Nervioso Central†) y requieren manejo en una Unidad de Cuidados Intermedios o Intensivos.
IVa	Disfunción de un órgano (incluida diálisis).
IVb	Disfunción multiorgánica
V	Muerte
Sufijo "d"	Si el paciente sufre una complicación en el momento del alta, se añade el sufijo "d" (por discapacidad) al grado de la complicación (se incluye la resección del remanente pancreático). Este sufijo indica la necesidad de un seguimiento para evaluar de forma completa la complicación.

* Respecto al RVG: La colocación de una vía central para NPT o sonda nasoyeyunal por endoscopia en una complicación grado IIIa. Sin embargo, si la vía central o la sonda nasoyeyunal se han colocado durante la cirugía, entonces la NPT o nutrición enteral es una complicación grado II.
* † Hemorragia cerebral, accidente cerebrovascular isquémico, hemorragia subaracnoidea, excluyendo ataques isquémicos transitorios.
* Todas las complicaciones se han clasificado con los criterios de Clavien Dindo.

3.3.3.2.4. Tabla 18. Clasificación de la hemorragia postoperatoria (250)

Grado	Momento de aparición, localización, gravedad e impacto clínico del sangrado	Situación clínica	Secuencia diagnóstica	Secuencia terapéutica endoscópica
A	Temprana. Intra o extraluminal. Leve	Bien	Observación, hematología, ECO y si es necesario TAC	No
B	Temprana intra o extraluminal, severa. Tardía, intra o extraluminal, leve*	Con frecuencia bien/intermedia Muy raramente compromete la vida	Observación, hematología, ECO, arteriografía, TAC, endoscopia**	Transfusión de sangre, UCI, embolización terapéutica, relaparotomía por hemorragia temprana
C	Tardía, intra o extraluminal, grave	Compromete la vida	Arteriografía, TAC, endoscopia**	Localización de sangrado, arteriografía y embolización, endoscopia o** relaparotomía, UCI

* Hemorragia centinela: puede ser leve, pero preludio de una hemorragia grave. Se clasifica como B.
** La endoscopia se debe realizar cuando existan signos de hemorragia digestiva (melenas, hematemesis o sangrado por sonda nasogástrica

3.3.4. Análisis estadístico

El estudio estadístico se ha llevado en tres fases:

3.3.4.1. Estadística descriptiva (291)

Se ha evaluado cada una de las variables definidas, sus medidas centrales y de dispersión, así como el estudio de normalidad de la distribución.

3.3.4.2. Estadística inferencial (292)

- Comparación de dos variables normales:
    a) Test de Student: si las varianzas son comparables.
    b) Test de Welch: con varianzas distintas.

- Comparación de dos variables de distribución no normal (293):
    a) Test no paramétricos de los rangos de Wilcoxon.

- Comparación de varias variables normales:
    a) Análisis de la varianza.

- Comparación de varias variables no normales:
    a) Test no paramétrico de Kruskall-Wallis.

- Comparación de Proporciones:
    a) Muestras independientes: prueba del Chi cuadrado.

- Estudio de las comparaciones múltiples:
    a) Método de LSD.

- Nivel de significación:
    a) Mínimo: $p < 0,05$.

- Estudio de los puntos de corte de las variables.
    a) Curvas ROC (Receiver Object Curve).

3.3.4.3 Estudio multivariable (294):

- Estudio de regresión logística (295).

3.3.5. Tratamiento informático

El almacenamiento de los datos y estudio estadístico se ha realizado en el paquete estadístico IBM SPSS Statistics Basic 19, que permite realizar todo el estudio estadístico y los gráficos. La escritura se ha hecho en el procesador de textos Pages 09 (Apple Inc).

Para la elaboración de la bibliografía se ha utilizado el programa Endnote X7 para Apple, tomando las referencias bibliográficas de Pubmed.

4. Resultados

4.1. DESCRIPTIVOS GENERALES DE LA MUESTRA DE ESTUDIO

4.1.1. Edad

4.1.1.1. Tabla 19. Edad.

N	Mínimo	Máximo	Media	Error Estandar	Desviación Estandar	Moda
111	17	84	62,1712	1,24223	13,08773	67

4.1.1.2. Figura 15. Edad: representación de la media de edad con desviación estandar. Se señalan dos casos "outliers"; en dos pacientes de 17 y 29 años.

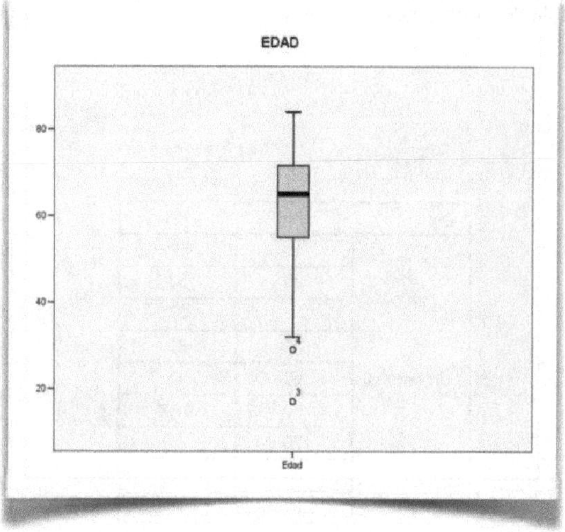

4.1.1.3. Figura 16. Gráfico stem & leaf de la edad.

```
Edad Stem-and-Leaf Plot

 Frequency    Stem &  Leaf

     2,00 Extremes    (=<29)
     1,00        3 .  2
     4,00        3 .  5689
     4,00        4 .  0224
     8,00        4 .  55566799
     8,00        5 .  00001144
    14,00        5 .  55666778888899
    11,00        6 .  00000123444
    25,00        6 .  5555567777777778888899999
    14,00        7 .  00011122233334
    13,00        7 .  5566666777777
     7,00        8 .  0011234

 Stem width:      10,00
 Each leaf:        1 case(s)
```

4.1.1.4. Tabla 20. Percentiles de la edad.

EDAD		
Percentiles	10	44,2
	20	50
	30	57
	40	60
	50	65
	60	67,2
	70	70
	80	73
	90	77

4.1.2. Sexo

4.1.2.1. Figura 17. Distribución por sexos.

Aunque existe una mayoría de hombres no existe significación estadística.

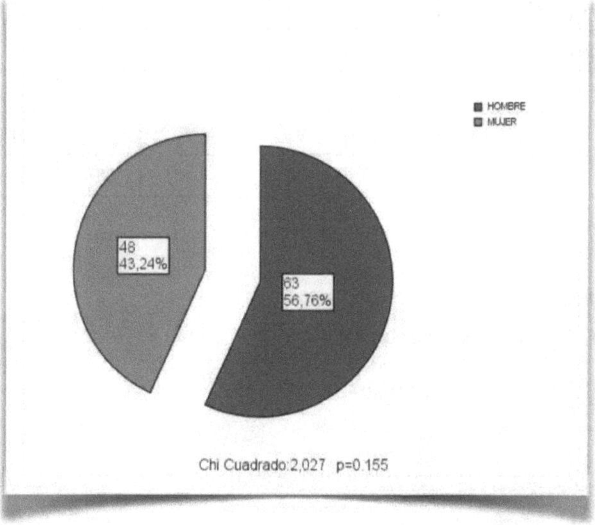

4.1.3. Antecedentes

4.1.3.1. Tabla 21. Se muestran los antecedentes personales en relación con la patología pancreática.

	NO		SI		TOTAL	
	N	%	N	%	N	%
Antecedentes familiares de patología pancreática	103	92,8	8	7,2	111	100
Antecendentes de pancreatitis crónica	105	94,6	6	5,4	111	100
Antecedentes de ingesta alcohólica	89	80,2	22	19,8	111	100
Tabaquismo	75	67,6	36	32,4	111	100

4.1.3.2. Tabla 22. Se muestran los antecedentes personales generales.

	SI		NO		TOTAL	
	N	%	N	%	N	%
Antecedentes cardiológicos	20	18	91	82	111	100
Hipertensión Arterial	52	46,8	59	53,2	111	100
Diabetes	28	25,2	83	74,8	111	100
EPOC	11	9,9	100	90,1	111	100
Hepatopatía	4	3,6	107	96,4	111	100

4.1.4. IMC

4.1.4.1. Figura 18. Distribución del IMC.

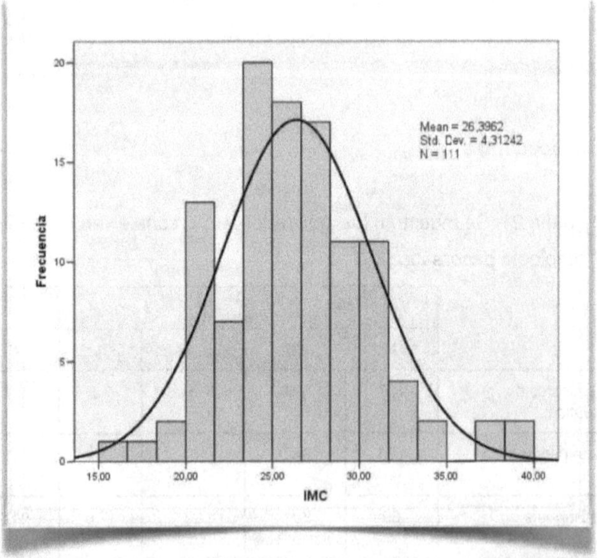

	Mínimo	Máximo	Media	Desviación Estandar
IMC	16,22	39,63	26,3962	4,31242

4.1.5. Clínica

4.1.5.1. Figura 19. Presentación clínica general.

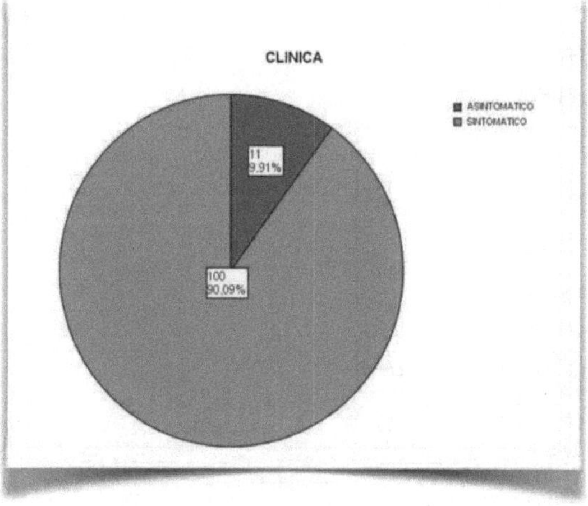

4.1.5.2. Tabla 23. Sintomatología presentada.

	SI		NO		TOTAL	
	N	%	N	%	N	%
Diabetes Mellitus de debut	7	6,3	104	93,7	111	100
Sindrome constitucional	44	39,6	67	60,4	111	100
Ictericia	51	45,9	60	54,1	111	100
Dolor	42	37,8	69	62,2	111	100
Otras presentaciones clínicas	33	29,7	78	70,3	111	100

4.1.6. Diagnósticos

4.1.6.1. Tabla 24. Diagnósticos.

Observamos que la patología más frecuente es el adenocarcinoma de páncreas.

DIAGNÓSTICO	Frequencia	%	% Acumulativo
Adenocarcinoma de PANCREAS	38	34,2	34,2
Adenocarcinoma DUODENO	4	3,6	37,8
COLANGIOCARCINOMA DISTAL	12	10,8	48,6
AMPULOMA	16	14,4	63,1
IPMN	5	4,5	67,6
Neoplasia Quistica Mucinosa	3	2,7	70,3
Neoplasia Quística Serosa	1	0,9	71,2
Tumor Neuroendocrino	11	9,9	81,1
Metástasis Pancreática de tumor extrapancreático	1	0,9	82
TUMOR EXTRAPANCREATICO	1	0,9	82,9
PANCREATITIS CRONICA	8	7,2	90,1
OTROS	11	9,9	100
Total	111	100	

4.1.6.2. Figura 20. Diagnósticos resumidos. Patología maligna/benigna.

Observamos como existe una mayoría significativa de patología maligna.

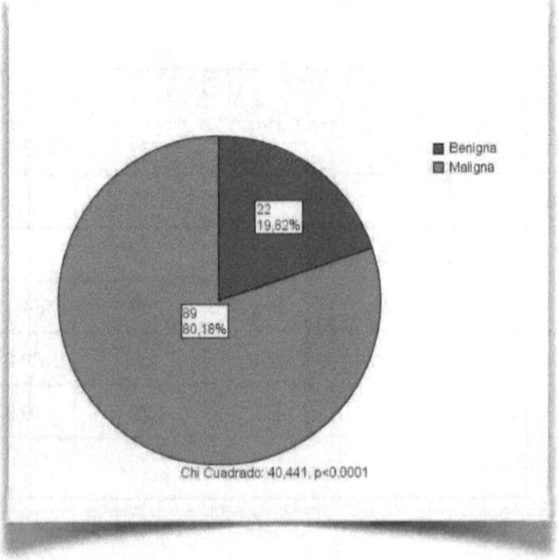

4.1.6.3. Figura 21. Relación entre clínica y patología maligna.

No existe relación entre la presentación de los síntomas clínicos y la patología maligna.

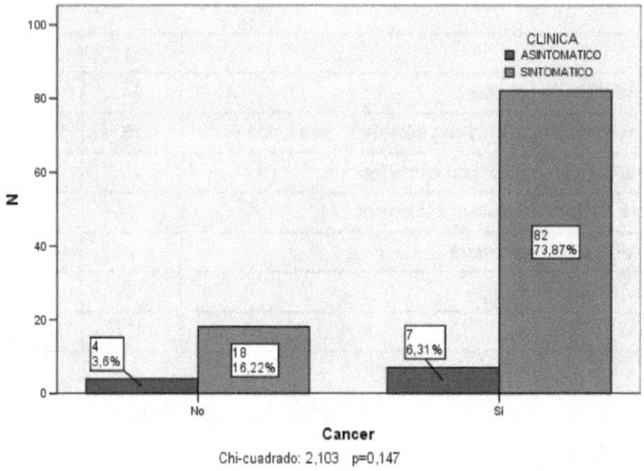

4.1.7. Riesgo anestésico

4.1.7.1. Tabla 25. Distribución del riesgo anestésico (Clasificación ASA).

Se observa como existe una distribución significativa de casos ASA II y III.

ASA			
		Frecuencia	%
Validos	I	10	9
	II	52	46,8
	III	44	39,6
	IV	5	4,5
	Total	111	100
$\chi^2 = 6{,}071\ p = 0{,}0001$			

4.1.8. Procedimientos quirúrgicos

4.1.8.1. Tabla 26. Procedimientos quirúrgicos realizados.

La intervención que se ha realizado con más frecuencia es la duodenopancreatectomía cefálica.

	N	%
Duodenopancreatectomía cefálica	64	57,7
Duodenopancreatectomía cefálica con preservación pilórica	16	14,4
Pancreatectomía corporo-caudal con esplenectomía	16	14,4
Pancreatectomía corporo-caudal sin esplenectomía	4	3,6
Operación de APPLEBY modificada	2	1,8
Operación de NAKAO	9	8,1
Total	111	100

4.1.8.2. Figura 22. Técnica quirúrgica resumida.

Se expone la relación entre resecciones de la cabeza pancreática y la resección del cuerpo cola. Se han realizado de forma muy significativa un mayor número de resecciones de la cabeza pancreática.

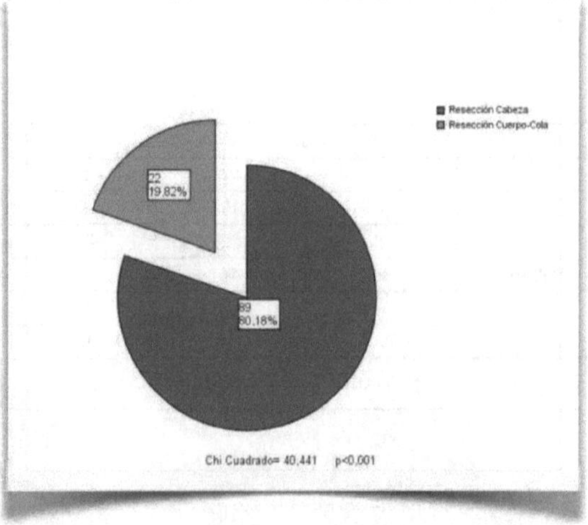

4.1.8.3. Tabla 27. Distribución de procedimientos quirúrgicos (resumidos) en relación a los diagnósticos.

Diagnóstico		Resección cabeza	Resección cuerpo-cola	Total
ADC PANCREAS	N	32	6	38
	% DIAGNOSTICO	84,2%	15,8%	100%
	% Tecnica Quirúrgica	36%	27,3%	34,2%
ADC DUODENO	N	4	0	4
	% DIAGNOSTICO	100%	0%	100%
	% Tecnica Quirúrgica	4,5%	0%	3,6%
COLANGIOCARCINOMA	N	12	0	12
	% DIAGNOSTICO	100%	0%	100%
	% Tecnica Quirúrgica	13,5%	0%	10,8%
AMPULOMA	N	16	0	16
	% DIAGNOSTICO	100%	0%	100%
	% Tecnica Quirúrgica	18%	0%	14,4%
IPMN	N	4	1	5
	% DIAGNOSTICO	80%	20%	100%
	% Tecnica Quirúrgica	4,5%	4,5%	4,5%
NQM	N	0	3	3
	% DIAGNOSTICO	0%	100%	100%
	% Tecnica Quirúrgica	0%	13,6%	2,7%
TQS	N	1	0	1
	% DIAGNOSTICO	100%	0%	100%
	% Tecnica Quirúrgica	1,1%	0%	0,9%
NET	N	6	5	11
	% DIAGNOSTICO	54,5%	45,5%	100%
	% Tecnica Quirúrgica	6,7%	22,7%	9,9%

(continúa en la página siguiente)

(continuación de la página anterior)

Diagnóstico		Resección cabeza	Resección cuerpo-cola	Total
MTS PANCREAS	N	0	1	1
	% DIAGNOSTICO	0%	100%	100%
	% Tecnica Quirúrgica	0%	4,5%	0,9%
TUMOR EXTRAPANCREATICO	N	0	1	1
	% DIAGNOSTICO	0%	100%	100%
	% Tecnica Quirúrgica	0%	4,5%	0,9%
PANCREATITIS CRONICA	N	6	2	8
	% DIAGNOSTICO	75%	25%	100%
	% Tecnica Quirúrgica	6,7%	9,1%	7,2%
OTROS	N	8	3	11
	% DIAGNOSTICO	72,7%	27,3%	100%
	% Tecnica Quirúrgica	9%	13,6%	9,9%
	N	89	22	111
	% DIAGNOSTICO	80,2%	19,8%	100%
	% Tecnica Quirúrgica	100%	100%	100%

4.1.8.4. Figura 23. Relación entre los procedimientos quirúrgicos resumidos y la patología resumida.

Observamos como existe una distribución estadísticamente significativa entre la resección de la cabeza pancreática y la patología maligna. (Chi Cuadrado = 4,18; $p < 0,041$).

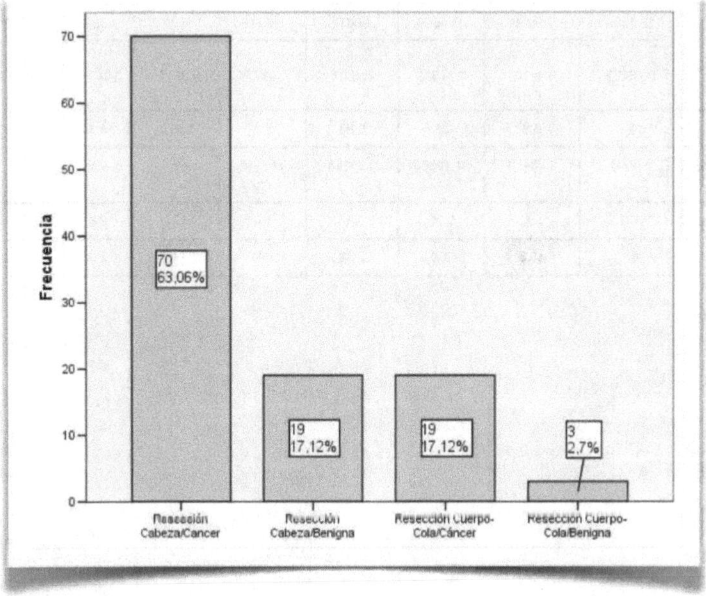

4.1.9. Datos analíticos generales: preoperatorio

4.1.9.1. Tabla 28. Analítica general de toda la muestra.

	Hemoglobina	Leucocitos	Urea	Creatinina	Albúmina	Sodio	Potasio	Bilirrubina Total
MEDIA	13,1834	7,9636	38,4299	1,0615	3,7214	138,0818	4,3373	8,5067
Error Estandar Media	0,48222	0,44939	2,34523	0,3327	0,05777	0,33359	0,04252	0,93828
Mediana	12,8	6,9	33	0,98	3,8	138,5	4,3	5,67
Desviación Estandar	5,0805	4,73463	24,70853	0,33053	0,57189	3,49871	0,44595	9,24099
Mínimo	7,2	2,6	0,72	0,57	1,6	128	2,8	0,34
Máximo	63	43,3	209	2,82	4,8	145	5,5	41,26

4.1.9.2. Tabla 29. Comparación de medias de datos analíticos entre los pacientes con patología benigna y maligna.

Los pacientes con patología maligna, tienen una concentración menor de hemoglobina y una peor función hepática.

	Cáncer	N	Media	Desviación Estandar	t	p
Hemoglobina	No	22	13,8159	1,54407	3,234	0,002
	Si	89	12,5024	1,74229		
Albúmina	No	22	3,8182	0,52792	1	0,319
	Si	89	3,6831	0,57589		
Urea	No	22	31,9545	17,05307	-1,522	0,131
	Si	89	40,8315	25,96293		
Creatinina	No	22	1,0405	0,30318	-0,314	0,754
	Si	89	1,0667	0,36265		
Potasio	No	22	4,3409	0,30962	0,043	0,966
	Si	89	4,3364	0,47541		
Sodio	No	22	138,8182	2,73664	1,105	0,272
	Si	89	137,8977	3,65476		
GPT	No	22	59,61	77,7937	-2,406	0,018
	Si	89	225,4573	304,95931		
GOT	No	20	26,43	15,59305	-3,584	0,001
	Si	89	174,8155	386,98278		
GGT	No	22	197,13	227,21969	-2,444	0,016
	Si	89	814,275	1120,16046		
Fosfatasa Alcalina	No	22	164,4077	121,9556	-2,265	0,026
	Si	89	458,1382	462,87135		
Bilirrubina Total	No	22	2,2106	3,74365	-3,115	0,002
	Si	81	9,7504	9,50543		

4.1.9.3. Tabla 30. Comparación de medias de datos analíticos entre los dos tipos de resecciones quirúrgicas realizadas.

Podemos ver que el grupo de pacientes con resección de la cabeza pancreática tienen albúmina mas baja, un cuadro de reacción inflamatoria, con tendencia a la hiponatremia y peor función hepática, por obstrucción de la vía biliar.

	Tecnica quirúrgica resumida	N	Media	Desviación Estandar	t	p
Albúmina	Resección Cabeza	89	3,6427	0,59043	-2,576	0,011
	Resección Cuerpo-Cola	22	3,9818	0,35542		
Hemoglobina	Resección Cabeza	89	12,7029	1,85172	-0,711	0,479
	Resección Cuerpo-Cola	22	13,0045	1,45225		
Creatinina	Resección Cabeza	89	1,0879	0,37242	1,603	0,112
	Resección Cuerpo-Cola	22	0,955	0,2181		
Urea	Resección Cabeza	89	40,7528	26,5147	1,452	0,149
	Resección Cuerpo-Cola	22	32,2727	13,23841		
Leucocitos	Resección Cabeza	89	8,2169	4,98755	1,135	0,259
	Resección Cuerpo-Cola	22	6,9391	3,43635		
Sodio	Resección Cabeza	89	137,6854	3,44633	-2,505	0,014
	Resección Cuerpo-Cola	21	139,7619	3,28489		
Potasio	Resección Cabeza	89	4,3416	0,44742	0,207	0,836
	Resección Cuerpo-Cola	21	4,319	0,45013		
GPT	Resección Cabeza	89	227,1839	297,56234	2,397	0,018
	Resección Cuerpo-Cola	22	67,8591	180,96333		
GOT	Resección Cabeza	89	167,2317	384,20538	1,192	0,236
	Resección Cuerpo-Cola	22	64,9143	161,29104		
GGT	Resección Cabeza	89	756,5882	930,80302	1,171	0,244
	Resección Cuerpo-Cola	22	460,0119	1406,36644		
FA	Resección Cabeza	89	470,3822	445,53835	2,594	0,011
	Resección Cuerpo-Cola	22	163,6188	334,43477		
Bilirrubina Directa	Resección Cabeza	89	6,9476	4,59209	3,64	0,0001
	Resección Cuerpo-Cola	22	1,652	2,95245		

4.1.9.4. Tabla 31. Comparación de datos analíticos entre pacientes con patología maligna y benigna en casos de resección de la cabeza pancreática.

Observamos que los pacientes con patología neoplásica tienen una cifra de hemoglobina más baja significativamente y el mismo patrón que describimos anteriormente en cuanto al sodio y a la función hepática.

	Cáncer	N	Media	Desviación Estandar	t	p
Albúmina	No	19	3,7947	0,55224	1,27	0,207
	Si	70	3,6014	0,59746		
Hemoglobina	No	19	13,6447	1,52324	2,579	0,012
	Si	70	12,4473	1,85936		
Creatinina	No	19	1,0511	0,32008	-539	0,593
	Si	70	1,0979	0,38689		
Urea	No	19	31,6842	16,33691	-1,699	0,93
	Si	70	43,2143	28,25243		
Sodio	No	19	139,05	2,789	2,263	0,03
	Si	70	137,31	3,528		
Potasio	No	19	4,35	0,311	0,121	0,904
	Si	70	4,33	0,479		
Leucocitos	No	19	9,2879	8,49994	1,056	0,294
	Si	70	7,9261	3,53219		
GPT	No	19	61,4	82,18	-2,649	0,01
	Si	70	267,444	316,83		
GOT	No	19	28,37	16,18	1,679	0,097
	Si	70	200,95	421,92		
GGT	No	19	220,85	238,117	-2,755	0,007
	Si	70	890,522	990,78		
FA	No	19	172,08	124,05	-2,64	0,01
	Si	70	529,06	462,69		
Bilirrubina Total	No	19	2,3707	3,99192	-3,55	0,001
	Si	70	11,6053	9,51746		

4.1.9.5. Tabla 32. Comparación de datos analíticos entre pacientes con patología maligna y benigna en casos de resección del cuerpo y cola pancreáticos.

En este grupo de pacientes no hemos podido encontrar diferencias, salvo en la hemoglobina. En el resto de parámetros se apunta a que pueden haber diferencias tanto en el sodio como en la función hepática, pero el bajo número de pacientes incluidos en este grupo, hace que no podamos demostrar dichas diferencias.

	Cáncer	N	Media	Desviación Estandar	t	p
Albúmina	No	3	3,9667	0,37859	-0,078	0,939
	Si	19	3,9842	0,3625		
Hemoglobina	No	3	14,9	1,45258	2,801	0,011
	Si	19	12,7053	1,23804		
Creatinina	No	3	0,9733	0,18771	0,153	0,88
	Si	19	0,9521	0,22697		
Urea	No	3	33,6667	25,42309	0,192	0,85
	Si	19	32,0526	11,50108		
Leucocitos	No	3	8,8867	1,88959	1,059	0,302
	Si	19	6,6316	3,55638		
Sodio	No	3	137,333	2,08	-1,418	0,172
	Si	19	140,166	3,312		
Potasio	No	3	4,266	0,351	-0,212	0,834
	Si	19	4,327	0,472		
GPT	No	3	40,433	57,18	0,185	0,855
	Si	19	70,768	194,36		
GOT	No	3	15,433	1,436	-0,564	0,579
	Si	19	73,161	173,49		
GGT	No	3	62,7	70,58	-0,519	0,61
	Si	19	528,23	1514,53		
FA	No	3	72,3	50,8	-0,23	0,789
	Si	19	169,706	325,25		
Bilirrubina Total	No	3	1,09	0,43841	-0,24	0,814
	Si	19	1,5887	2,85522		

4.1.10. Comparación de las medias de la analítica preoperatoria entres los cuatro grupos que hemos definido en el apartado anterior (patología benigna-maligna y resección de cabeza-cuerpo-cola pancreáticos)

Globalmente en esta sección podemos ver como los pacientes con cáncer y resección de la cabeza pancreática, presentan unos peores datos analíticos

4.1.10.1. Figura 24. Comparación de la media de la hemoglobina.

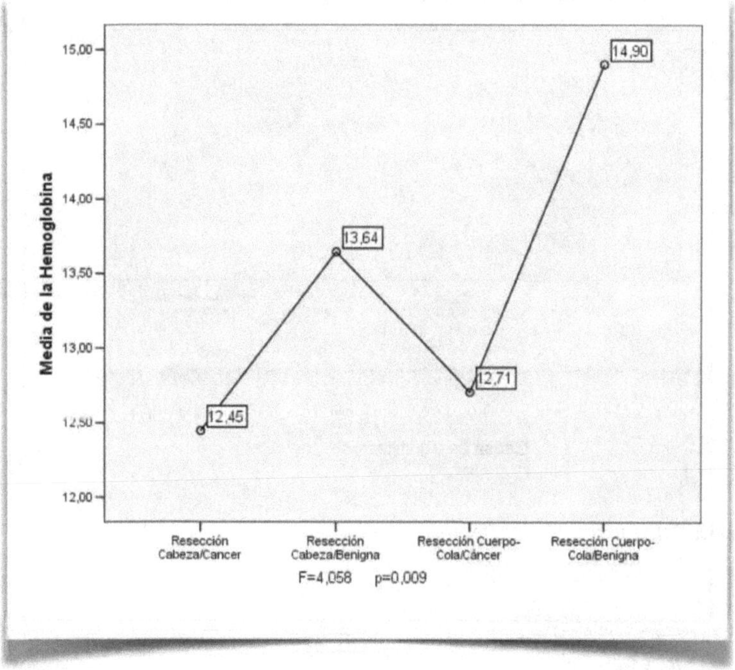

Causa de significación

		p
Resección Cabeza/Cáncer	Resección Cabeza/Benigna	0,008
Resección Cabeza/Cáncer	Resección Cuerpo-Cola/Benigna	0,017

4.1.10.2. Figura 25. Comparación de la media de la albúmina.

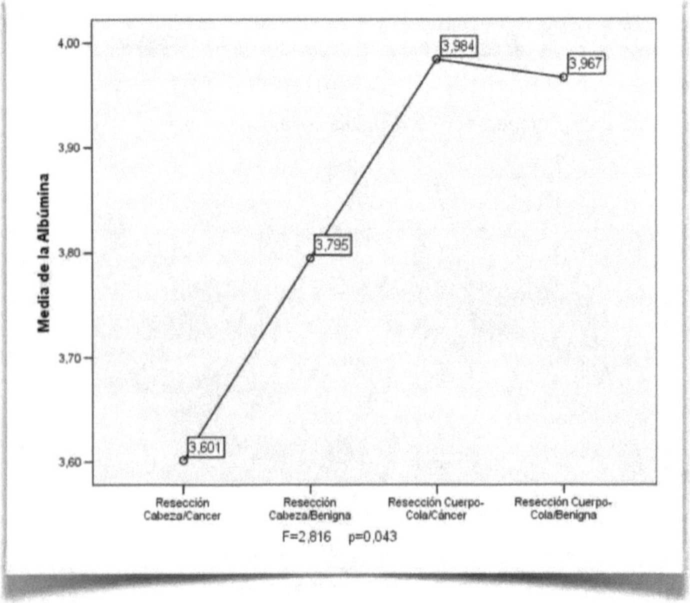

Causa de significación

		p
Resección Cabeza/Cancer	Resección Cuerpo/Cáncer	0,009

4.1.10.3. Figura 26. Comparación de la media del sodio.

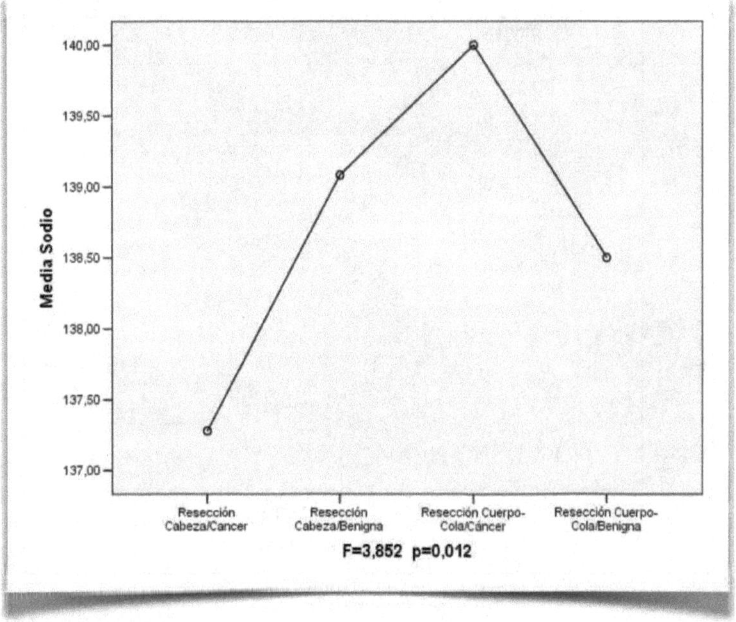

Causa de significación

		p
Resección Cabeza/Cancer	Resección Cabeza/Benigna	0,048
Resección Cabeza/Cancer	Resección Cuerpo-Cola/Cáncer	0,002

4.1.10.5. Figura 27. Comparación de la media de la bilirrubina total.

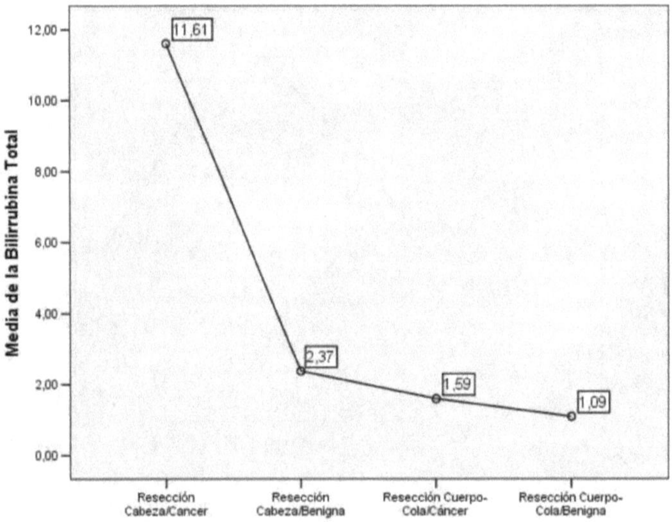

F=9,929 p<0,0001

Causa de significación

		p
Resección Cabeza/Cancer	Resección Cabeza/Benigna	0,0001
Resección Cabeza/Cancer	Resección Cuerpo/Cáncer	0,0001

4.1.10.6. Tabla 33. Resto de comparaciones analíticas, entre los mismo grupos estudiados, se establecen diferencias significativas en el estudio de la medias, en la enzimas hepáticas.

	F	Sig.
Leucocitos	1,037	0,379
Urea	1,831	0,146
Creatinina	0,935	0,426
Potasio	0,035	0,991
GPT	4,658	0,004
GOT	1,606	0,192
GGT	2,616	0,055
FA	4,866	0,004

4.2. PROCEDIMIENTOS INVASIVOS PREOPERATORIOS

4.2.1. Figura 28 .Colangiopancreatografía retrograda endoscópica (CPRE) o colangiografía transhepática (CTPH).

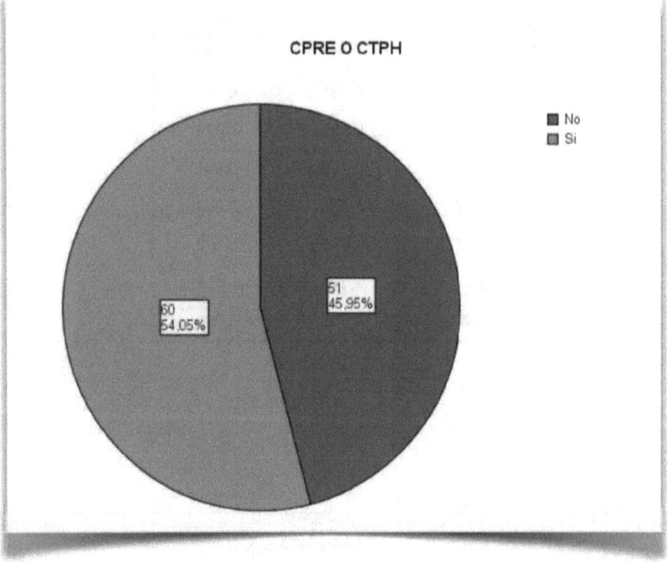

4.2.2. Figura 29 y Tabla 34. Estudio de los 60 casos, en los que se ha llevado a cabo alguno de los dos procedimientos.

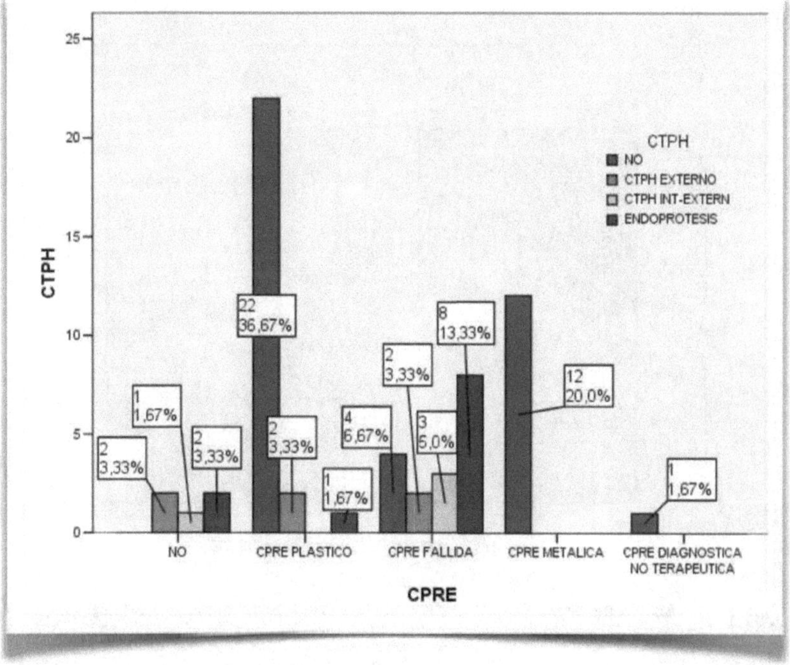

		CTPH				
		NO	DRENAJE EXTERNO	DRENAJE INTERNO-EXTERNO	ENDOPRÓTESIS	Total
CPRE	NO	0	2	1	2	5
	CPRE PLASTICO	22	2	0	1	25
	CPRE FALLIDA	4	2	3	8	17
	CPRE METALICA	12	0	0	0	12
	CPRE DIAGNOSTICA	1	0	0	0	1
Total		39	6	4	11	60

4.2.3. Figura 30. Pacientes que han sufrido alguna complicación por la CPRE.

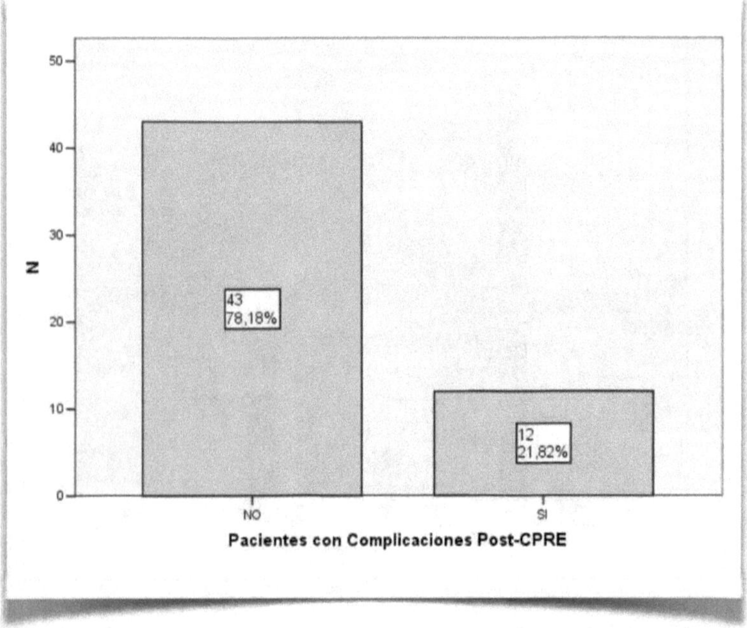

4.2.4. Figura 31. Pacientes que han sufrido alguna complicación con la CPRE y su relación con el tipo de procedimiento realizado.

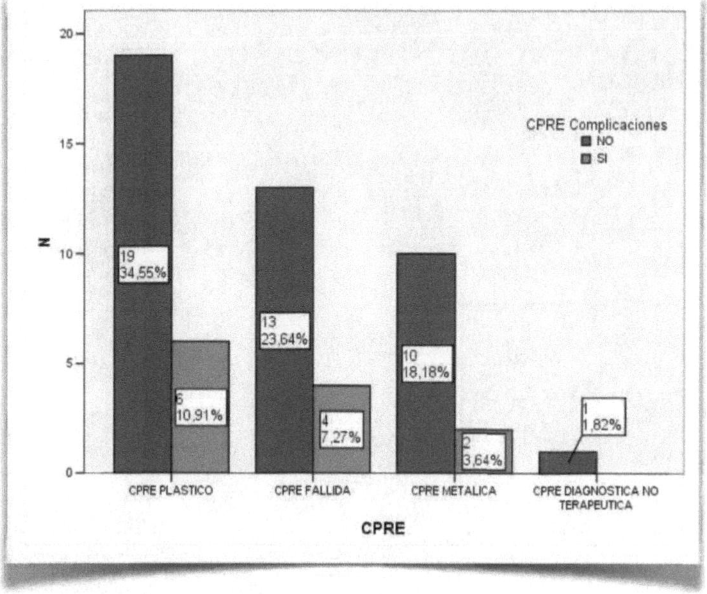

4.2.5. Tabla 35. Principales complicaciones habidas en la CPRE.

	N	%
Pancreatitis	6	40
Sangrado	1	6,7
Obstrucción	4	26,6
Colangitis	3	20
Otras	1	6,7
Total	15	100

12 Pacientes, han sufrido un total de 15 complicaciones

4.2.6. Figura 32. Procedimiento de CTPH realizados. Se han realizado un total de 21 procedimientos.

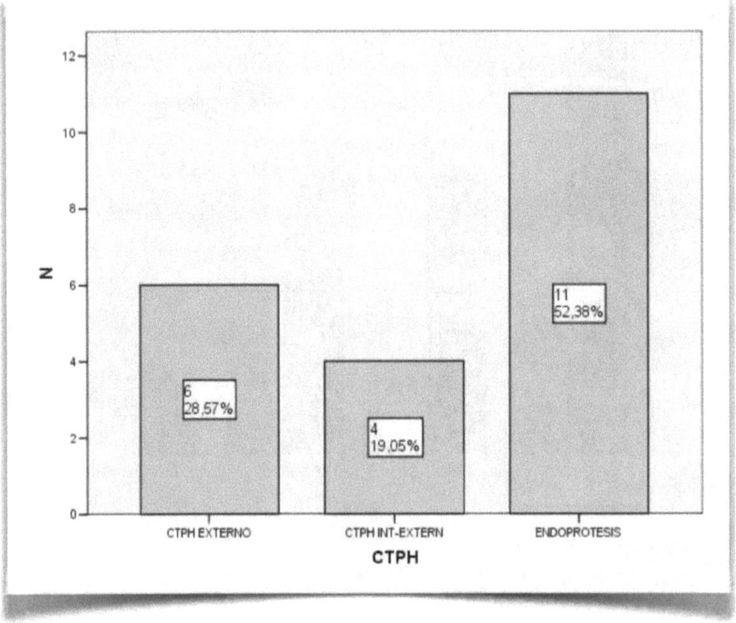

4.2.7. Tabla 36. Complicaciones habidas con la CPTH.

	N	%
Colangitis	1	25
Sangrado	1	25
Obstrucción	1	25
Otras	1	25
Total	4	100

21 pacientes, han presentado 4 complicaciones (19,0%)

4.3. INTERVENCIÓN QUIRÚRGICA

4.3.1. Figura 33. Descripción general de las intervenciones realizadas.

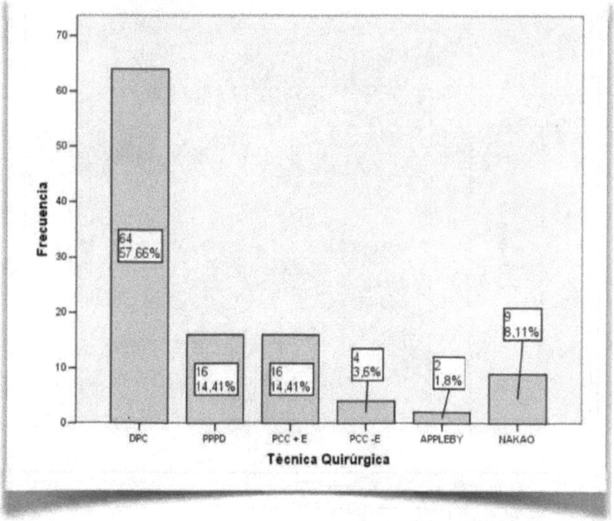

4.3.2. Figura 34. Asociación entre el tipo de resección y la patología maligna. Existe una mayoría significativa de la resección de la cabeza pancreática por cáncer, respecto al resto de resecciones y la patología.

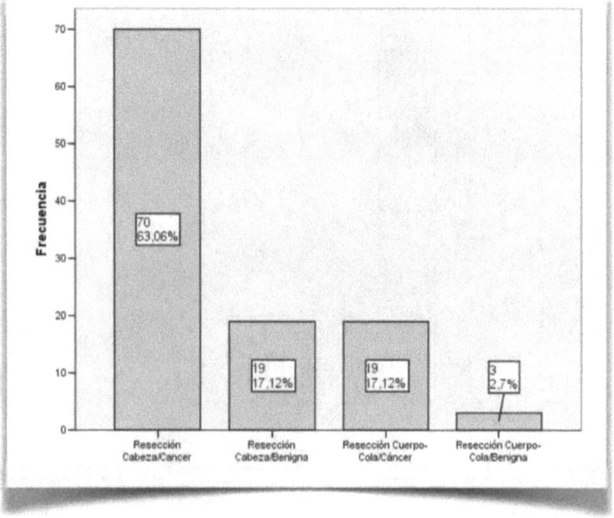

4.3.3.Tabla 37. Datos generales de las intervenciones quirúrgicas.

	Mínimo	Máximo	Media	Desviación Estandar
DURACIÓN INTERVENCION	120	490	314,77	74,937
TRANSFUSIÓN PERIOPERATORIA	0	11	0,96	1,623
PÉRDIDA SANGUINEA	100	100	694,67	615,246

4.3.4. Figura 35. Duración de la intervención en cada una de las técnicas realizadas.

En la comparación global, se establece una diferencia significativa, F= 7,741 p < 0,001

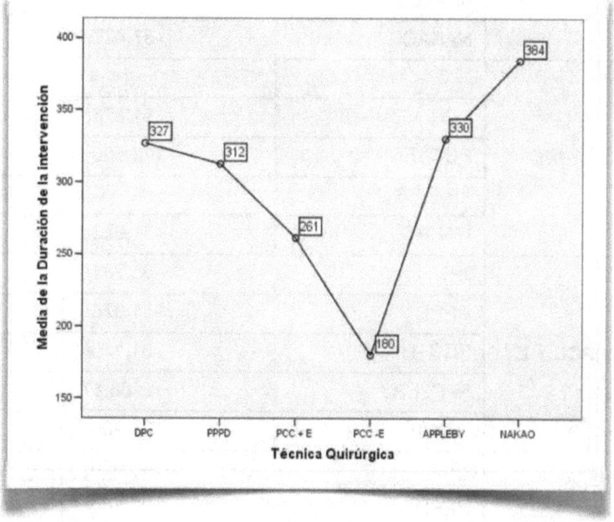

4.3.5. Tabla 38. Comparaciones múltiples de las medias de la duración de las distintas técnicas realizadas.

Se observa como la operación de Nakao es la que consume más tiempo de todas seguida de la operación de Appleby modificada, y la que menos, la pancreatectomía corporo-caudal sin esplenectomía (página siguiente).

(I) Técnica Quirúrgica	(J) Técnica Quirúrgica	Diferencia entre las medias(I-J)	p
DPC	PPPD	14,406	0,431
	PCC + E	65,781(*)	0
	PCC -E	146,906(*)	0
	APPLEBY	-3,094	0,947
	NAKAO	-57,427(*)	0,015
PPPD	DPC	-14,406	0,431
	PCC + E	51,375(*)	0,028
	PCC -E	132,500(*)	0
	APPLEBY	-17,5	0,721
	NAKAO	-71,833(*)	0,009
PCC + E	DPC	-65,781(*)	0
	PPPD	-51,375(*)	0,028
	PCC -E	81,125(*)	0,028
	APPLEBY	-68,875	0,162
	NAKAO	-123,208(*)	0
PCC -E	DPC	-146,906(*)	0
	PPPD	-132,500(*)	0
	PCC + E	-81,125(*)	0,028
	APPLEBY	-150,000(*)	0,009
	NAKAO	-204,333(*)	0
APPLEBY	DPC	3,094	0,947
	PPPD	17,5	0,721
	PCC + E	68,875	0,162
	PCC -E	150,000(*)	0,009
	NAKAO	-54,333	0,288
NAKAO	DPC	57,427(*)	0,015
	PPPD	71,833(*)	0,009
	PCC + E	123,208(*)	0
	PCC -E	204,333(*)	0
	APPLEBY	54,333	0,288

* Diferencia significativa.

4.3.6. Figura 36. Media de la duración de la intervención con técnicas agrupadas y por patología benigna o maligna.

Se observa una diferencia significativa, en la comparación global , $F = 7,559$ $p < 0,001$.

Cuando estudiamos las diferencias entre los grupos, se observa que la resección de la cabeza pancreática, en general, consume más tiempo de forma significativa sobre la resección del cuerpo cola pancreáticos.

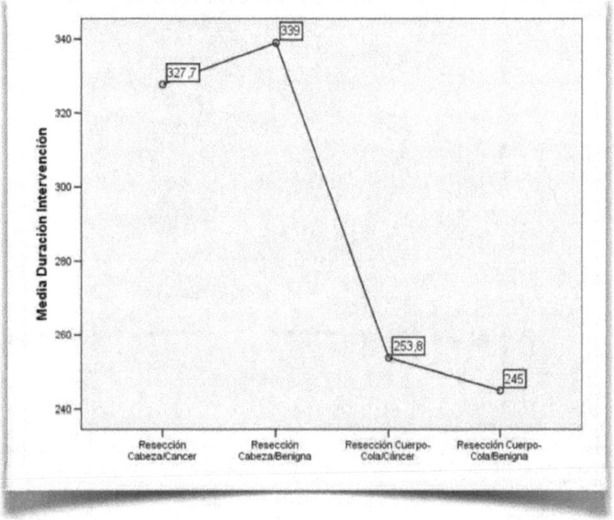

4.3.7. Figura 37. Respecto a la pérdida sanguínea. No se han observado diferencias significativas en la comparación global de las distintas técnicas.

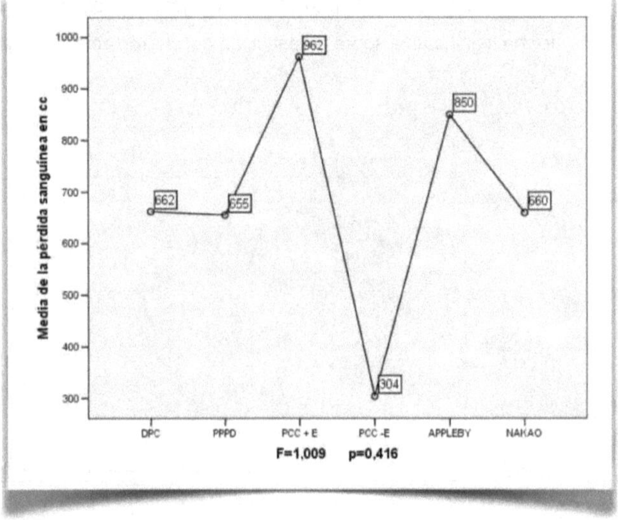

4.3.8. Figura 38. Tampoco se han observado diferencias en el caso de la unidades de concentrado de hematíes transfundidas.

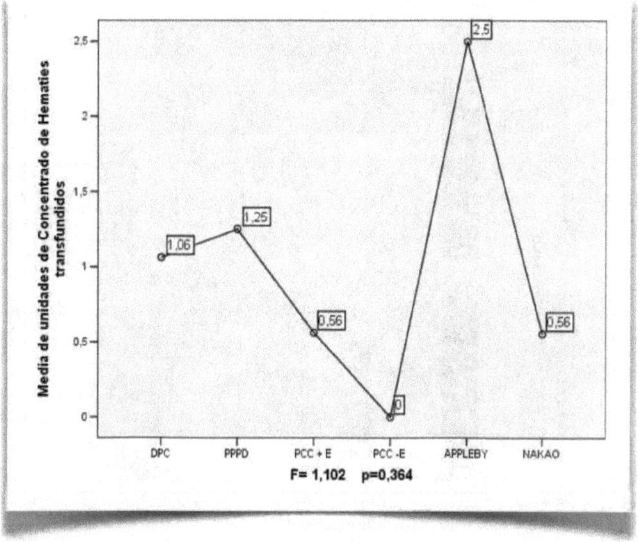

F= 1,102 p=0,364

4.3.9. Figura 39. Técnicas quirúrgicas asociadas.

Durante la intervención quirúrgica, se ha asociado otro tipo de actuaciones, debido a invasión local de otros órganos, o bien debido a la presencia de metástasis.

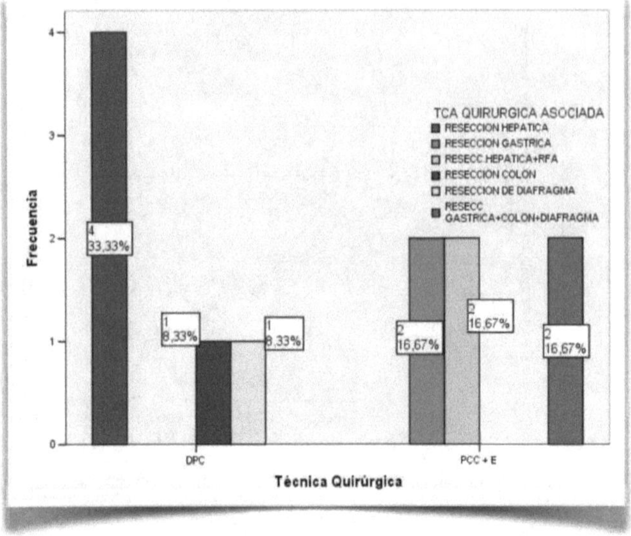

4.3.10. Figura 40. Tipo de abordaje de la cabeza pancreática.

Excepto en la operación de Nakao, se ha realizado el mismo número de abordajes anteriores y posteriores.

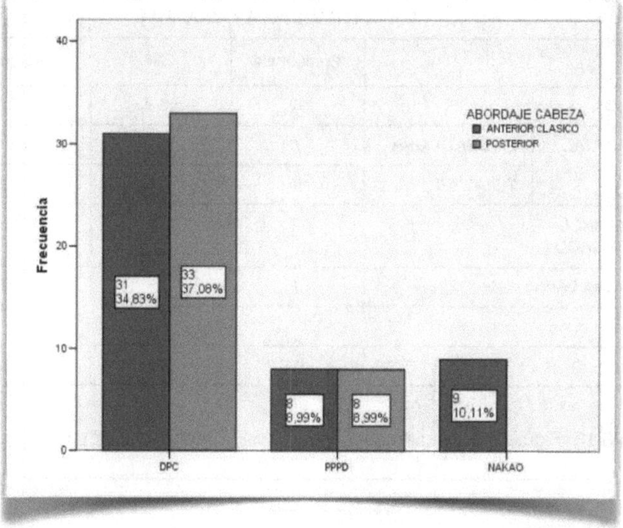

4.3.11. Tabla 39. Comparación de datos intraoperatorios entre el abordaje anterior (clásico) y el posterior.

No hay diferencias significativas.

	ABORDAJE CABEZA	N	Media	Desviación Estandar	t	p
DURACIÓN INTERVENCION	ANTERIOR	48	322,31	59,454	-1,268	0,208
	POSTERIOR	41	339,27	66,676		
TRANSFUSIÓN PERIOPERATORIA	ANTERIOR	48	1,15	1,384	0,619	0,537
	POSTERIOR	41	0,93	1,942		
PÉRDIDA SANGUÍNEA	ANTERIOR	48	652,23	283,823	-0,315	0,753
	POSTERIOR	41	670,51	258,817		

4.3.12. Tabla 40. Descripción de resecciones vasculares asociadas

RESECCION VASCULAR ASOCIADA				
		Frecuencia	%	% Acumulado
NO		92	82,9	82,9
PORTAL	PARCIAL CUÑA	10	9	91,9
	TOTAL T-T	6	5,4	97,3
TRONCO CELÍACO		2	1,8	99,1
VENA CAVA		1	0,9	100
	Total	111	100	100

4.3.13. Figura 41. Tamaño del conducto de Wirsung, clasificado según el ISGPS.

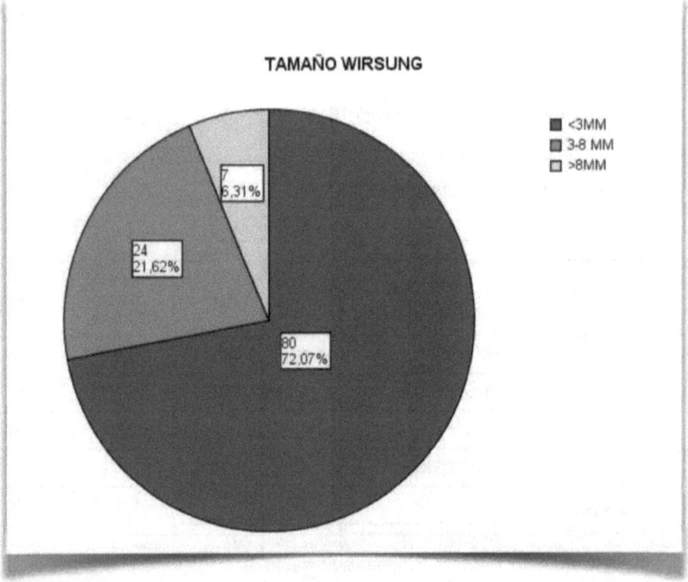

4.3.14. Figura 42. Tipo de anastomosis pancreática realizada.

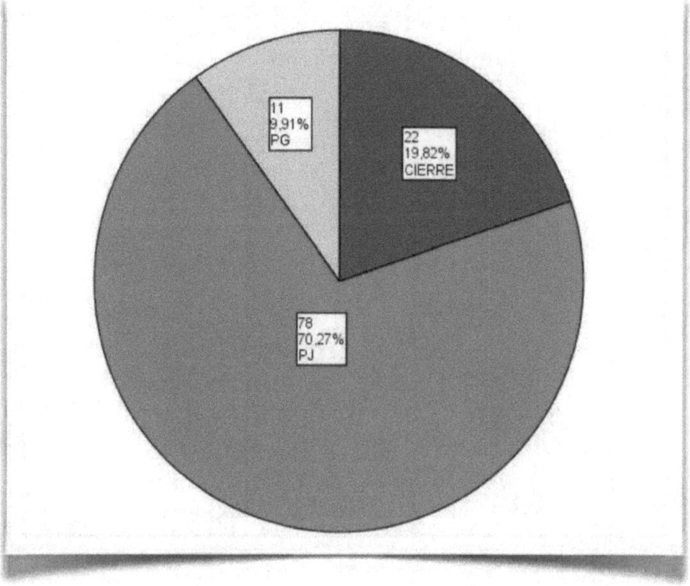

4.4. COMPLICACIONES

4.4.1. Figura 43. Complicaciones por paciente.

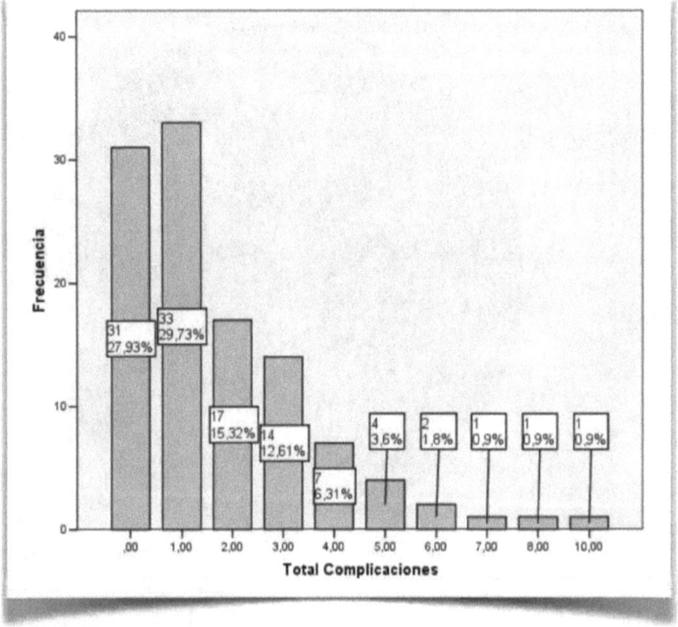

Un total de 80 Pacientes (72,7%) ha presentado alguna complicación, aunque sea clasificada de leve.

4.4.2. Tabla 41. Descripción global de la gravedad de las complicaciones. Clasificación de Clavien-Dindo.

Número de complicaciones por Paciente	Clavien-Dindo									
	I		II		III		IV		V	
	N	%	N	%	N	%	N	%	N	%
1	18	16,5	27	24,3	20	18	3	2,7	7	6,3
2	5	4,5	19	17,1	5	5,4	1	1,9		
3			6	5,4	2	1,8				
4			6	5,4						
5			1	0,9						
6			1	0,9						
TOTAL	23	21	60	54	25	25,2	4	4,6	7	6,3

4.4.3. Tabla 42. Complicaciones generales. Descripción.

	Total	%
Hemorragia Posoperatoria	21	27,9
Pancreatitis	5	4,5
Trombosis Portal	1	0,9
Colección Intraabdominal	10	9
Hematoma Herida	3	2,7
Infección Herida	9	7,9
Neumonia	8	7,2
Bacteriemia	6	5,4
Infección Catéter	16	14,4
Endocarditis	1	0,9
Flebitis	2	1,8
ITU	3	2,7
Trombosis Subclavia	1	0,9
Transtornos del Ritmo	3	2,7
HTA	2	1,8
Insuficiencia Cardiaca	2	1,8
Insuficiencia Renal	8	7,2
Transtorno de la Glucemia	6	5,4
Desnutrición Severa	1	0,9
Ascitis Pancreática	2	1,8
Descompensación Hidrópica	2	1,8
Retraso Vaciamiento Gástrico	19	17,1

Total	131

4.4.4. Tabla 43. Complicaciones generales. Clasificación Clavien-Dindo (página siguiente).

	Clavien-Dindo									
	I		II		III		IV		V	
	N	%	N	%	N	%	N	%	N	%
Hemorragia Postoperatoria	2	1,8	14	12,6	13	11,7			2	1,8
Pancreatitis	1	0,9	2	2,7					1	0,9
Trombosis Portal									1	0,9
Colección Intraabdominal			8	7,2	2	1,8				
Hematoma Herida	3	2,7								
Infección Herida	2	1,8	7	6,3						
Neumonia			5	4,5			1	0,9	2	1,8
Bacteriemia			6	5,4						
Infección Catéter	3	2,7	13	11,7						
Endocarditis			1	0,9						
Flebitis	1	0,9	1	0,9						
ITU			3	2,7						
Trombosis Subclavia			1	0,9						
Transtornos del Ritmo	1	0,9	2	1,8						
HTA	2	0,9	1	0,9						
Insuficiencia Cardiaca	1	0,9	1	0,9						
Insuficiencia Renal	2	1,8	5	4,5			1	0,9		
Transtorno de la Glucemia	3	2,7	3	2,7						
Desnutrición Severa					1	0,9				
Ascitis Pancreática	1	0,9	1	0,9						
Descompensación Hidrópica	2	1,8								
Retraso Vaciamiento Gástrico			12	10,8	7	6,3				
TOTAL	24	20,7	86	78,3	23	20,7	2	1,8	6	5,4

4.4.5. Tabla 44. Fístula biliar según la Clasificación del ISGPS.

	N	%
NO	102	91,9
A	2	1,8
B	1	0,9
C	6	5,4
Total	111	100

4.4.6. Figura 44. Gravedad de las fístulas biliares. Clasificación de Clavien-Dindo.

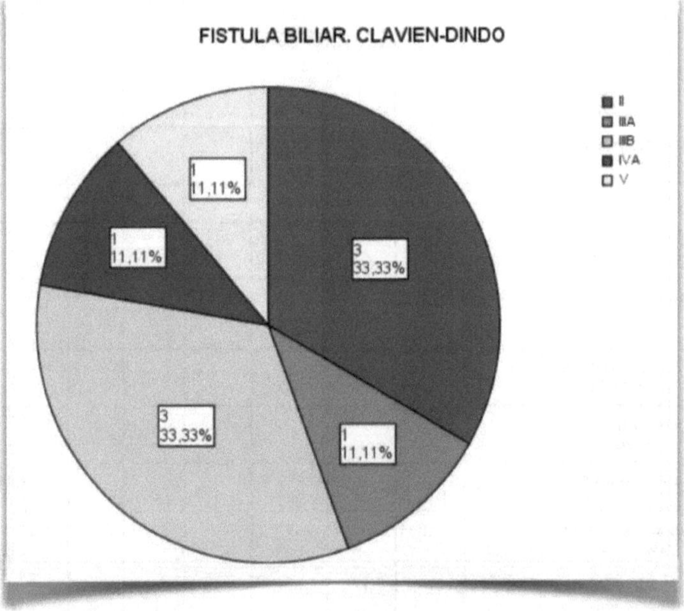

4.4.7. Tabla 45. Fístulas pancreáticas, según la Clasificación del ISGPS.

	N	%
NO	78	70,3
A	17	15,3
B	9	8,1
C	7	6,3
Total	111	100

4.4.8. Figura 45. Gravedad de las fístulas pancreáticas. Clasificación de Clavien-Dindo.

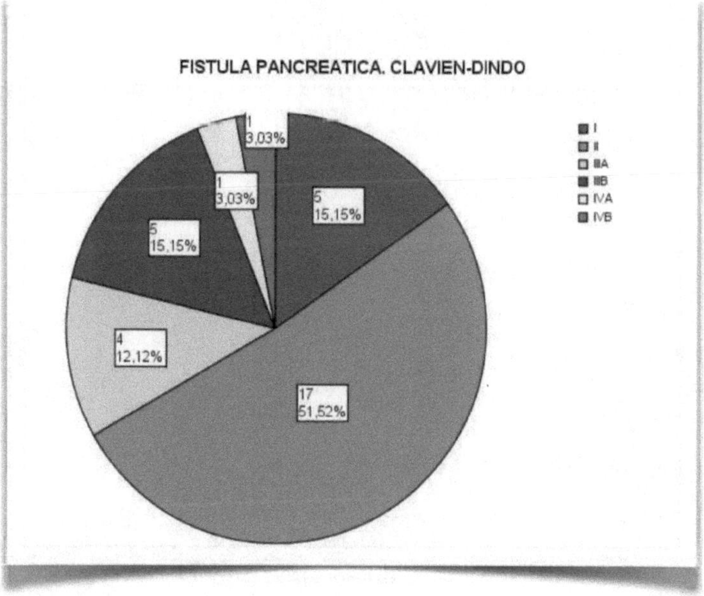

4.4.9. Figura 46. Pacientes que han presentado fístula biliar o pancreática.

$$\chi^2 = 44,836 \quad p < 0,0001$$

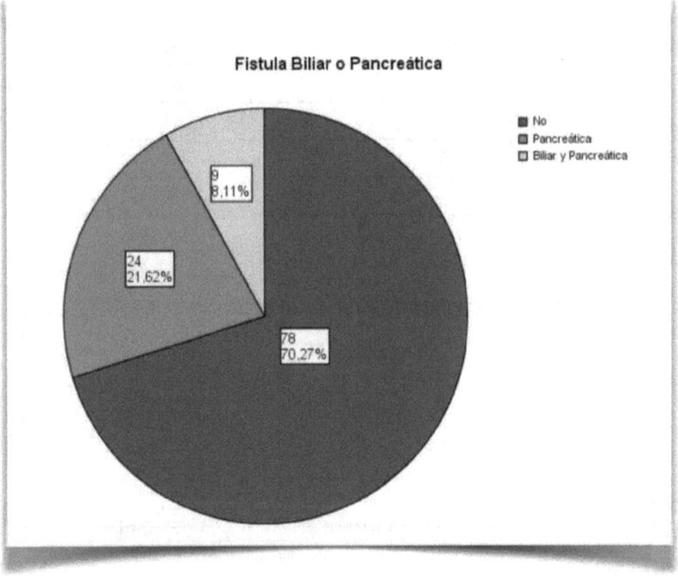

4.4.10. Tabla 46. Relación entre fístula biliar y pancreática.

Existe una fuerte relación entre ambos tipos de fístula.

			FISTULA PANCREÁTICA				
			NO	A	B	C	Total
FISTULA BILIAR	NO	N	78	12	8	4	101
		% FISTULA BILIAR	77,2%	11,8%	7,9%	4%	100%
		% FISTULA PANCR	98,7%	68,8%	88,9%	57,1%	91%
	A	N	0	1	0	1	3
		% FISTULA BILIAR	0%	33,3%	0%	33,3%	100%
		% FISTULA PANCR	0%	6,3%	0%	14,3%	2,7%
	B	N	0	0	1	0	1
		% FISTULA BILIAR	0%	0%	100%	0%	100%
		% FISTULA PANCR	0%	0%	11,1%	0%	0,9%
	C	N	0	4	0	2	6
		% FISTULA BILIAR	0%	66,7%	0%	33,3%	100%
		% FISTULA PANCR	0%	25%	0%	28,6%	5,4%
Total		N	79	16	9	7	111
		% FISTULA BILIAR	71,2%	14,4%	8,1%	6,3%	100%
		% FISTULA PANCR	100%	100%	100%	100%	100%

4.4.11. Tabla 47. Gravedad de las fístulas biliares y/o pancreáticas estudiadas de forma conjunta.

		N	%
Grado Clavien Dindo	I	5	15,2
	II	16	48,5
	IIIA	4	12,1
	IIIB	5	15,2
	IVA	1	3
	IVB	1	3
	V	1	3
	Total	33	100

4.4.12. Figura 47. Gravedad de las fístulas biliares y/o pancreáticas estudiadas de forma conjunta y con los grados asociados.

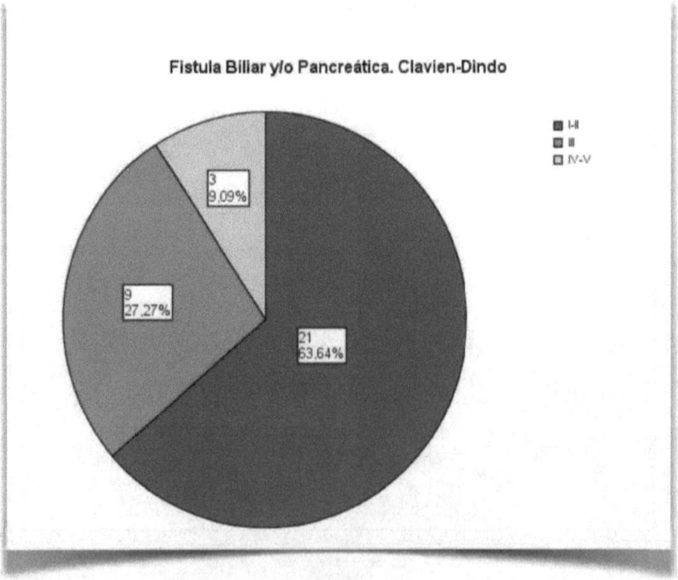

4.4.13. Figura 48. Estudio de la medias de estancia postoperatoria. En las fístulas pancreáticas, clasificadas según el ISGPS.

Se objetiva una relación significativa. Cuanto mas grave es la fístula pancreática, mayor es la estancia postoperatoria. F = 16,324; p<0,001

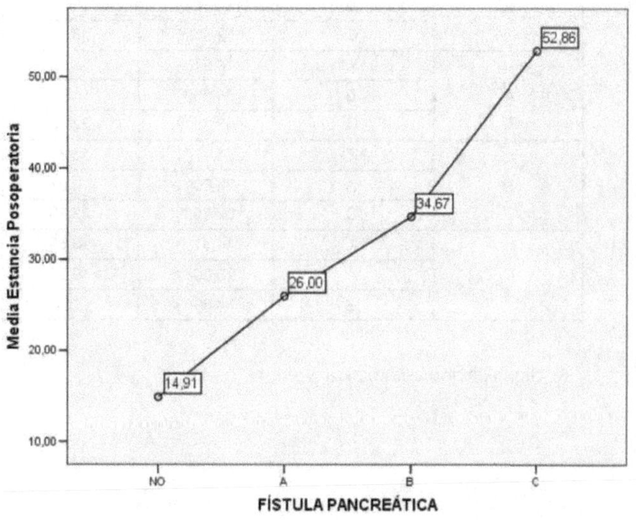

4.4.14. Tabla 48. Estudio de la medias de estancia postoperatoria en caso de fístulas pancreáticas. Comparaciones múltiples.

Se objetivan diferencias, en todos los niveles, excepto entre la fístula tipo A y B.

FISTULA PANCREATICA	FISTULA PANCREATICA	Media	Desviación Estandar	Sig.
NO	A	26,00(*)	19,27	0,013
	B	34,66(*)	7,87	0,001
	C	52,85(*)	32,13	0
A	NO	14,91(*)	13,35	0,013
	B	34,66(*)	7,87	0,184
	C	52,85(*)	32,13	0
B	NO	14,91(*)	13,35	0,001
	A	26,00(*)	19,27	0,184
	C	52,85(*)	32,13	0,024
C	NO	14,91(*)	13,35	0
	A	26,00(*)	19,27	0
	B	34,66(*)	7,87	0,024

*Significación estadística

4.4.15. Figura 49. Estudio de la medias de estancia postoperatoria en las fístulas biliares, clasificadas según el ISGPS.

Solo podemos realizar un estudio descriptivo, debido a los pocos casos que existen en las categorías A y B.

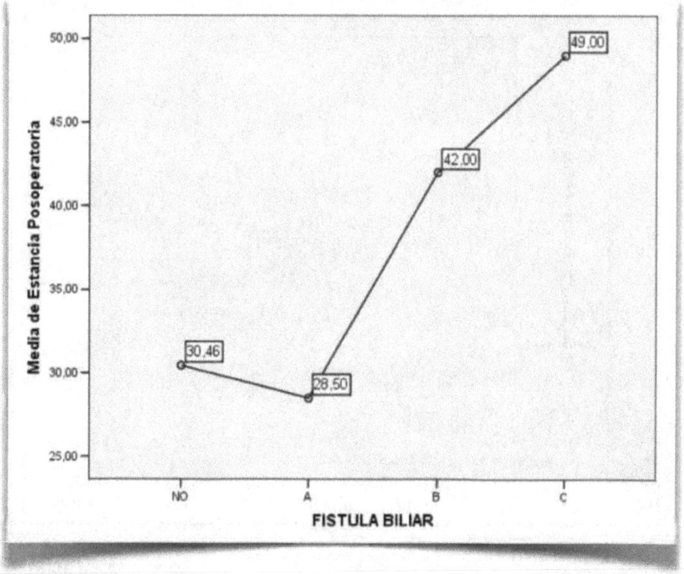

4.4.16. Figura 50. Estudio de la medias de estancia postoperatoria. En las fístulas biliares y/o pancreáticas.

Existe una diferencia significativa, F = 18,059; p < 0,0001

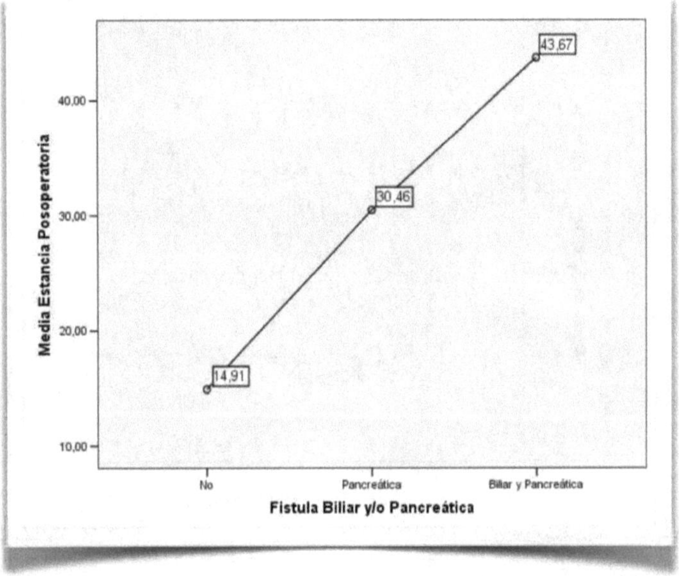

4.4.17. Tabla 49. Comparaciones múltiples, en el estudio de las medias de estancias postoperatorias, en los casos con fístulas biliares y/o pancreáticas. Se observa que existe diferencia significativa, entre todas las comparaciones.

Fistula Biliar y/o Pancreática	Fistula Biliar y/o Pancreática	Media	Desviación Estandar	Sig.
No	Pancreática	30,45(*)	19,36	0
	Biliar y Pancreática	43,667(*)	28,39	0
Pancreática	No	14,91(*)	13,37	0
	Biliar y Pancreática	43,667(*)	28,39	0,041
Biliar y Pancreática	No	14,91(*)	13,37	0
	Pancreática	30,45(*)	19,36	0,041

*Significación estadística

4.4.18. Tabla 50. Se exponen las reintervenciones realizadas.

	Número de casos	%
NO	95	85,6
HEMOSTASIA	6	5,4
LAVADOS-DRENAJE	5	4,5
TUTOR ANASTOMOSIS	1	0,9
PANCREATECTOMIA	1	0,9
OTRAS	1	0,9
VARIAS	2	1,8
Total	111	100

4.4.19. Tabla 51. Se exponen los días del postoperatorio que fueron realizadas las reoperaciones.

Día PO	Casos	%
0	95	85,6
1	3	2,7
2	1	0,9
3	1	0,9
8	3	2,7
10	2	1,8
11 o más	6	5,4
Total	111	100

4.5. RELACIÓN ENTRE ANTECEDENTES PERSONALES Y DESARROLLO DE FÍSTULA PANCREÁTICA POSTOPERATORIA

4.5.1. Tabla 52. Antecedentes personales y fístula pancreática (A, B y C)

No hemos observado relación significativa.

	FÍSTULA PANCREÁTICA	
	χ^2	p
Sexo	0,013	0,91
Cáncer	0,316	0,576
Pancreatitis Crónica	0,518	0,472
Tabaquismo	1,437	0,231
Enolismo	0,578	0,447
Diabetes Mellitus	0,401	0,527
ASA	1,803	0,614

4.5.2. Figura 51. Relación entre enolismo y el desarrollo de una fístula pancreática grave (B y C).

Cuando estudiamos la gravedad de la fístula pancreática, hemos observado una asociación significativa con el hábito enólico.

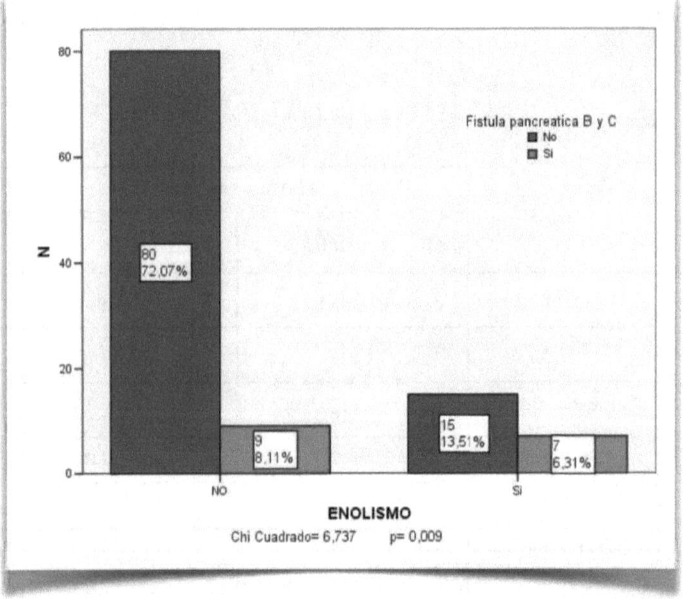

4.6. PROCEDIMIENTOS DIAGNÓSTICO-TERAPEÚTICOS PREOPERATORIOS Y DESARROLLO DE FÍSTULA PANCREÁTICA POSTOPERATORIA

4.6.1. Figura 52. Realización de CPRE y/o CTPH preoperatoria y el desarrollo de fístula pancreática.

No hemos objetivado influencia de la realización de estos procedimientos, en general, sobre las fístulas pancreáticas.

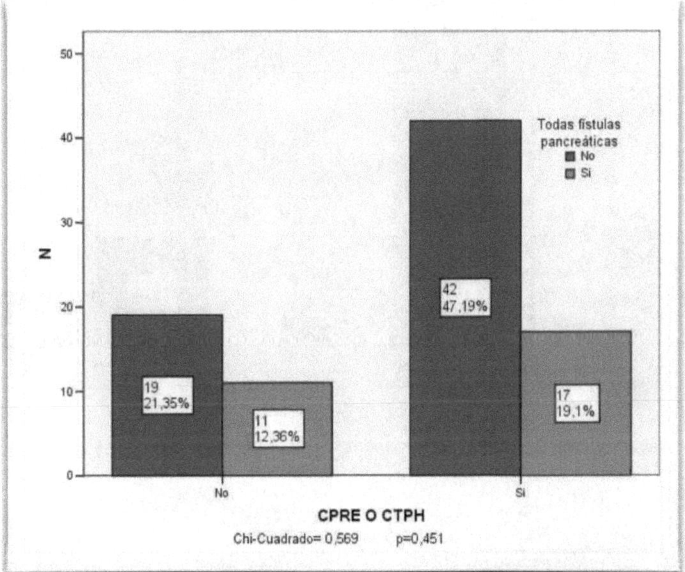

4.6.2. Figura 53. Complicaciones de la CPRE y el desarrollo de fístula pancreática.

No hemos observado relación significativa en estos casos con complicaciones del procedimiento.

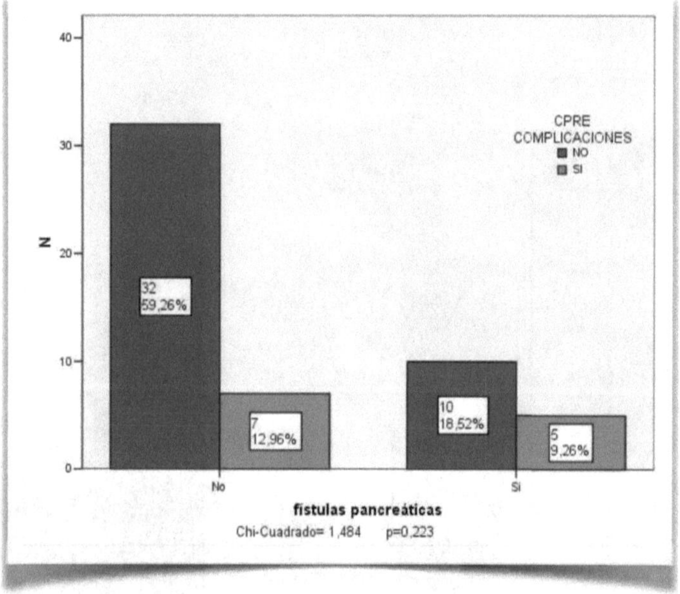

4.6.3. Figura 54. Complicaciones de la CTPH y el desarrollo de fístula pancreática grave.

En este caso, hemos visto como los pacientes que sufren una complicación de este procedimiento, presentan mayor frecuencia de fístulas pancreáticas graves.

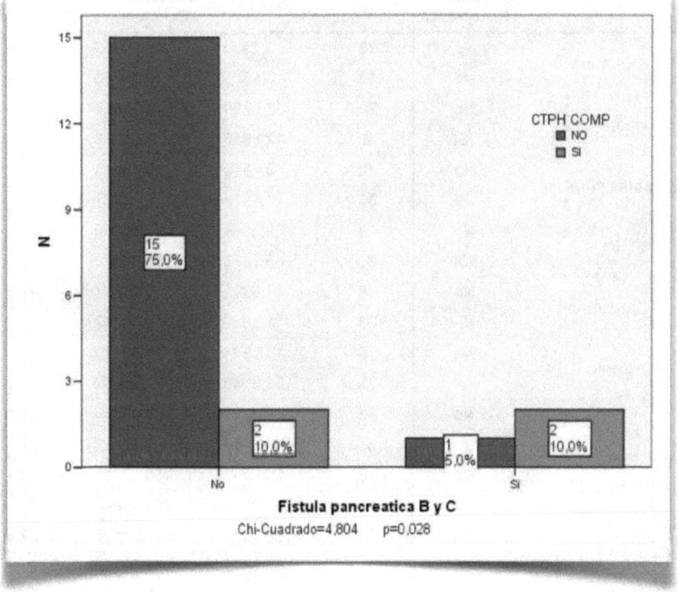

4.7. RELACIÓN ENTRE DATOS ANALÍTICOS PREOPERATORIOS Y DESARROLLO DE FÍSTULA PANCREÁTICA POSTOPERATORIA

4.7.1. Tabla 53. Comparación de datos analíticos preoperatorios y fístula pancreática (A, B y C).

Sólo hemos observado una relación significativa con la creatinina y una relación próxima a la significación con la urea.

	Fístula Pancreática	N	Media	Desviación Estandar	t	p
Albúmina	No	78	3,7436	0,5256	0,962	0,338
	Si	33	3,6303	0,65645		
Hemoglobina	No	78	12,6769	1,75084	-0,78	0,437
	Si	33	12,9655	1,85123		
Leucocitos	No	78	8,1674	5,45643	0,696	0,488
	Si	33	7,4818	2,25307		
Urea	No	78	36,2564	17,82559	-1,871	0,064
	Si	33	45,7273	35,47382		
Creatinina	No	78	1,0092	0,24717	-2,472	0,015
	Si	33	1,1852	0,50292		
Sodio	No	78	137,961	3,50729	-0,551	0,583
	Si	33	138,3636	3,5162		
Potasio	No	78	4,3091	0,44786	-1,013	0,314
	Si	33	4,403	0,44122		
GPT	No	78	190,6711	218,32468	-0,241	0,81
	Si	33	205,0576	401,88942		
GOT	No	78	153,3574	395,28456	0,271	0,787
	Si	33	133,0375	231,69362		
GGT	No	78	705,054	1095,58063	0,111	0,787
	Si	33	680,3613	912,51075		
FA	No	78	409,7692	414,49828	-0,191	0,849
	Si	33	430,0333	519,28193		
Bilirrubina Total	No	78	7,7721	8,64013	-1,34	0,185
	Si	33	10,6224	10,69847		

4.7.2. Tabla 54. Comparación de datos analíticos preoperatorios y el desarrollo de una fístula pancreática grado B o C.

Sólamente hemos observado una relación significativa de la GPT y la bilirrubina total, y una relación próxima a la significación de la albúmina.

	Fistula pancreática B y C	N	Media	Desviación Estandar	t	p
Albúmina	No	95	3,7474	0,54105	1,711	0,09
	Si	16	3,4875	0,67909		
Hemoglobina	No	95	12,6512	1,79249	-1,632	0,108
	Si	16	13,425	1,57924		
Leucocitos	No	95	7,8985	5,04105	-0,351	0,726
	Si	16	8,35	2,22561		
Urea	No	95	38,7263	25,46731	-0,359	0,72
	Si	16	41,125	19,6125		
Creatinina	No	95	1,0462	0,35116	-1,123	0,264
	Si	16	1,1525	0,34348		
Sodio	No	95	138,1915	3,44004	0,796	0,428
	Si	16	137,4375	3,88104		
Potasio	No	95	4,316	0,43781	-1,218	0,226
	Si	16	4,4625	0,487		
GPT	No	95	168,8527	205,72126	-2,363	0,02
	Si	16	347,1625	542,86768		
GOT	No	95	137,7593	361,79698	-0,673	0,502
	Si	16	202,4063	308,0677		
GGT	No	95	666,0511	1040,82039	0,773	0,442
	Si	16	890,64	1057,91062		
FA	No	95	414,7684	464,19416	-0,024	0,981
	Si	16	417,9538	294,98145		
Bilirrubina Total	No	95	7,6082	8,49302	-2,388	0,019
	Si	16	13,8336	11,8288		

4.8. RELACIÓN ENTRE DATOS TÉCNICOS INTRAOPERATORIOS Y DESARROLLO DE FÍSTULA PANCREÁTICA POSTOPERATORIA

4.8.1. Figura 55. Relación entre el tipo de resección y desarrollo de una fístula pancreática.

No se observa relación significativa.

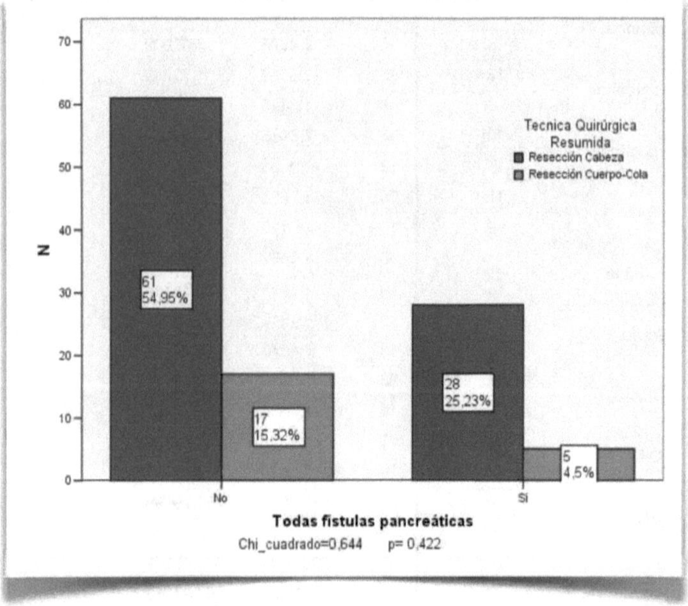

4.8.2. Figura 56. Relación entre el tipo de anastomosis y la presencia de fístula pancreática.

No se objetiva relación significativa.

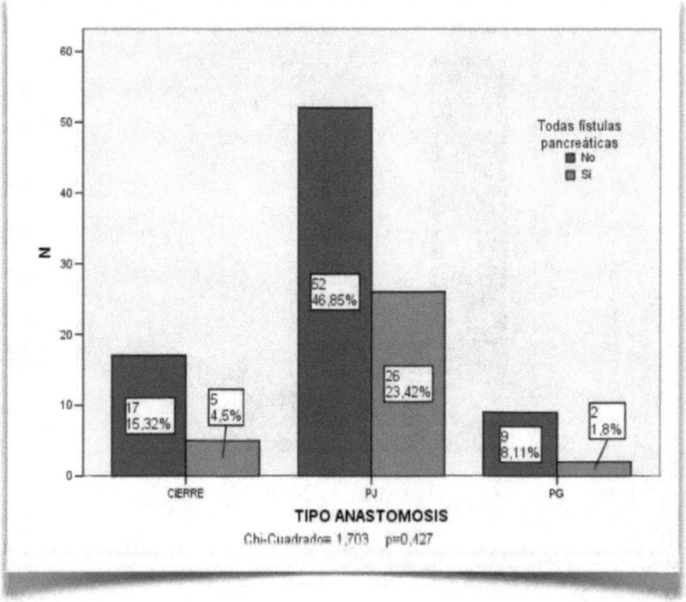

4.8.3. Figura 57. Relación entre las dos características del páncreas: tamaño del Wirsung y consistencia de la glándula pancreática.

Existe una fuerte asociación entre ambas características pancreáticas.

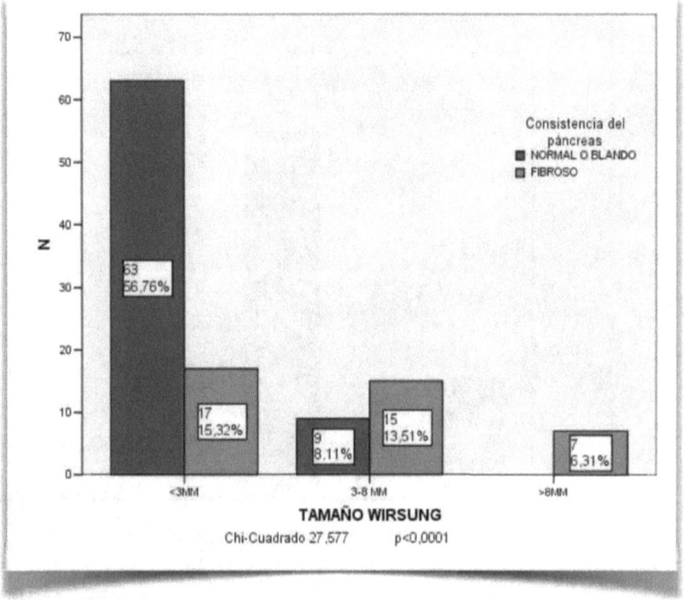

4.8.4. Figura 58. Relación entre el tamaño del conducto de Wirsung, clasificado según el ISGPS y la presencia de fístula pancreática.
Se objetiva una relación significativa.

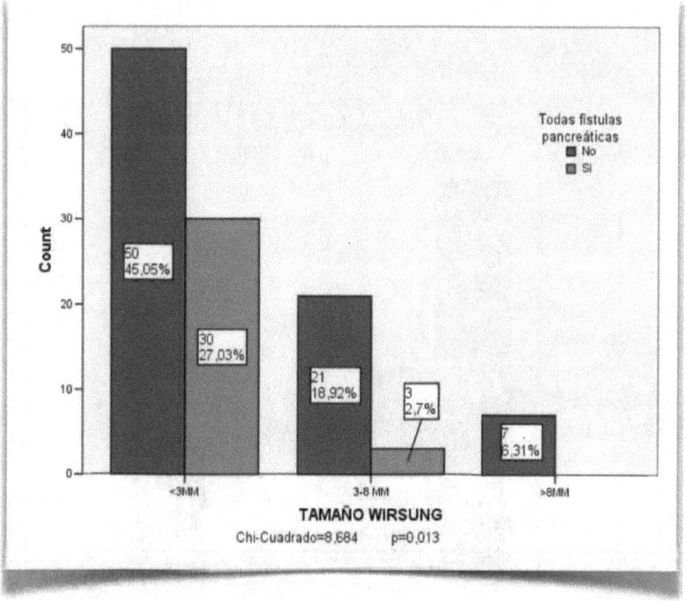

4.8.5. Figura 59. Relación entre la gravedad de la fístula pancreática y el tamaño del conducto de Wirsung, clasificado según criterios del ISGPS.

Existe relación, entre el tamaño del conducto de Wirsung y la gravedad de la fístula pancreática, pero sólo en los casos de duodenopancreatectomía.

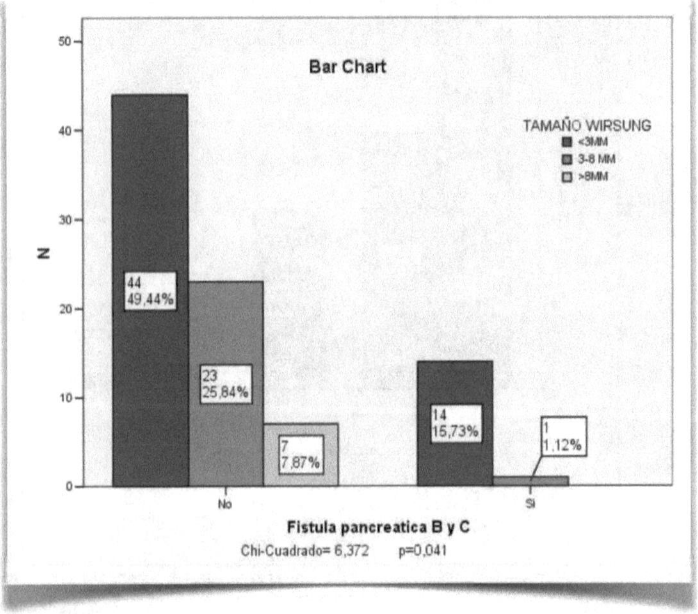

4.8.6. Figura 60. Relación entre las fístulas pancreática graves y las características del páncreas.

Se objetiva una relación significativa.

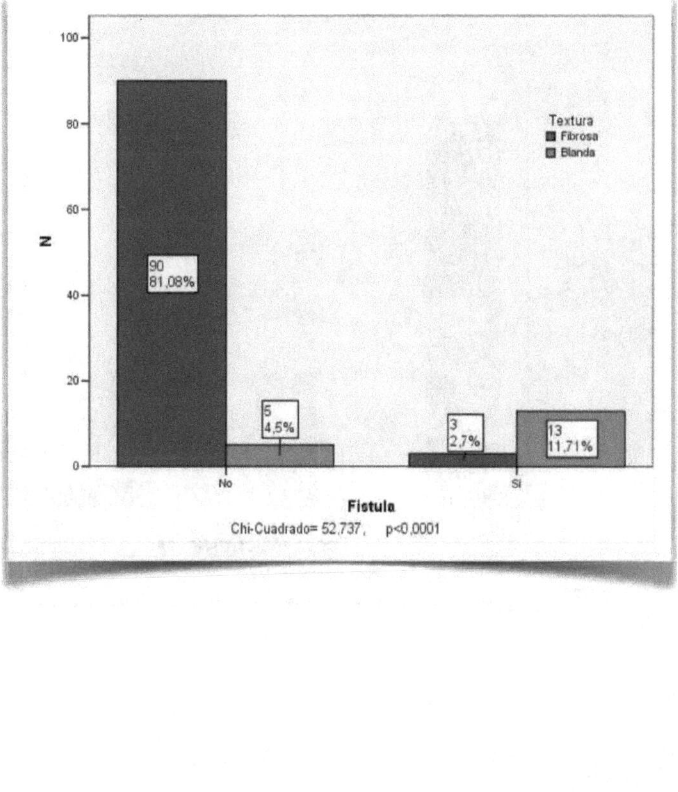

4.8.7. Figura 61. Relación entre la movilización del muñón pancreático y el tipo de anastomosis.

Se observa una relación significativa, dado que técnicamente es necesario movilizar mayor longitud de páncreas para realizar la anastomosis pancreatogástrica.

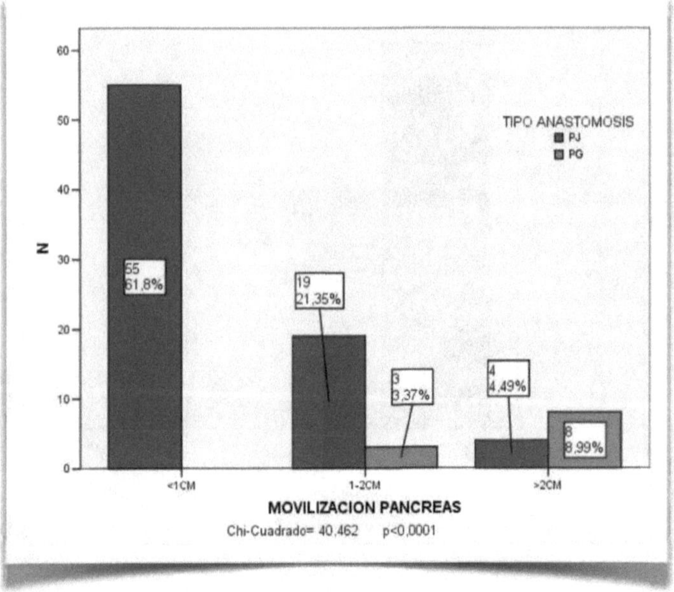

4.8.8. Figura 62. Relación entre la movilización del páncreas y las fístulas pancreáticas.

No se observa relación significativa.

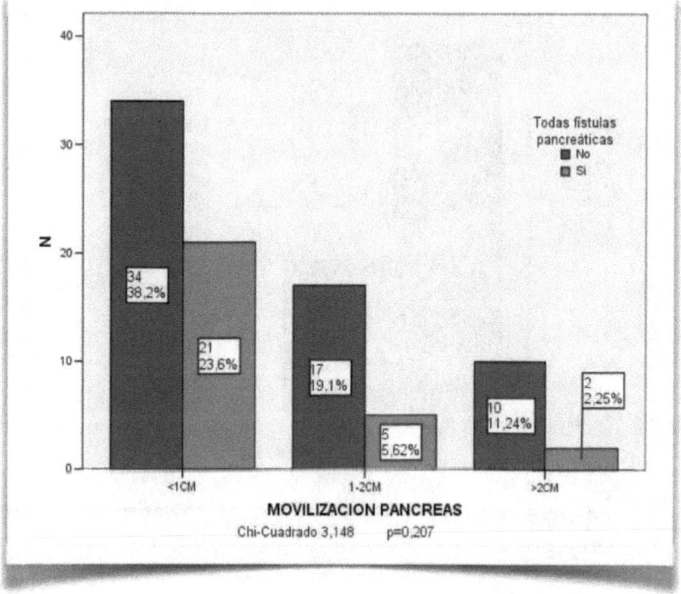

4.8.9. Figura 63. Relación entre el abordaje de la cabeza pancreática y las fístulas pancreáticas.

No se observa una relación significativa.

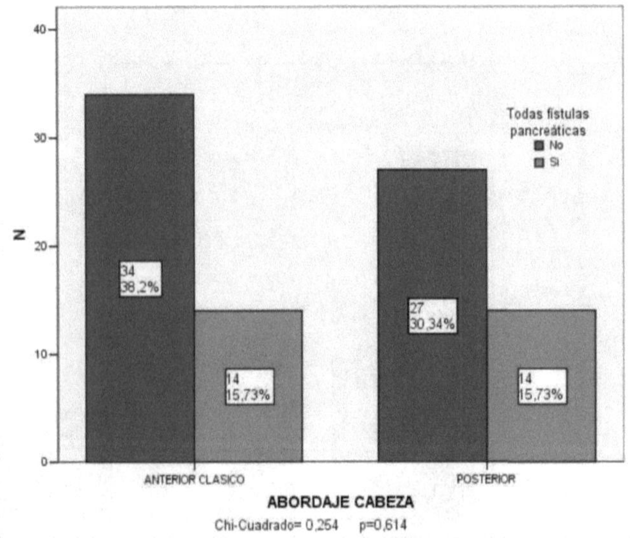

4.9. RELACIÓN ENTRE DATOS GENERALES DE LA INTERVENCIÓN QUIRÚRGICA Y DESARROLLO DE FÍSTULA PANCREÁTICA POSTOPERATORIA

4.9.1. Tabla 55. Comparación de datos de la intervención quirúrgica y el desarrollo de una fístula pancreática (A, B y C).

No hemos observado relación significativa.

	Fístula Pancreática	N	Media	Desviación Estandar	t	p
DURACIÓN INTERVENCIÓN	No	78	319,62	74,687	1,047	0,247
	Si	33	303,3	75,42		
PÉRDIDA SANGUÍNEA	No	78	639,26	265,014	-1,466	0,145
	Si	33	825,64	1052,149		
TRANSFUSIÓN PERIOPERATOR.	No	78	0,86	1,287	-1,048	0,297
	Si	33	1,21	2,233		

4.9.2. Tabla 56. Comparación de datos de la intervención quirúrgica y el desarrollo de una fístula pancreática grave (B y C)

Hemos encontrado una relación significativa, tanto en la pérdida sanguínea intraoperatoria como en la transfusión perioperatoria.

	Fistula pancreática B y C	N	Media	Desviación Estandar	t	p
DURACIÓN INTERVENCIÓN	No	95	311,83	74,686	-1,005	0,317
	Si	16	332,19	76,463		
PÉRDIDA SANGUÍNEA	No	95	621,93	262,388	-3,156	0,002
	Si	16	1126,56	1453,252		
TRANSFUSIÓN PERIOPERATORIA	No	95	0,79	1,219	-2,847	0,005
	Si	16	2	2,944		

4.9.3. Figura 64. Comparación de la transfusión perioperatoria (unidades de concentrado de hematíes) y la gravedad de la fístula pancreática Se observa una relación significativa.

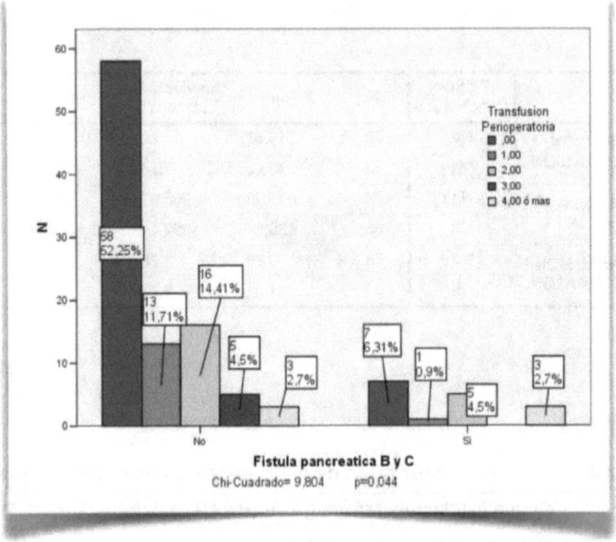

4.10. Figura 65. ASOCIACIÓN ENTRE EL NÚMERO DE COMPLICACIONES POSTOPERATORIAS Y UN FÍSTULA PANCREÁTICA B O C

Se objetiva una relación significativa, es decir, la presencia de una fístula conduce al desarrollo de un mayor número de complicaciones.

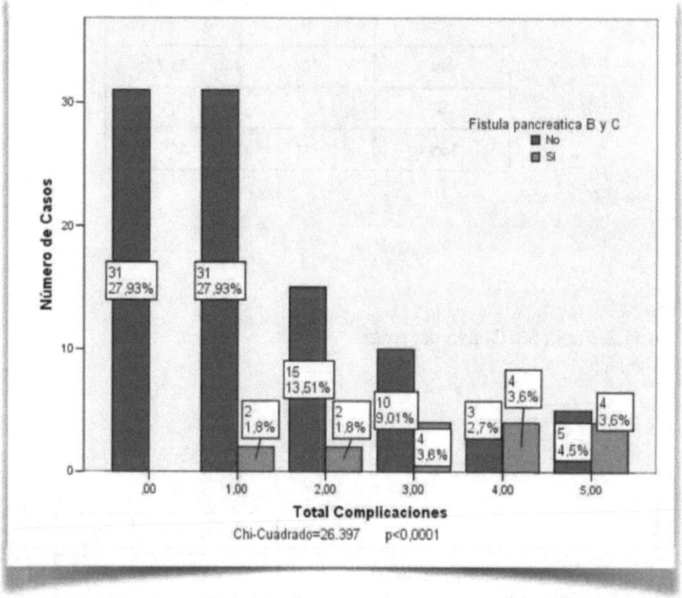

4.11. EXITUS. ESTUDIO DESCRIPTIVO

4.11.1 Tabla 57. Número de éxitus

	N	%
No	104	93,7
Si	7	6,3
Total	111	100

4.11.2. Tabla 58. Causa del éxitus

	N	%
Hemorragia Posoperatoria	2	28,59
Neumonía	2	28,59
Pancreatitis	1	14,28
Trombosis Portal	1	14,27
Fístula Biliar	1	14,27
Total	7	100

4.11.3. Figura 66. Relación de los exitus y fístula biliar.

No hemos encontrado relación entre la fístula biliar y el fallecimiento.

$\chi^2 = 4{,}334 \qquad p = 0{,}228$

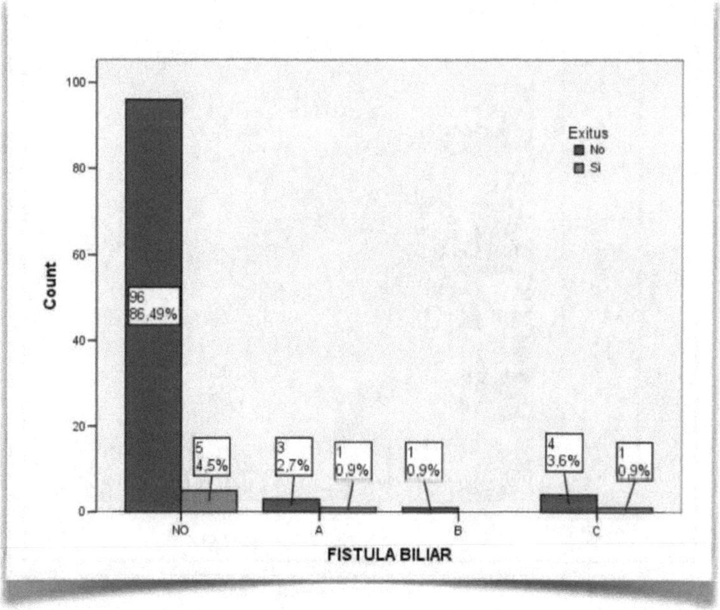

4.11.4. Figura 67. Relación entre los éxitus y fístula pancreática.

No hemos encontrado relación entre la fístula pancreática y el fallecimiento.

$\chi^2 = 2{,}986 \quad p = 0{,}394$

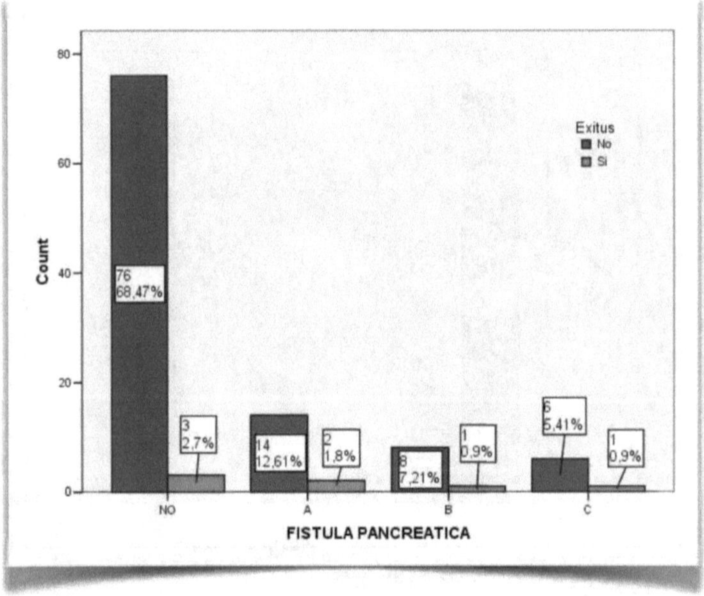

4.12. RESUMEN DE DATOS ESTUDIADOS

4.12.1 Tabla 59. Cuadro resumen de las variables pronósticas de fístula pancreática estudiadas.

Se observa como hay muy pocos factores que identifiquen una fístula pancreática en general, pero sí disponemos de un número suficiente de factores que pueden predecir las fístulas pancreáticas graves.

	Fístula general: A, B y C	Fístula grave: B y C
Enolismo		X
CPTH con complicaciones		X
Creatinina	X	
Urea	Próxima significación	
GPT		X
Bilirrrubina Total		X
Albúmina		Próxima significación
Tamaño Wirsung	X	X
Carácter Wirsung	X	X
Pérdida sanguínea		X
Transfusión perioperatoria		X

4.12.2. Tabla 60. Se realiza un estudio mediante regresión logística, incluyendo todos los factores identificados y también los que se encuentran próximos a la significación.

Se señalan (en gris) aquellos factores, que se identifican como factores de riesgo independientes, de un fístula pancreática grave.

	Score	df	Sig.
Características páncreas	4,667	1	0,031
Pérdida intraoperatoria	9,851	1	0,002
Transfusión perioperatoria	6,597	1	0,01
Antecedentes de enolismo	2,489	1	0,115
Bilirrubina total preoperatoria	6,833	1	0,009
GPT preoperatoria	0,003	1	0,958
Albúmina preoperatoria	0,14	1	0,708
CTPH con complicaciones	5,147	1	0,023
Tamaño de Wirsung	1,908	1	0,167
Modelo completo	17,513	9	0,041

4.13. ESTUDIO MEDIANTE CURVAS ROC DE LAS VARIABLES CUANTITATIVAS SELECCIONADAS

4.13.1.Figura 68. Bilirrubina total preoperatoria.

El punto azul señala el punto de corte, que se establece en 11 mg.

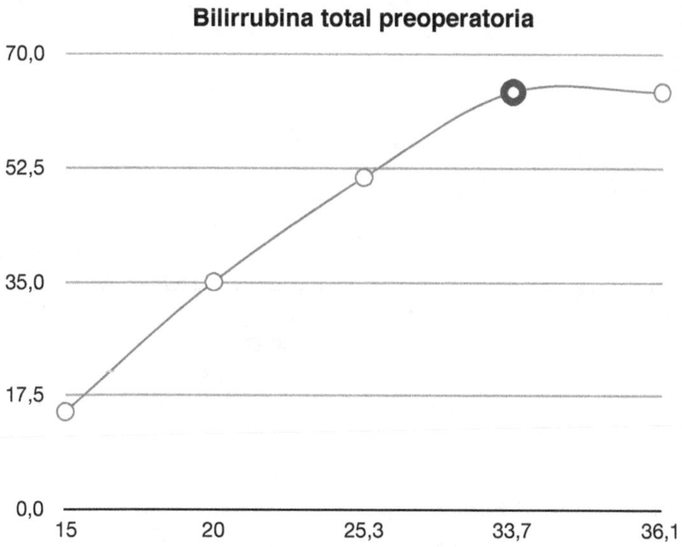

4.13.2. Figura 69. Pérdida sanguínea intraoperatoria.

El punto azul señala el punto de corte, que se establece en 800 ml.

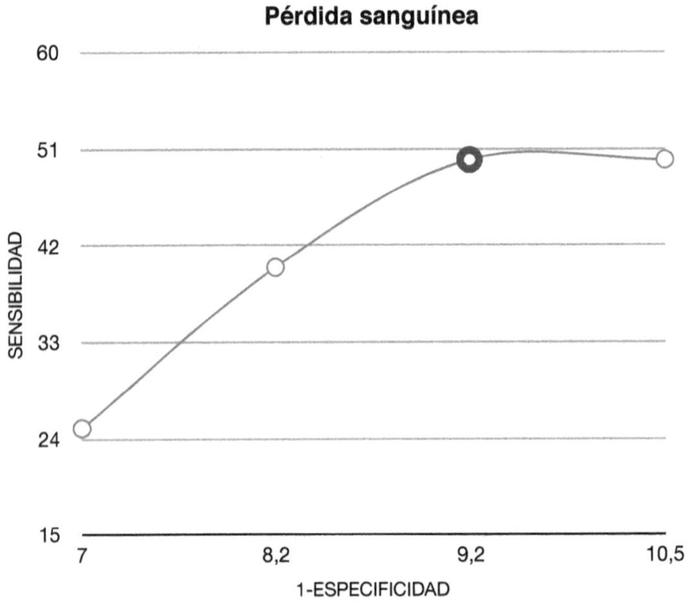

4.13.3. Figura 70. Transfusión perioperatoria.

El punto verde señala el punto de corte, que se establece en 2 concentrados de hematíes.

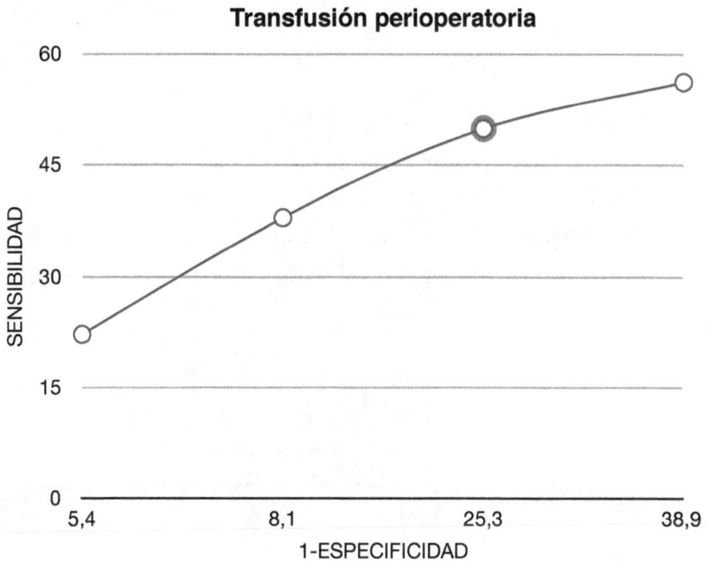

4.14. IDENTIFICACIÓN INDIVIDUAL DE LOS FACTORES DE RIESGO

4.14.1. Figura 71. Distribución del número de factores de riesgo en la muestra estudiada.

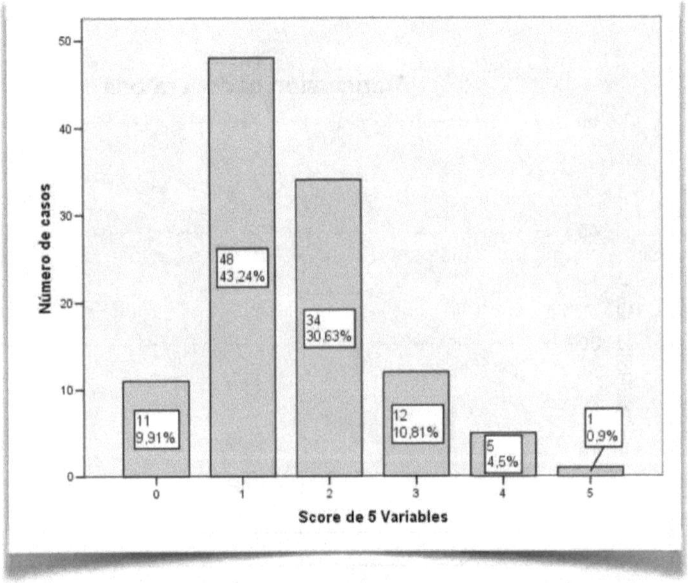

4.14.2. Figura 72. Relación entre factores de riesgo y fístula pancreáticas grave.

Observamos como existe una relación significativa.

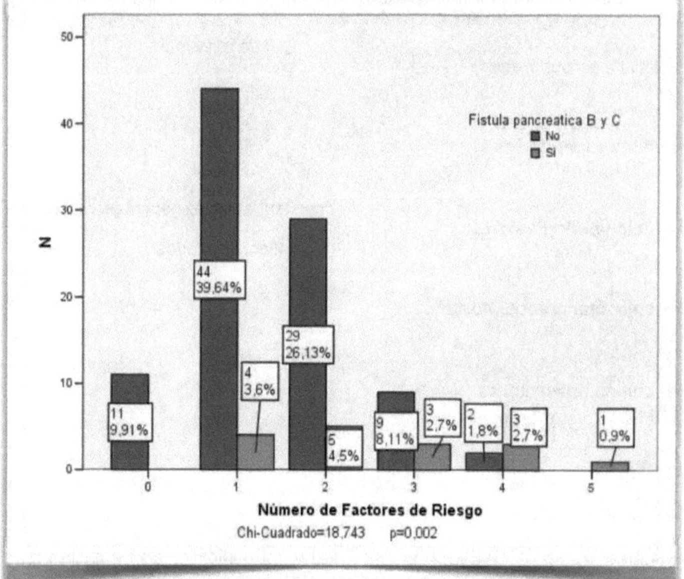

4.14.3. Tabla 61. Resumen de factores de riesgo.

Factor de riesgo	Características	Puntuación
Características páncreas	Blando o normal	1
	Fibroso	0
Pérdida intraoperatoria	> 800 ml	1
	< 800 ml	0
Transfusión perioperatoria	≥2 concentrados de hematíes	1
	< 2 concentrados	0
Bilirrubina total preoperatoria	> 11 mgr	1
	< 11 mgr	0
CTPH con complicaciones	Sí	1
	No	0

4.14.4. Tabla 62. Tabla de sensibilidad y especificidad de cada una de las variables, para las fístulas B y C.

P(F/C)	Sensibilidad	Especificidad
Textura	81,25	94,73
Pérdida sanguínea intraoperatoria	50	83,15
Transfusión perioperatoria	50	74,73
Bilirrubina	68,7	66,3
CTPH	12,5	97,89

4.15. CONSTRUCCIÓN DEL MODELO PREDICTIVO DE FPPO

4.15.1 Tabla 63. Ecuación de regresión logística con la puntuación del score.

Con objeto de tener una probabilidad individual del riesgo de padecer una fístula pancreática grave, obtenemos una ecuación de regresión logística:

	B	S.E.	Wald	df	Sig.	Exp(B)
Score	0,961	0,28	11,815	1	0,001	2,614
Constante	-3,63	0,678	28,681	1	0	0,027

$$P = \frac{e^{-3{,}630+0{,}961*Número\ Factores\ Riesgo}}{1+e^{-3{,}630+0{,}961*Número\ Factores\ Riesgo}}$$

4.15.2. Figura 73. Representación gráfica de la ecuación de regresión logística.

Los puntos rojos representan la probabilidad de sufrir una fístula pancreática grave con 1, 2, 3, 4 y 5 factores respectivamente.

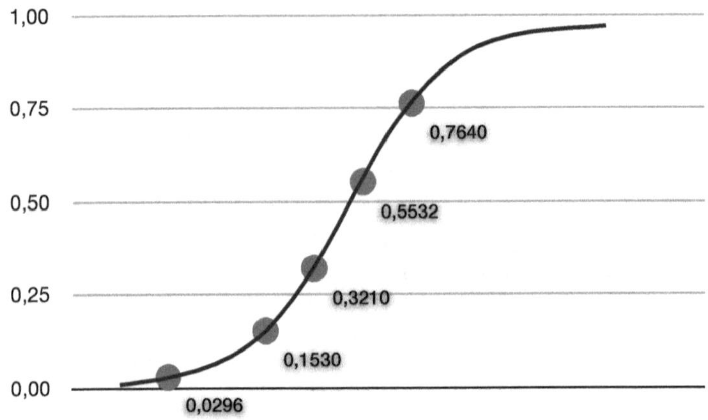

4.15.3. Tabla 64. Con objeto de mejorar la capacidad predictiva del modelo se procede a obtener la Odds Ratio de cada factor de riesgo y dar una puntuación ponderada.

Factor de Riesgo	Características	Odds Ratio	Puntuación
Características páncreas	Blando o Normal	10,446	4
	Fibroso		0
Pérdida intraoperatoria	> 800 ml	4,937	2
	< 800 ml		0
Transfusión perioperatoria	≥2 Concentrados de Hematíes	2,958	1
	< 2 Concentrados		0
Bilirrubina total preoperatoria	> 11 mgr	3,53	1
	< 11 mgr		0
CTPH con complicaciones	Si	6,642	2
	No		0
Total			10

4.15.4. Figura 74. Distribución de la puntuación del score ajustado.

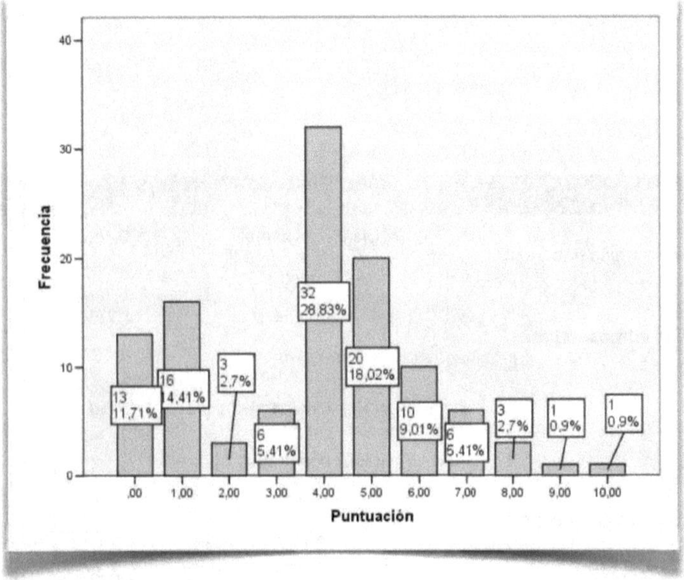

4.15.5. Figura 75. Distribución de la puntuación del score ajustado, en relación al desarrollo de una fístula pancreática grave.

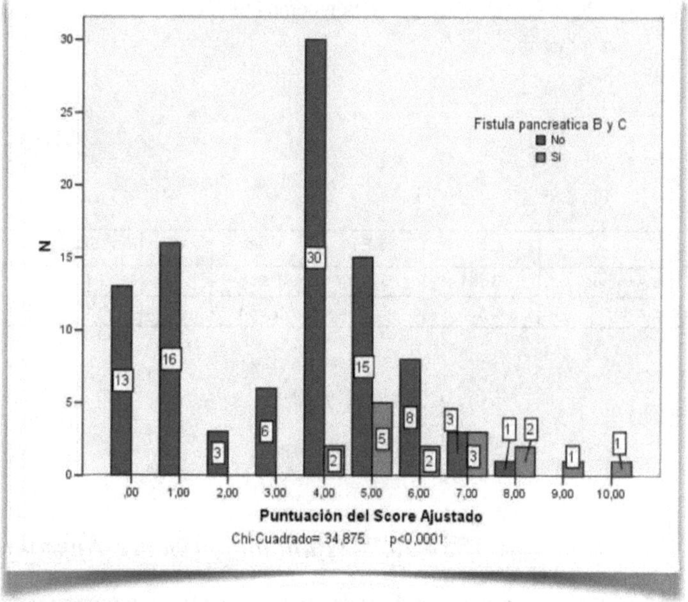

4.15.6. Tabla 65. Ecuación de regresión logística con la puntuación del score ajustado.

Con objeto de tener una probabilidad individual del riesgo de padecer una fístula pancreática grave, obtenemos una nueva ecuación de regresión logística.

	B	S.E.	Wald	df	Sig.	Exp(B)
Score Ajustado	0,894	0,226	15,608	1	0	2,446
Constante	-6,155	1,284	22,983	1	0	0,002

$$P = \frac{e^{-6{,}155+0{,}894 * \mathit{Puntuación\ Score\ Ajustado}}}{1 + e^{-6{,}155+0{,}894 * \mathit{Puntuación\ Score\ Ajustado}}}$$

4.15.7. Figura 76. Representación gráfica de la ecuación de regresión logística.

Los puntos verdes representan la probabilidad de sufrir una fístula pancreática grave según la puntuación obtenida en el score ajustado. Se ha representado a partir de 4 puntos, que es cuando se empiezan a detectar fístulas pancreáticas (Figura del punto 4.5).

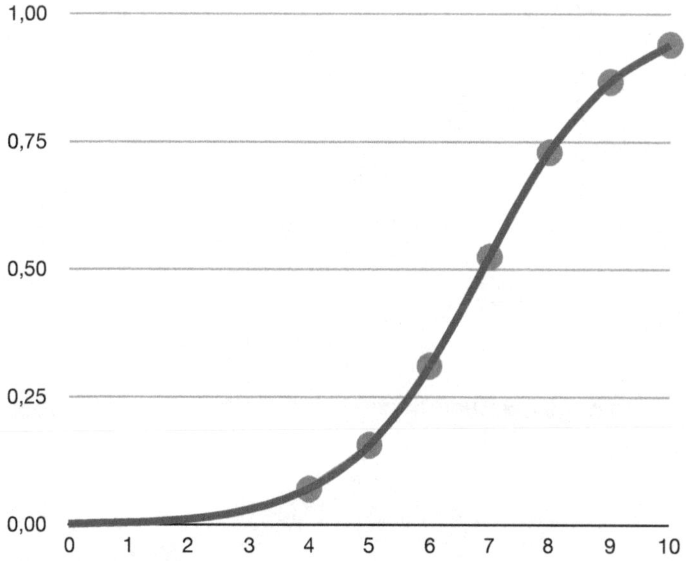

4.15.8. Figura 77. Comparación de las medias de la puntuación del score ajustado, en pacientes que han presentado una fístula y los que no la han presentado.

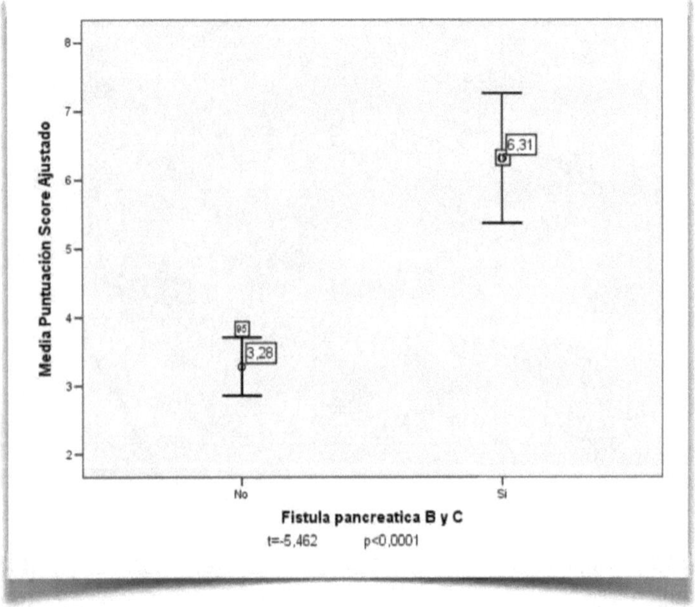

4.15.9. Figura 78. Estudio de la puntuación del score ajustado, mediante una curva ROC.

El punto de corte se establece en 4 puntos.

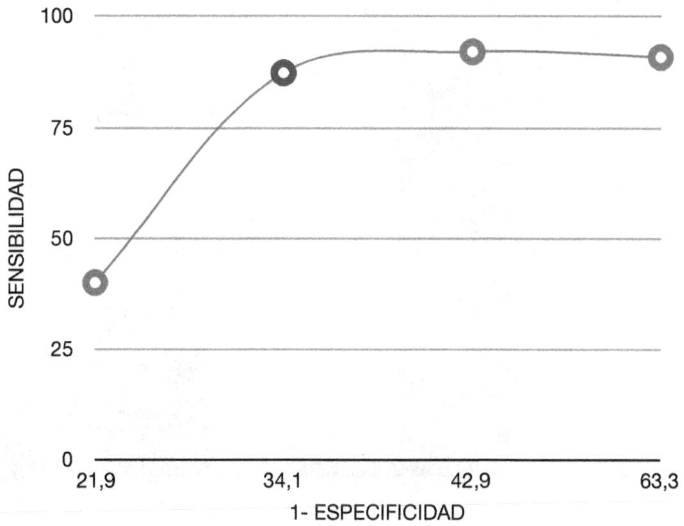

4.15.10. Figura 79. Distribución de la puntuación del score ajustado, (respecto del punto de corte) y la presentación de una fístula pancreática grave.

Observamos una distribución significativa y con una puntuación de 4 o más puntos, se han detectado 14 fístulas pancreáticas graves.

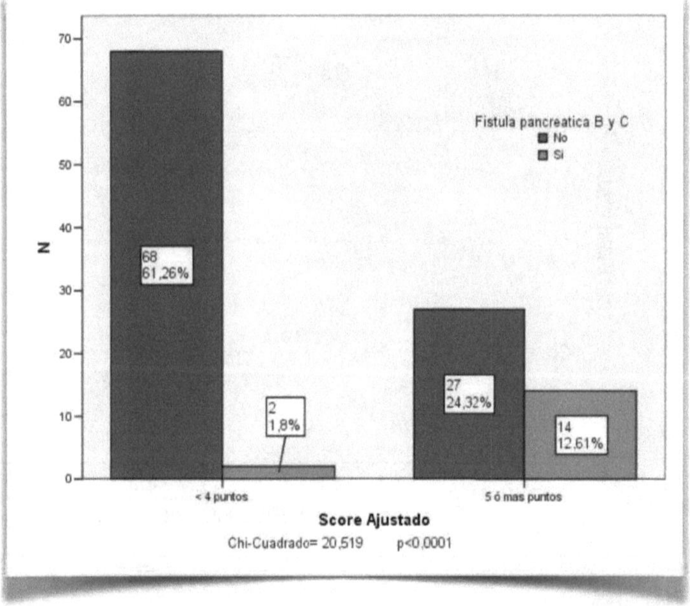

4.15.11. Tabla 66. Sensibilidad y especificidad del SCORE con un punto de corte en 4.

P(F/C)	+f
Sensibilidad	**87,5%**
Especificidad	**71,57%**

4.16. ÍNDICE DE TABLAS Y FIGURAS

Tablas 67. Relación de tablas y figuras de los resultados (página siguiente).

Tablas		Figuras	
Datos generales de la muestra			
Tabla 19	Descripción general edad	***Figura15:***	Representación de la media de edad con desviación estandar.
Tabla 20	Percentiles de la edad	***Figura 16***	Gráfico Stem&leaf de la edad
Tabla 21	Antecedentes personales, en relación a la patología pancreática	***Figura 17***	Distribución por sexos.
Tabla 22:	Antecedentes personales generales	***Figura 18***	Distribución del IMC
Tabla 23	Sintomatología	***Figura 19***	Presentación clínica general
Tabla 24	Diagnósticos	***Figura 20***	Diagnósticos resumidos
Tabla 25	Distribución riesgo anestésico	***Figura 21***	Relación clínica/patología maligna
Tabla 26	Procedimientos quirúrgicos realizados	***Figura 22***	Técnica quirúrgica resumida.
Tabla 27	Relación procedimientos quirúrgicos/ diagnósticos	***Figura 23***	Relación entre los procedimientos quirúrgicos resumidos y la patología resumida.
Tabla 28	Analítica general de toda la muestra	***Figura 24***	Comparación de la media de la hemoglobina
Tabla 29	Comparación de medias: analíticos patología benigna y maligna	***Figura 25***	Comparación de la media de la albúmina
Tabla 30	Comparación de medias de datos analíticos entre los dos tipos de resecciones quirúrgicas realizadas	***Figura 26***	Comparación de la media del sodio
Tabla 31	Comparación de datos analíticos entre pacientes con patología maligna y benigna en casos de resección de la cabeza pancreática.	***Figura 27***	Comparación de la media de la bilirrubina total
Tabla 32	Comparación de datos analíticos entre pacientes con patología maligna y benigna en casos de resección del cuerpo y cola pancreáticos	***Figura 28***	Procedimientos invasivos preoperatorios
Tabla 33	Resto de comparaciones analíticas, entre los mismo grupos estudiados	***Figura 29***	Estudio de los casos con procedimientos invasivos preoperatorios

Tablas		Figuras	
Descripción de complicaciones postoperatorias			
Tabla 41	Descripción global de las gravedad de las complicaciones. Clasificación de Clavien-Dindo	***Figuras 43***	Complicaciones por paciente
Tabla 42	Complicaciones generales. Descripción	***Figura 44***	Gravedad de las fístulas biliares. clasificación de Clavien-Dindo
Tabla 43	Complicaciones generales. clasificación Clavien-Dindo	***Figura 45***	Gravedad de las fístulas pancreáticas. clasificación de Clavien-Dindo
Tabla 44	Fístula biliar según la clasificación del ISGPS	***Figura 46***	Pacientes que han presentado fístula biliar o pancreática
Tabla 45	Fístulas pancreaticas, segun según la clasificación del ISGPS	***Figura 47***	Gravedad de las fístulas biliares y/o pancreáticas estudiadas de forma conjunta y con los grados asociados
Tabla 46	Relación entre fístula biliar y pancreática	***Figura 48***	Estudio de la medias de estancia postoperatoria. En las fístulas pancreáticas, clasificadas según el ISGPS
Tabla 47	Gravedad de las fístulas biliares y/o pancreáticas estudiadas de forma conjunta	***Figura 49***	Estudio de la medias de estancia posoperatoria en las fístulas biliares, clasificadas según el ISGPS.
Tabla 48	Estudio de la medias de estancia posoperatoria. Comparaciones múltiples	***Figura 50***	Estudio de la medias de estancia posoperatoria. En las fístulas biliares y/ o pancreáticas.
Tabla 49	Comparaciones múltiples, en el estudio de las medias de estancias posoperatorias, en los casos con fístulas biliares y/o pancreáticas.		
Tabla 50	Reoperaciones y procedimientos realizados para resolver las complicaciones		
Tabla 51	Días en los cuales se realizó la reoperación		

Tablas		Figuras	
Estudio de factores pronósticos de fístulas pancreáticas postoperatorias			
Tabla 52	Antecedentes personales y fístula pancreática (A, B y C)	***Figura 51***	Relación entre enolismo y el desarrollo de una fístula pancreática grave (B y C)
Tabla 53	Comparación de datos analíticos preoperatorios y fístula pancreática (A, B y C)	***Figura 52***	Realización de CPRE y/o CTPH preoperatoria y el desarrollo de fístula pancreática
Tabla 54	Comparación de datos analíticos preoperatorios y el desarrollo de una fístula pancreática grado B o C	***Figura 53***	Complicaciones de la CPRE y el desarrollo de fístula pancreática
Tabla 55	Comparación de datos de la intervención quirúrgica y el desarrollo de una fístula pancreática (A, B y C)	***Figura 54***	Complicaciones de la CTPH y el desarrollo de fístula pancreática grave
Tabla 56	Comparación de datos de la intervención quirúrgica y el desarrollo de una fístula pancreática grave (B y C)	***Figura 55***	Relación entre el tipo de resección y desarrollo de una fístula pancreática
		Figura 56	Relación entre el tipo de anastomosis y la presencia de fístula pancreática.
		Figura 57	Relación entre las dos características del páncreas: tamaño del Wirsung y consistencia de la glándula pancreática
		Figura 58	Relación entre el tamaño del conducto de Wirsung, clasificado según el ISGPS y la presencia de fístula pancreatica
		Figura 59	Relación entre la gravedad de la fístula pancreática y el tamaño del conducto de Wirsung.
		Figura 60	Relación entre las fístula pancreáticas graves y las características del páncreas.
		Figura 61	Relación entre la movilización del muñón pancreático y el tipo de anastomosis.
		Figura 62	Relación entre la movilización del páncreas y las fístulas pancreáticas

Tablas		Figuras	
		Figura 77	Comparación de las medias de la puntuación del score ajustado, en pacientes que han presentado una fístula y los que no la han presentado
		Figura 78	Curva ROC, del score propuesto.
		Figura 79	Distribución de la puntuación del Score ajustado, (respecto del punto de corte) y la presentación de una fístula pancreática grave

5. Discusión

La cirugía pancreática, como la conocemos actualmente, tiene sus inicios en la década de los años treinta del siglo XX (5). A pesar de haber transcurrido casi un siglo desde entonces, continúa siendo un reto en el siglo XXI. Un mejor conocimiento de la anatomía, fisiología y los avances en los cuidados postoperatorios han conseguido descender la morbimortalidad a unos límites aceptables (126).

Pensamos que otra de las causas de esta mejora en los resultados de la cirugía pancreática es la atención de los pacientes en unidades especializadas. Permiten abordar esta patología sin el nihilismo terapéutico que existía hace años (128), proporcionando una formación específica y de calidad a los nuevos cirujanos (127).

Los factores que influyen en los resultado de la cirugía pancreática son numerosos. Debido a que algunos no podemos modificarlos, es fácil entender que los dependientes de la técnica quirúrgica sean a los que más tiempo y esfuerzo han dedicado los cirujanos (194). Hemos intentado hacer una revisión exhaustiva de todos los factores dependientes de la fístula pancreática postoperatoria (FPPO), observando como los resultados de los estudios muchas veces son contradictorios (194).

El cirujano pancreático debe tener unos conocimientos específicos de este órgano tan complejo, y unas habilidades que le permitan desarrollar este tipo de intervenciones. Se viene considerando que la cirugía pancreática está reservada para grupos de trabajo que la realizan de forma específica, en solitario, o en combinación con la cirugía hepática (128, 282).

Uno de los primeros datos que debemos valorar es el número de intervenciones quirúrgicas sobre el páncreas que realiza un determinado grupo de trabajo; se ha considerado que un factor muy importante para la disminución de la morbimortalidad es un alto volumen de trabajo en este campo de la cirugía (282).

Nuestro grupo desarrolla la cirugía pancreática en conjunto con la cirugía hepática y biliar, estando las cifras de intervenciones que venimos realizando acordes con los estándares marcados por la Asociación Española de Cirujanos (128).

Por tanto, partiendo de la base que nuestra Unidad de Cirugía Hepatobiliopancreática se encuentra dentro de los criterios de valoración estandarizados en nuestro país (128), el siguiente paso es realizar un estudio pormenorizado de la morbilidad en cirugía pancreática en área de salud asignada.

Teniendo en cuenta que la morbilidad es un concepto muy amplio, hemos centrado el presente trabajo en la valoración y predicción de las fístulas pancreáticas postoperatorias (FPPO), debido a que es una complicación específica de esta cirugía y a su vez va a constituir una importante fuente de otros problemas en el postoperatorio.

5.1. CLASIFICACIÓN DE LAS COMPLICACIONES

La comparación de resultados quirúrgicos entre centros siempre ha sido un problema. Lo primero es ponerse de acuerdo en la definición. Para poder compararnos con otros autores hemos utilizado definiciones aceptadas internacionalmente. Este aspecto nos parece fundamental porque no queríamos cometer los errores que Bassi puso de manifiesto hace más de 10 años, cuando aplicando distintas definiciones de FPPO, la incidencia variaba desde el 10 al 24% (138).

Utilizamos la clasificación internacional del ISGPF (138) de la FPPO. Nos parece una clasificación cómoda y práctica de utilizar porque permite tomar actuaciones con los pacientes; por ejemplo, si el paciente tiene una fístula pancreática y existen signos de alarma como fiebre o leucocitosis debemos estar alerta y solicitar pruebas complementarias con diligencia.

Además de la clasificación del ISGPF, hemos utilizado la clasificación de Dindo (116) para las FPPO. Utilizamos la dinámica de trabajo propuesta por Clavien (118), es decir, en caso de duda a la hora de clasificar una complicación, se reúne el equipo quirúrgico y se decide por consenso el grado que debe tener esa complicación. Como somos un grupo de trabajo pequeño nos permite tener unos criterios uniformes en las clasificaciones.

Hemos utilizado también las clasificaciones internacionales de las definiciones de complicaciones específicas de resección pancreática, como hemorragia postoperatoria (250), retraso en el vaciado gástrico (287) y fístula biliar (286).

Para el resto de complicaciones hemos utilizado la clasificación de Dindo (286). Queremos resaltar que el seguimiento de los pacientes ha sido estricto. Cualquier complicación, por muy leve que fuera, se anotaba en los protocolos de recogida de datos.

Todas estas clasificaciones tienen, desde nuestro punto de vista, una cualidad fundamental: permiten una graduación de las complicaciones. No es lo mismo comunicar una incidencia de fístula FPPO del 20% si es tipo A o B-C. Las segundas consumirán más recursos humanos y económicos (134, 136). Lo mismo ocurre con las complicaciones cuando se utiliza la clasificación de Dindo (117, 144).

Nuestro planteamiento coincide con la mayoría de las publicaciones en los últimos años; existe una tendencia hacia la estandarización, no refiriendo sólamente la complicación, sino también el grado de gravedad de la misma, siendo posible un avance en el tratamiento estadístico (109, 117, 144, 174, 182, 190, 270).

5.2. ESTUDIO DESCRIPTIVO DE LA MUESTRA

5.2.1. Datos generales de la muestra

Las referencias a figuras y tablas aluden a las expuestas en el apartado de resultados. Al final de dicha sección existe una relación de las mismas para facilitar el análisis al lector.

Los datos demográficos que hemos obtenido de la muestra de estudio son comparables en cuanto a edad, sexo y otras características generales valorados en trabajos de índole internacional.

La media de la edad en la muestra es de 62,17 años (tabla 19), oscilando en trabajos publicados entre 57-65 años (117, 133, 181, 182, 255, 270). Nuestro grupo no descarta el tratamiento quirúrgico en los pacientes de edad avanzada. En la muestra, de 110 pacientes, 20 tenían más de 75 años, acorde con otros autores que recomiendan no negar el tratamiento quirúrgico a pacientes de edad avanzada (154). Sin embargo, pensamos que hay que utilizar el sentido común cuando vemos al paciente en la consulta. La decisión final la tomamos conjuntamente con el equipo de anestesiología, que utilizando el ASA (290) intentamos definir mejor el grupo de riesgo. A pesar de que no utilizamos otras herramientas como hace Dias-Santos (157), no descartamos utilizarlas en el futuro.

Valorando la distribución por sexos (fig. 17) hay un discreto porcentaje mayor en hombres que en mujeres, también acorde con otras series publicadas (117, 133, 181, 182, 255, 270).

En relación a la media del IMC (fig. 18), que en nuestra serie es del 26,39 Kg/m^2, es similar a otras series, oscilando entre 21,5 Kg/m^2 y 25,75 Kg/m^2 (167, 181, 270, 272).

Hemos estudiado ampliamente los antecedentes personales (tabla 22), no sólo los relacionados con el páncreas, sino también generales, atendiendo a las comorbilidades y la obesidad. La razón es porque se han relacionado con el desarrollo de FPPO. Destaca un 46,8% de hipertensión arterial y 25,2 % de DM correlacionándose con un ASA II-III en un 85% de los casos; por tanto, en la muestra estudiada tenemos pacientes con elevado riesgo anestésico y quirúrgico. Casadei (182) refiere un 92% ASA II-III. No obstante, más adelante valoraremos los factores de riesgo de fístula pancreática más importantes de este grupo y los resultados que hemos obtenido.

La presentación clínica es similar a otros trabajos publicados (tabla 23) (202). En nuestra serie la forma más frecuente fue la ictericia (45,9%), seguido del síndrome constitucional (39,6%) y dolor (37,8%).

En relación a los diagnósticos de la muestra del estudio (fig. 24), hemos visto como la patología maligna, tanto del propio páncreas como de vía biliar y duodeno, constituyen prácticamente el 80% de la muestra, lo que viene a coincidir con lo publicado en líneas generales en trabajos sobre complicaciones de cirugía pancreática (117, 144, 268).

Respecto a las técnicas quirúrgicas que hemos realizado (fig. 22, tablas 26 y 27), se han incluido en la muestra todas aquellas que precisen una sección pancreática, con o sin anastomosis. Destaca la duodenopancreatectomía cefálica, en sus variantes clásica, preservación pilórica y la novedosa técnica de la operación de Nakao. No obstante todas las técnicas empleadas se consideran técnicas de riesgo de fístula pancreática (182, 268). En un 80,18% de los pacientes se realizó resección de la cabeza pancreática. Casadei (182) refiere 60% de resecciones de la cabeza del páncreas, Molinari (268) 72,9% y Moskovic (259) 68%.

Podemos observar como el cáncer de páncreas se distribuye en el 84,2% en la cabeza y un 15,8% en la cola. Molinari (268) tiene un 90% de los adenocarcinomas ductales en la cabeza pancreática. La neoplasia quística mucinosa se distribuye en la cola y por último los tumores neuroendocrinos prácticamente se divide en un 50% entre cuerpo y cola (tabla 27).

En nuestro grupo de trabajo, las técnicas quirúrgicas están estandarizadas mediante protocolo, y dado que sólamente somos tres cirujanos, se consigue que la muestra sea muy homogénea desde este punto de vista.

En conclusión, los casos que hemos estudiado se corresponden, en líneas generales, con lo estudiado por otros grupos de trabajo a nivel internacional,

Por tanto, partiendo de esta premisa, se recomienda que cada grupo de trabajo valore y estudie su morbimortalidad y busque los factores de riesgo en su medio.

5.2.2. Datos analíticos de la muestra

En el estudio analítico de la muestra, hemos observado que los datos generales se encuentran dentro de los rangos normales para la población, a excepción de la cifra de bilirrubina (tabla 28). Los datos se hacen mas llamativos cuando los comparamos en grupos de patología neoplásica y patología benigna.

Observamos, en general, como los pacientes con patología cancerosa presentan una menor hemoglobina, y peor función hepática producida por obstrucción de la vía biliar (tabla 29).

Cuando valoramos la situación desde el punto de vista del tipo de resección quirúrgica, encontramos que analíticamente los pacientes con resección del cabeza pancreática tienen peor situación general que los pacientes con resección del cuerpo y cola. Básicamente se trata de un cuadro de reacción inflamatoria y tendencia a la desnutrición proteica (tabla 30). Profundizando en este concepto, realizamos la valoración de los pacientes con patología maligna y benigna con resección de la cabeza pancreática. Observamos como los pacientes con cánceres tienen en general un peor estado, aunque los datos de la albúmina no presentan diferencias (tabla 31).

Si estudiamos los pacientes con patología de cuerpo-cola, no se encuentran prácticamente diferencias entre patología maligna y benigna (tabla 32).

También hemos realizado un estudio pormenorizado de las cifras de hemoglobina, albúmina, sodio y bilirrubina (fig. 24-27). En general, los datos analíticos son peores para los pacientes con resección de cabeza pancreática y cáncer, que concuerda con algunos estudios consultados (159).

Desde el punto de vista nutricional, es un concepto clásico que los pacientes neoplásicos tienen un peor estado nutricional, básicamente debido a una peor alimentación y la presencia de un estado de inflamación crónica (123). En los resultados que hemos estudiado, vemos como la presencia de un cáncer empeora el estado general de los pacientes, pero también vemos como en la patología de la cabeza pancreática los pacientes tienen un peor estado general, independientemente de que se trate de patología neoplásica o no, lo cual en último término debería significar un aumento de morbilidad en estos casos.

5.3. PROCEDIMIENTOS INVASIVOS PREOPERATORIOS

Este es uno de lo puntos de mayor debate en la patología pancreática; si deben de realizarse procedimientos invasivos preoperatorios sobre la vía biliar o no. Existen múltiples experiencias en ambos sentidos (204, 205, 208).

En nuestro centro, los pacientes con ictericia ingresan el Servicio de Digestivo donde son estudiados. Después de presentarse en un comité multidisciplinar, se procede al drenaje de la vía biliar de forma sistemática en los pacientes ictéricos, siendo enviados a cirugía posteriormente. Debido a los recursos y al sistema organizativo de nuestro medio, nos vemos obligados a realizar un drenaje biliar preoperatorio en un número no despreciable de pacientes.

En la muestra que hemos estudiado, se ha realizado un procedimiento invasivo a 60 pacientes de un total de 111 (54,05%) (figura 28). Hay autores que refieren cifras incluso superiores (126). Los dos procedimientos que se realizaron en la muestra fueron la CTPH y la CPRE, no utilizando otros métodos como el drenaje nasobiliar (207). En la figura 29 y tabla 34 se describen todos los procedimientos que se han realizado y los resultados.

En 5 pacientes de nuestra serie no se realizó CPRE y se procedió a CTPH directamente. Normalmente esta situación ocurre en pacientes con cuadro de colangitis grave que precisan drenaje urgente, o no existió disponibilidad de CPRE en ese momento. En nuestro centro hospitalario podemos realizar de urgencia CTPH, pero no CPRE.

La realización de una CPRE puede derivar a tres situaciones: a) CPRE y colocación de prótesis plástica. Es la más frecuente; de 25 pacientes, sólamente tres pacientes necesitaron actuación con CTPH; b) CPRE fallida: sólamente 4/17 paciente no requirieron actuación por CTPH, pero la mayoría precisó drenaje radiológico (13/17 pacientes) y c) colocación de una prótesis metálica: obtuvo éxito en el 100% de los pacientes y no precisó de otra actuación sobre la vía biliar. No hemos encontrado dificultades en la disección del ligamento hepatoduodenal si los pacientes eran portadores de prótesis metálicas o plásticas.

En resumen, podemos concluir que un alto índice de pacientes de nuestra serie necesitan un procedimiento sobre la vía biliar.

Otro aspecto que debemos analizar en detalle son las complicaciones de los procedimientos sobre la vía biliar. Una de las razones por la que algunos grupos de trabajo operan a los pacientes, incluso con elevadas cifras de bilirrubina, es para evitar las complicaciones de la manipulación de la vía biliar. Figueras (203) demostró que es seguro operar pacientes con altas cifras de bilirrubina en tumores de Klatskin donde hay que realizar una resección hepática mayor.

En nuestra serie, un 21,82% de los pacientes sometidos a CPRE presentaron alguna complicación (tablas 35 y 36). Esto se correlaciona con otras series (205). Las complicaciones de la colocación de una prótesis plástica y CPRE fallidas son similares (10,91 y 7,27% respectivamente). Lo más frecuente es una pancreatitis (40%), obstrucción de la prótesis (26,6%) y colangitis (20%). Los que pacientes que se sometieron a drenaje biliar por CTPH (21 pacientes) también sufrieron complicaciones (19,0%), siendo la colangitis, sangrado y obstrucción de la prótesis o del drenaje biliar, las complicaciones más frecuentes, distribuidas en proporciones similares.

Van der Gaag (205) en su estudio prospectivo randomizado sobre cirugía temprana o drenaje biliar refiere que los pacientes sufrieron alguna complicación (46%), pancreatitis (7%), colangitis (26%), perforación (2%), hemorragia después de CPRE (2%), oclusión de la prótesis (15%) y necesidad de recambio (30%).

5.4. INTERVENCION QUIRÚRGICA

5.4.1. Aspectos generales de la técnica quirúrgica

La técnica quirúrgica más empleada en la muestra fue la duodenopancreatectomía cefálica tipo Whipple (DPC) (57,66%), seguido de la duodenopancreatectomía cefálica con preservación pilórica (DPC-PP) y pancreatectomía corporocaudal con esplenectomía (PCCC-E), con frecuencia similares (14,4%) (fig. 33 y 34). Atendiendo a la patología de la cabeza, el 71 % de los pacientes fueron sometidos a DPC mientras que un 17,9% a DPC-PP. Estos datos no concuerdan con la literatura publicada donde hay un porcentaje similar, o incluso superior, de resecciones tipo preservación pilórica (117, 144).

Tenemos que matizar estos resultados: primero, hay pacientes a los cuales se les practica en otros centros DPC-PP y en nuestra serie hemos realizado una operación de Nakao (7, 81). Nos referimos a pacientes con patología benigna o potencial de malignidad incierto. La suma de DPC-PP con operación de Nakao se acerca al 30%. Segundo, posiblemente porque un principio en nuestro grupo es hacer una cirugía radical, con esqueletización del ligamento hepatoduodenal, nos parece que en la DPC clásica este objetivo se consigue mejor; hay que tener en cuenta que en la DPC-PP, si es posible, se deben preservar los vasos pilóricos. Tercero, como hemos comentado antes, hay una serie de pacientes sometidos a drenaje de la vía biliar con un proceso inflamatorio en la cabeza que hace difícil la disección del ligamento hepatoduodenal, siendo más fácil cuando se procede a la sección gástrica en la DPC tipo Whipple.

Dienner (228) en un metaanálisis comparando las dos técnicas no encuentra diferencias entre la DPC y DPC-PP en relación a la mortalidad, morbilidad y supervivencia para pacientes con tumores periampulares. Sin embargo, los niveles de evidencia son bajos. A pesar de que la DPC-PP ocupa menos tiempo y con menor pérdida sanguínea, nosotros nos encontramos más cómodos con la DPC clásica puesto que, como hemos dicho antes, podemos hacer una linfadenectomía más amplia en caso de tumores malignos.

5.4.2. Duración, pérdida sanguínea, y transfusiones

Estos tres aspectos merecen un análisis preciso (tabla 37).

La media de la duración de la intervención de la serie es de 314,77 minutos, con diferencias significativas en relación con el tipo de procedimiento (fig. 35).

La intervención quirúrgica que ha consumido más tiempo ha sido la operación de Nakao con una media de tiempo de 384 minutos. Posiblemente estos resultados están condicionados a que se han incluido los primeros pacientes con esta técnica en nuestra unidad.

Comparando la técnica de Nakao con otras técnicas pensamos que es más laboriosa, y donde "la prisa no es buena compañera de viaje". Es fundamental mantener un campo exangüe para poder identificar adecuadamente los vasos arteriales que deben preservarse (7, 79-81). No obstante, en el artículo original de Nakao (7) no se hace referencia al tiempo utilizado en la intervención, pero en otra publicación más reciente conjuntamente con Laureano Fernandez-Cruz, en la serie de la Universidad de Nagoya la media del tiempo operatorio fue de 365 minutos y en la serie de la Universidad de Barcelona fue de 370 minutos (81). Otros autores refieren una media de tiempo operatorio de 390 minutos (79, 80).

En relación a la DPC y DPC-PP, con una media de tiempo de 327 y 312 minutos respectivamente, sin diferencias estadísticamente significativas, hemos encontrado similares tiempos en las series consultadas (337-442 minutos) (99, 255, 259, 268). Otros autores refieren tiempos mayores: 640 minutos (270) y 964 minutos (148).

Sólamente hemos realizado dos intervenciones de Appleby modificadas con una media del tiempo quirúrgico de 330 minutos. Hemos revisado distintas publicaciones de pacientes pero no hemos identificado publicados los tiempos quirúrgicos (35, 70, 86).

Por último, la técnicas que consumen menor tiempo quirúrgico son las resecciones del cuerpo y cola del páncreas, asociadas o no a esplenectomía, encontrando diferencias estadísticamente significativas respecto a otras técnicas empleadas. Los tiempos son acordes a las publicaciones de otros autores (259, 268).

Las pérdidas sanguíneas operatoria es uno de los factores relacionado con FPPO. Un aspecto que hemos analizado en la forma de cuantificarla. En el apartado de material y métodos hemos referido nuestra metodología. Si analizamos el método de recogida de las pérdidas sanguíneas en diversos estudios, encontramos que Chen (255) no lo menciona en su serie. Braga (144) describe un método similar al nuestro porque calcula las pérdidas sanguíneas añadiendo al volumen del aspirador el peso de las compresas húmedas. En su score final, para el cálculo de complicaciones después de pancreatectomía, la variable pérdida sanguínea se categoriza en < 700 o ≥ 700 ml. Callery (174), en su score de riego de fístula pancreática, asigna cuatro puntuaciones (0, 1, 2 y 3) para puntos de corte de 400, 700 y 1000 ml de pérdidas sanguíneas respectivamente, pero no define el método de cuantificación.

El método de Braga (144) nos parece inexacto porque no se tiene en cuenta dos factores importantes: el peso de las compresas secas y el suero de lavado operatorio. En nuestro medio el peso de una compresa seca es de 23 g; si en intervenciones prolongadas, en las cuales se utilizan 60 o 70 compresas, se añade este peso a la pérdida sanguínea, tenemos un resultado de 1380-1610 g (¡¡equivalente a 1380-1610 ml de pérdida sanguínea!!); además, hay que tener en cuenta el suero de lavado que entra en la cavidad peritoneal. Este suero se acumula en el aspirador y en las compresas. Por ello, nosotros restamos al contenido del aspirador y al peso de las compresas húmedas, el volumen de líquido que entra en cavidad y el peso de las compresas secas. El lector puede consultar el capítulo de material y métodos donde se describe con más detalle nuestra metodología en la recogida de la pérdida sanguínea operatoria.

Hemos visto que no hay un consenso en el método de cuantificar las pérdidas sanguíneas en la literatura; unos autores no lo mencionan, en otros nos parece inexacta su metodología y por último, cuando se ha consultado con algunos autores de los artículos por medio de correo electrónico, las respuestas en la forma de cuantificar las pérdidas sanguíneas son vagas y poco convincentes.

Teniendo en cuenta los comentarios anteriores, la media de pérdida sanguínea en la muestra estudiada fue de 694,67 ml, sin observar diferencias entre las técnicas usadas (tabla 37). Analizando series similares a las nuestra, Chen (255) utiliza el parámetro de diferencia entre pérdida sanguínea y transfusión de concentrado de hematíes, que nos parece novedoso y que posiblemente tenga un valor más preciso que la pérdida sanguínea por sí sola; la media de pérdidas sanguíneas en su estudio fue de 400 ml. Otros autores publican cifras dispares: Kosaka (270) y Kleespies (100) refieren pérdidas sanguíneas mayores de 1000 ml, Fernandez Cruz (109) y Duffas en torno a 950 ml, Moskovic (259) 400 ml en DPC y 300 ml en PCC y por último Peng (104) y Berger (105) similares a las nuestras.

En la operación de Nakao hemos tenido una media de pérdidas sanguíneas de 660 ml (fig. 37), similares a los reportados por Nakao (7) en 20 pacientes (615 ml) y por Fernandez Cruz (81), 720 ml.

En relación a las unidades de concentrado de hematíes transfundidos (fig. 38), no existen diferencias entre las técnicas quirúrgicas empleadas. La técnica que precisa más transfusión es la de Appleby; pensamos que se debe a que es una de las que más tiempo consume y son tumores localmente avanzados, así como que la disección en torno a TC es muy hemorrágica. Pocos autores refieren las transfusiones realizadas (100, 105, 148). La media de unidades transfundidas son similares a la muestra estudiada en este trabajo.

En la figura 39 se exponen las técnicas quirúrgicas asociadas a la resecciones pancreáticas. Los avances en las técnicas quirúrgicas, cuidados perioperatorios y postoperatorios hacen posible estas indicaciones. También creemos que es importante la actitud y aptitud del equipo quirúrgico. Las visitas por un tiempo prolongado de uno de los directores de esta tesis doctoral a centros oncológicos reconocidos internacionalmente en patología hepatobiliopancreática [M.D. Anderson Cancer Center en Houston (Texas) y el National Cancer de Tokio], han hecho posible el abordaje quirúrgico de pacientes con lesiones localmente avanzadas o que precisen resecciones multiviscerales.

En consonancia con muchos autores (68, 91, 93, 231), las resecciones venosas portales parciales, totales con anastomosis término terminal, y las resecciones multiviscerales (94) no están cuestionan en nuestra unidad, siempre claro está, que el paciente sea candidato. Tampoco la resección del tronco celíaco mediante la intervención de Appleby, que aunque sólamente existen dos pacientes en la muestra, está acorde con otras series publicadas en el número de pacientes (en el artículo de Bonnet (70) de 15 trabajos publicados, cinco reportan un paciente sólamente).

En nuestra serie hemos realizado una resección portal (total o parcial) en 16 pacientes (14,4%) y resección de la vena cava en un paciente. Los porcentajes son menores que las publicadas por otros autores (68, 93), si bien el tamaño de la muestra es más pequeño (tabla 40).

En relación al tratamiento sobre otras vísceras intraabdominales ha sido necesaria la resección del colon en DPC y el estómago por afectación de tumores de cuerpo y cola (se entiende que la resección gástrica en la DPC es parte de la técnica quirúrgica y no por necesidad, como ocurre en tumores de cuerpo y cola pancreáticos). Las resecciones y radiofrecuencias hepáticas se han realizado en tumores neuroendocrinos (fig. 39).

5.4.3. Abordaje posterior

Otro aspecto en las resecciones quirúrgicas es el abordaje de la cabeza del páncreas y más en concreto de la AMS (fig. 40 y tabla 39). Desde hace varios años realizamos, con frecuencia creciente, el abordaje posterior de la AMS. En concordancia con otros autores (33, 89, 90) el abordaje posterior permite identificar la afectación tumoral de la AMS, referenciar la arteria y clamparla en caso de hemorragia en la resección del proceso uncinado pancreático, ligar de forma temprana la arteria pancreatoduodenal inferior (APDI) para disminuir la irrigación a la cabeza del páncreas, y por último, facilita la disección en los pasos finales de la resección de la cabeza del páncreas. Estas son las cuatro razones por las que realizamos esta maniobra.

Como hemos comentado en la introducción, los márgenes negativos deben ser el objetivo de los cirujanos que tratan quirúrgicamente pacientes con cáncer de páncreas. La linfadenectomía a la derecha de la AMS la realizamos siempre. Estamos de acuerdo con otros autores en que debe ser la técnica estándar para evitar márgenes negativos, y sobre todo, disminuir en lo posible las recidivas por infiltración perineural de los tumores de la cabeza del páncreas (34). En este sentido, la identificación y la disección sobre la adventicia de la AMS es prioritario.

En la figura 40 se demuestra que aproximadamente en la mitad de los pacientes se realiza un abordaje posterior. En la operación de Nakao no lo hacemos para evitar la lesión de la arteria pancreatoduodenal inferior posterior, que debe preservarse como fuente arterial a la tercera porción duodenal (7).

Analizando la tabla 39 vemos que no hay diferencias entre los dos abordajes en relación a la duración de la intervención, pérdida sanguínea y transfusión operatoria cuando se realiza un abordaje posterior. Ohigashi (89) refiere una disminución del sangrado cuando se liga la APDI en aproximadamente 120 ml; nosotros no tenemos diferencias entre uno y otro abordaje, posiblemente porque no siempre conseguimos una ligadura de dicha arteria. El tiempo operatorio es similar; aunque la disección de la AMS después de la maniobra de Kocher consume tiempo, si se consigue la ligadura de la APDI, el tiempo de la disección del proceso uncinado es menor porque disminuye el sangrado.

5.4.4. Diámetro del conducto de Wirsung (CW) y técnica de reconstrucción

Un factor que se ha asociado con FPPO es el diámetro de conducto de Wirsung (CW). Se supone que la realización de la anastomosis ductomucosa es más difícil cuando el diámetro es pequeño. Nosotros intentamos siempre realizar en la pancreatoyeyunostomía una anastomosis ductomucosa (105). A pesar de no disponer de microscopio en el quirófano como propone Hashimoto (195), utilizamos habitualmente gafas de aumento cuando el diámetro del CW es menor de 3 mm.

Prácticamente utilizamos tutores transanastomóticos (normalmente internos) en todos los pacientes, a pesar de ser un tema controvertido, para la prevención de FPPO (246); pensamos que nos ayuda en la realización de la anastomosis y evitar la sutura inadvertida del CW si no lo tenemos tutorizado. En la figura 41 tenemos los resultados de la muestra estudiada. En el 80% de los pacientes el diámetro es < 3 mm con lo cual podemos suponer la dificultad de la anastomosis y la justificación de la tutorización antes mencionada.

El diámetro del CW se ha empleado en la elaboración de sistemas predictivos de complicaciones después de pancreatectomía(144) y de FPPO, midiéndolo preoperatoriamente por TAC (181) o intraoperatoriamente (174, 182, 255).

Callery (174) en su score puntúa con 4 puntos al diámetro ≤ 1 mm, 3 puntos al de 2 mm y 2 puntos al de 3 mm. En nuestra opinión es difícil distinguir con una regla intraoperatoriamente diferencias de 1 mm. Chen (255) también divide en cuatro categorías los conductos de diámetro menores de 5 mm, pero no refiere el método de medición en su trabajo. Otra posibilidad sería utilizar catéteres para saber el diámetro, pero, en nuestra experiencia, existen CW con un diámetro muy pequeño que a veces permiten introducir catéteres de mayor calibre. Por tanto nos parece más práctico y preciso categorizar esta variable como hacen otros autores (144) en mayor o menor de 3 mm. Roberts (181) utiliza en su sistema de puntuación el diámetro por TAC; posiblemente con la tecnología de alta definición que se utiliza hoy se puedan utilizar estos métodos de diagnóstico para realizar mediciones más precisas.

Nosotros utilizamos los criterios de ISGPS y el diámetro del CW se categoriza dependiendo de las mediciones intraoperatorias en < 3 mm, 3,8 mm y > 8 mm (95).

Dentro de las decenas de factores que se han relacionado con la FPPO hay algunos donde no podemos influir como la textura pancreática, comorbilidades del paciente o diámetro del CW. Debido a que el cierre del CW en la DPC produce altas tasas de FPPO e insuficiencia endocrina y exocrina (34), no es de extrañar que la reconstrucción del remanente pancreático haya fascinado a los cirujanos, describiéndose multitud de técnicas quirúrgicas desde los años cuarenta del siglo pasado (8). Básicamente se dividen en pancreatoyeyunostomía (PY) y pancreatogastrostomía (PG) cada una de ella con sus variantes.

La figura 42 resume la técnica empleada en las reconstrucciones pancreáticas. Predomina, con diferencia, la PY (70,27%) sobre la PG (9,9%) y el cierre del conducto de Wirsung (19,82%) . En concreto, utilizando la clasificación del ISGPF, son anastomosis tipo I (PY), A (ductomucosa), S1(estent interno). Tenemos que decir que nunca empleamos el cierre ni sellantes de fibrina (238) del conducto de Wirsung en DPC y el porcentaje corresponde a resecciones del cuerpo y cola.

Considerando la utilización de una u otra técnica, y si exceptuamos los estudios prospectivos randomizados para la evaluación de las dos técnicas, que ya hemos valorado ampliamente, pensamos que el porcentaje de técnicas es acorde a grandes series publicadas donde la mayoría de los pacientes se reconstruyen con PY (117, 126, 144, 158, 171).

Se han realizado múltiples estudios para saber la técnica ideal. Podríamos concluir que la PG tiene una ligera ventaja sobre la PY, aunque los resultados son contradictorios porque en muchos metaanálisis la heterogeneidad es elevada. Por ello, pensamos que lo mejor es emplear la técnica con la cual el cirujano se encuentre más cómodo (96). Existen factores más importantes que la propia técnica quirúrgica como la concentración en la ejecución del procedimiento y la meticulosidad; sin embargo, también consideramos prioritario en un cirujano hepatobiliopancreático el conocimiento y manejo de las dos grandes técnicas; por ejemplo, en un páncreas blando los estudios aportan un beneficio de la PG sobre la PY (185). Si el CW es muy pequeño y la anastomosis ducto-mucosa es imposible realizarla con garantías, una opción es reconstruir mediante PG (233).

5.5. ANÁLISIS DE LAS COMPLICACIONES

En la figura 43 y tablas 41-43 analizamos las complicaciones generales de los pacientes. Nos gustaría señalar de nuevo que el seguimiento de los pacientes de la muestra se hizo de forma minuciosa, anotando en los protocolos todas las complicaciones, aunque fueran leves y, sobre todo, la utilización de clasificaciones internacionales (117, 144).

El 72,7% de los pacientes sufrieron algún tipo de complicación, aunque sea clasificada como leve, y el 42,5 % de los pacientes tuvieron dos o más complicaciones. Por tanto, pensamos que esto demuestra la complejidad del postoperatorio que pueden tener este tipo de pacientes. Analizando la gravedad, el 25% de los pacientes sufrieron complicaciones grado III o mayores según la clasificación de Clavien Dindo (118) (tabla 41). Casadei (182) refiere una morbilidad general del 62,5%.

DeOliveira (117) y Braga (144) publican dos grandes series de pacientes donde analizan las complicaciones. El estudio de Braga (144) se ajusta más a la metodología empleada por nosotros puesto que especifica más el tipo de complicación. Las complicaciones son similares entre nuestra serie y la de este autor aunque tenemos más hemorragias postoperatorias y neumonía. Moskovic (259) refiere porcentajes similares en relación a la infección de la herida y abscesos intraabdominales. Molinari (268) refiere un 13,6% de pancreatitis, mayor que en nuestra muestra, pero un retraso del vaciado gástrico menor.

A continuación analizaremos las complicaciones específicas de las resecciones pancreáticas, fundamentalmente las fístulas biliares y pancreáticas según las clasificaciones de ISGPF (138, 286).

Las fístulas biliares en la muestra de estudio fueron del 8,1% (tabla 44). Evidentemente esta complicación ocurrió en pacientes con resección de la cabeza pancreática puesto que en las resecciones de cuerpo y cola no se realiza anastomosis biliar. Analizando varias publicaciones (117, 144, 182, 255, 259, 270) las cifras oscilan entre 1,7% y 5,7%. La mayoría de los pacientes presentan fístulas biliares grado IIIA o superiores que concuerda con lo publicado por DeOliveira (117) y Braga (144). Por tanto, podemos decir que cuando un paciente tiene fístula biliar, la mayoría son graves.

La FPPO es el "tendón de Aquiles" de la cirugía pancreática (tabla 45 y fig.45). Esta complicación puede surgir de una fuga de la anastomosis pancreatoentérica en la resección de la cabeza pancreática o de la sección pancreática en la PCC. La incidencia global de la muestra estudiada fue del 28,8% distribuidas de la siguiente forma: grado A = 15,3%, B = 8,1% y C = 6,3% (tabla 45). En series donde se realiza DPC y PCC (182, 259, 268) las cifras de FPPO varían entre el 19,7-44% para el total, 8,7-35,1% para el grado A, 8-19,2% para el grado B y 2-2,2% para el grado C. Por tanto hemos obtenido porcentajes similares a estudios publicados.

Si dividimos las FPPO en dos grupos, grado A, en las que no hay trascendencia clínica, y clínicamente relevantes (FPPO-CR), es decir, grados B y C, vemos que el 51,1% son fístulas grado A en la muestra estudiada (tabla 45). Comparando con otras series hay algunas diferencias puesto que Casadei (182) y Molinari (268) refieren tasas de fístulas grado A del 30 y 47% respectivamente. Moskovic publica un 75% de fístulas grado A (259).

En relación a DPC sólamente Braga (144) y DeOliveira (117) refieren porcentajes similares a las nuestras en FPPO-A y FPPO-CR.

Hemos analizado los pacientes que han presentado fístula biliar y pancreática. En la figura 46 se puede ver que el 8,11% de los pacientes de la muestra estudiada la presentaron y además existe una fuerte relación entre ambos tipos de fístulas (tabla 46). Por otro lado, cuando se asocian ambos tipos de fístulas, en un 37% se clasifica la complicación como grado III-V (clasificación de Dindo). Pensamos que este dato es muy importante puesto que en este tipo de pacientes debemos estar preparados para asumir mayores esfuerzos en cuidados postoperatorios (134-136).

Si valoramos las estancias postoperatorias cuando los pacientes han sufrido FPPO o fístulas biliares, opinamos que el análisis de la bibliografía se debe hacer con cautela en relación a los días de estancia porque el alta hospitalaria, igual que el manejo postoperatorio, puede ser muy diferente entre países e incluso grupos de trabajo en la misma área geográfica. Otro factor que influye en la estancia postoperatoria es el tratamiento de las complicaciones por los equipos de otras especialidades que intervienen en el tratamiento de las mismas, fundamentalmente radiología intervencionista (121, 128).

Cuando estudiamos la figura 48 vemos que hay una diferencia estadísticamente significativa entre los pacientes con FPPO y los que no tienen esta complicación; además, a mayor grado de complicación la estancia es mayor. Esto concuerda con varios estudios donde el grado de FPPO influye en la estancia y los gastos (134-136). Al analizar la tabla 48 vemos que comparando los distintos tipos de FPPO hay diferencias entre los grupos, excepto para los grados A y B, donde no hay diferencias estadísticamente significativas. Pratt (134) describe que los pacientes sin FPPO o FPPO-A tienen estancia similar (8 días).

Si analizamos los pacientes que sufrieron fístulas biliares o fístulas biliares y pancreáticas, vemos que los resultados se superponen con los de FPPO. A mayor grado de complicación, mayor estancia hospitalaria (fig. 50).

En la muestra estudiada hemos reintervenido quirúrgicamente a un 15% de los pacientes, fundamentalmente por hemorragia (tablas 50 y 51). Los porcentajes de intervenciones en otros grupos son del del 4,3% al 8,5 % (117, 144, 259, 268). La hemostasia de un vaso sangrante ha sido el procedimiento más frecuentemente realizado.

5.6. FACTORES RELACIONADOS CON EL DESARROLLO DE FÍSTULA PANCREÁTICA POSTOPERATORIA

Como hemos comentado en el apartado de introducción, se han estudiado muchos factores que podemos dividir como dependientes del paciente, páncreas, perioperatorios, operatorios y del volumen de intervenciones por centro.

En la tabla 52 vemos como ninguno de los antecedentes personales valorados se relaciona con fístula pancreática. Aunque hay estudios que identifican al sexo como un factor de riesgo (159), otros son coincidentes con nuestros resultados ya que no encuentran relación (117, 171).

El cáncer y la pancreatitis crónica se han considerado como factores protectores para el desarrollo de FPPO porque supone un aumento en la consistencia pancreática, demostrado en muchos estudios (167, 179, 181, 273).

El tabaquismo no se valora como factor de riesgo en muchas publicaciones. El Nakeeb (273) no encuentra relación entre tabaco y FPPO en 471 pacientes. Wellner (185) encuentra una relación entre el tabaco y el número de cigarrillos fumados al día y la consistencia firme del páncreas. El tabaco también se ha relacionado con daño pancreático en estudios experimentales (185).

El enolismo en la muestra estudiada no tiene relación en las FPPO a nivel general, pero sí que existe una relación estadísticamente significativa con las FPPO-CR (fig. 51). Si entendemos que el hígado cirrótico es una consecuencia del hábito enólico, coinciden nuestro resultados con El Nakeeb (185) que encuentra una relación del hígado cirrótico con FPPO-CR. Casadei (182) no encuentra relación en el enolismo y FPPO.

Analizando si los procedimientos de drenaje preoperatorio con CTPH o CPRE tienen influencia en el desarrollo de FPPO, hemos observado que el riesgo de producirse FPPO-CR es mayor, con diferencias estadísticamente significativas, sólamente cuando ocurren complicaciones con la CTPH. Todos los cirujanos que realizamos resecciones pancreáticas sabemos la dificultad de realizar la intervención en un páncreas inflamado.

Las pancreatitis después de una CPRE producen un estado adherencial del páncreas a las estructuras vasculares que a veces es imposible continuar con la intervención. Pensamos que estos resultados pueden ser debidos también a que cuando se manipula la vía biliar, la bilis se encuentra contaminada (o infectada) prácticamente en la totalidad de los pacientes (204). Estos resultados concuerdan con el trabajo de van der Gaag (205), que posiblemente es el artículo con menos sesgos de los publicados en metaanálisis (204): aumentan el riesgo de FPPO-CR y sobre todo el riesgo de complicaciones graves.

Con los comentarios anteriores, las conclusiones del análisis de la muestra estudiada y los trabajos consultados pensamos que la vía biliar no debería drenarse, excepto aquellos pacientes que por sus condiciones no puedan intervenirse pronto. Nuestra opinión es que en nuestra serie drenamos la vía biliar a demasiados pacientes. Volvemos a insistir en los medios de que disponemos y la imposibilidad de poder tratar quirúrgicamente tan pronto como quisiéramos a muchos pacientes. Es un tema que nos preocupa, somos consciente de ello y trabajamos para mejorar este aspecto.

Siguiendo la búsqueda de factores de riesgo de FPPO hemos analizado los datos analíticos preoperatorios y FPPO (tablas 53 y 54). Para las fístulas en general sólamente hay diferencias en los estados de insuficiencia renal, puesto que es significativa para la creatinina, y próxima a la significación en la urea. La disminución de la albúmina puede significar estados de desnutrición y ha sido un factor de riesgo de complicaciones postquirúrgicas (123). Nos parece llamativo la poca influencia que tiene la albúmina sobre el desarrollo de FPPO en general; posiblemente existan otros factores más importantes a nivel local que influyen en que no sea significativo el papel de esta variable.

En las FPPO-CR los factores de riesgo significativos son la albúmina, GPT, y bilirrubina total (tabla 54). No hemos encontrado esta asociación en varios estudios consultados (129, 160, 273).

No encontramos diferencias cuando realizamos resecciones de la cabeza o cuerpo-cola pancreáticos (fig. 55). Revisando tres publicaciones donde se estudia este aspecto (182, 259, 268) tampoco hay diferencias. Sin embargo, la resección del cuerpo y cola tiene altas tasas de FPPO aunque de menor relevancia (82, 139).

En relación al tipo de anastomosis y FPPO no encontramos diferencias (fig. 56). Antes hemos comentado que la técnica más frecuente empleada es la PJ. Estos resultados contrastan con los estudios prospectivos randomizados que comparan la PG y PY, donde hay una discreta ventaja sobre la PG (236, 237). Sin embargo, pensamos que también es muy importante realizar la técnica con la cual el cirujano se encuentre cómodo, reafirmándonos con los datos que aportamos.

En la figura 57 analizamos dos factores muy importantes y que en la mayoría de los sistemas de puntuación de FPPO descritos aparece uno u otro. El diámetro pequeño del CW se relaciona con un consistencia pancreática normal o blanda.

En la serie estudiada, un 78,75% de los pacientes con un diámetro ≤ 3 mm tiene un páncreas blando, mientras que si el diámetro es > 8 mm, todos los pacientes tienen pancreas fibroso. Cuando el diámetro es de 3-8 mm la proporción es del 62,5% y 37,5% para consistencia fibrosa y blanda respectivamente. Estos datos confirman que cuando realizamos una anastomosis en un páncreas blando o con un diámetro inferior a 3 mm tenemos dos factores en contra: primero, la dificultad para realizar una anastomosis ducto mucosa debiendo utilizar microscopio o gafas de aumento (195), no realizar una anastomosis ducto mucosa sino por invaginación (112) o bien una pancreatogastrostomía (233); y segundo, la consistencia blanda hace que los puntos sean mal soportados por el páncreas. En estos casos se han descrito técnicas como la de Blungart (97) en la cual se toma todo el parénquima pancreático. Lo comentado anteriormente no quiere decir que no se pueda realizar anastomosis pancreatoyeyunales en pacientes con consistencia blanda, pero sí es importante que el cirujano disponga de recursos alternativos; incluso una pancreatectomía total.

La figura 58 confirma en nuestra serie lo comentado antes. Los pacientes con diámetro del CW < 3mm tienen más probabilidades de desarrollar FPPO con diferencias estadísticamente significativas. En la figura 59 se evidencia que el menor diámetro produce mayor número de FPPO-CR con diferencias significativas. Hay evidencias suficientes para pensar que el diámetro pequeño del ducto es un factor de riesgo de FPPO (181, 182, 255, 272, 273)

La posición del diámetro del ducto como factor de riesgo de FPPO no la hemos analizado en nuestra serie, a diferencia de otros autores (32, 188). Estamos de acuerdo con estos autores porque a veces es muy complicado hacer una anastomosis ducto mucosa cuando el paciente tiene un ducto pequeño y posterior, con poco parénquima pancreático entre el borde de sección y el ducto. Esto evidentemente puede influir en los resultados. En estos casos es necesaria una movilización mayor del remanente pancreático.

Como se comentará más adelante, el diámetro del ducto no está entre las variables de nuestro score. Creemos que se debe a la influencia de la variable textura del páncreas sobre el diámetro del ducto.

Cuando analizamos la textura (blanda y fibrosa) (fig. 60), los páncreas blandos tiene más posibilidades, con diferencias estadísticamente significativas, de sufrir FPPO ($p < 0,0001$). Esta variable se ha utilizado para el cálculo de los score de FPPO de varios autores, bien directamente por la apreciación del cirujano (167, 174, 255) o por medidas indirectas por pruebas de imagen (179, 190).

Un factor que se ha estudiado es la necesidad de movilización del páncreas para realizar una adecuada anastomosis. En nuestra serie se demuestra como en la PG es necesario movilizar más el páncreas, con diferencias significativas, comparado con la PY (fig. 61). Existen técnicas, que no las hemos realizado, en las cuales es todavía necesaria una movilización mayor (112). Strasberg (72) hace varios años refirió la importancia de la movilización del páncreas en las FPPO puesto que se supone que una mayor movilización condiciona una deficiente irrigación del remanente pancreático, con la posibilidad de producir isquemia sobre la anastomosis pancreatoentérica. Ridolfi (188) también encuentra asociación entre la movilización y la FPPO. Nosotros no hemos demostrado que la movilización suponga un riesgo mayor de FPPO como se demuestra en la fig. 62 (p = 0,27), coincidiendo con otros autores (185).

Por último, la realización de un abordaje posterior (fig. 63), que antes hemos comentado como una maniobra básica en nuestros procedimientos, no tiene relación con el desarrollo de FPPO. En estudios revisados tampoco refieren que suponga una maniobra de riesgo (74).

5.6.1. Datos generales de la intervención quirúrgica

Analizaremos a continuación tres factores que son dependientes de cirujano (fig. 64 y tablas 55-56): pérdida sanguínea, duración de la intervención y transfusión perioperatoria. No encontramos relación con el desarrollo de FPPO en ninguno de los tres, pero sí para FPPO-CR (B y C) en los factores de pérdida sanguínea y transfusión perioperatoria.

Algunos autores relacionan el tiempo operatorio como factor de riesgo de FPPO (257, 258); otros, como nosotros, no encuentran esta asociación (253). Se ha relacionado el tiempo operatorio con las infecciones postquirúrgicas, sin embargo, en resecciones pancreáticas nos parece que una técnica minuciosa, evitando la hemorragia y permitiendo una correcta técnica de reconstrucción (que evidentemente lleva más tiempo) es más importante en el resultado final.

La pérdida sanguínea y las transfusiones perioperatorias se utilizan en los score de riesgo de FPPO (167, 174, 255). En nuestro caso son factores de riesgo para FPPO-CR. Creemos importante que se debe matizar que las transfusiones perioperatorias no siempre son dependientes de la pérdida sanguínea. Teniendo en cuenta que la transfusión perioperatoria la consideramos 24 horas antes y 48 horas después de la intervención quirúrgica, puede ser necesario transfundir al paciente con antelación por sus condiciones generales. Normalmente son pacientes con peor estado general y un deficit inmunitario que favorece las complicaciones (252). Otras veces el sangrado es postoperatorio y no se contabiliza como pérdida sanguínea intraoperatoria, pero es necesaria la transfusión. En las dos situaciones expuestas anteriormente se producen alteraciones en la cicatrización normal de la anastomosis pancreatoentérica (isquemia por el sangrado o bien edema si la transfusión y líquidos de reanimación son importantes), que puede condicionar el desarrollo de FPPO (253).

En la figura 65 observamos como los pacientes con FPPO-CR tienen mayor número de complicaciones postquirúrgicas, es decir, un paciente con este tipo de fístula tiene más posibilidades de sufrir otras complicaciones (neumonía, insuficiencia renal...). Este resultado coincide con otros autores (117, 144).

5.7. ANÁLISIS DE LOS EXITUS

La mortalidad de la muestra fue del 6% (7 pacientes) (tabla 57). La hemorragia fue la causa más frecuente seguido de la neumonía y pancreatitis (tabla 58). Los resultados postoperatorios no sólo dependen de la habilidad del cirujano en el quirófano sino que los cuidados postoperatorios son un pilar muy importante. La perfecta coordinación entre el personal de enfermería, fisioterapia y radiología (convencional e intervencionista) es fundamental (281).

El ISGPF realizó una conferencia de consenso de la hemorragia después de pancreatectomía (250). Cuando ocurre en las primeras 24 horas el problema suele ser de técnica quirúrgica, pero si es posterior, y sobre todo si el paciente tiene una FPPO, el manejo es diferente y complejo (130). En nuestra opinión, la aplicación de protocolos de actuación por parte de los equipos que tratan al paciente, y la rapidez en la toma de decisiones son importantes. Pensamos que el conocimiento del paciente por parte del equipo de radiología intervencionista es fundamental.

La sospecha ante hemorragias centinela (cambio del aspecto del drenaje, hemorragia digestiva, anemización no justificada) puede salvar la vida del pacientes si se realiza pronto un TAC y una angiografía con embolización del vaso sangrante. Por ello nos parece que es una de las razones por las que deban existir unidades especializadas en el manejo de estos pacientes (128, 130). A veces una hemorragia por un pseudoaneurisma de la arteria hepática se manifiesta como una hemorragia digestiva leve y no justificada; la sospecha, diagnóstico y tratamiento previo a la hemorragia cataclísmica es fundamental pudiendo salvar la vida del paciente (130).

La segunda causa de muerte en nuestra serie fue la neumonía en dos pacientes (1,8%) (tabla 58). La movilización precoz y fisioterapia es básico para disminuir las posibilidades de esta complicación (125). Kosaka (270) no refiere complicaciones pulmonares en una serie de 100 pacientes, Braga (125) comunica 1,9 neumonías en su serie, pero sin mortalidad y DeOliveira (117) 0,8% de mortalidad por complicaciones cardiopulmonares.

Pensamos que las Las complicaciones postoperatorias pueden estar relacionadas con las FPPO-CR. A veces, aunque el paciente no tenga unas condiciones generales aceptables, el ingreso hospitalario y la baja movilidad puede condicionar esta complicación (125).

Las pancreatitis postoperatorias no son frecuentes (1 paciente), pero con un 14,8% de mortalidad total en nuestra serie. Nosotros realizamos determinaciones diarias de amilasa y lipasa en sangre para diagnosticar esta complicación. A veces el curso es insidioso y las medidas terapéuticas suelen ser de soporte únicamente. Braga (125) refiere 5 pancreatitis graves en su serie con grado II-V del 80%.

La trombosis portal se ha producido en 1 de 16 pacientes con resecciones venosas (6,25%). Yekebas (91) refiere en un grupo de 449 pacientes con resecciones venosas vasculares un 0,7% de trombosis portal. Evidentemente en nuestra serie hay muy pocos pacientes para compararla con la de este autor, por lo que es difícil obtener conclusiones. La mortalidad de esta complicación es muy alta en nuestra serie, produciendo el 14,8% de las muertes.

Analizando dos de las complicaciones específicas de las resecciones pancreáticas (fig. 66 y 67) no hemos encontrado relación entre la fistula biliar y pancreática con la mortalidad, sin embargo, puede ser un cofactor. En estos momentos estamos realizando un trabajo más amplio sobre la morbilidad en este tipo de cirugía, pudiendo ampliar la muestra de estudio, pero antes de dos o tres años no podremos tener resultados.

En las series publicadas la mortalidad oscila entre el 0% y 3,9% (117, 144, 182, 268, 270). No obstante, se considera que la cirugía pancreática debe tener una mortalidad inferior del 10% (128).

Para finalizar, queremos puntualizar sobre la mortalidad y los datos publicados, que es imprescindible evaluar factores como riesgo anestésico de los pacientes, estadiajes tumorales, si se incluyen resecciones extendidas, edad etc, puesto que pueden influir en el resultado final.

5.8. MODELO DE PREDICCIÓN DE FPPO-CR

Vamos llegando al final de la discusión y nos aproximamos al objetivo final de esta tesis doctoral, que no es otro que la construcción de un sistema de puntuación o score predictivo. Intentamos tener una herramienta que nos permita saber la probabilidad que tiene un paciente, que se va a someter a una resección pancreática, de sufrir una FPPO.

Muchos autores han publicado scores predictivos de FPPO; en este trabajo citamos catorce (167, 174, 179, 181, 182, 185, 190, 255, 258, 268-270, 272, 288). Utilizan factores diversos, unos más y otros menos; hemos analizado varios de ellos y dado nuestra opinión sobre los problemas en la obtención de las medidas de alguna de las variables.

En la tabla 59 podemos ver como disponemos de más factores pronósticos de FPPO-CR (B-C), que en realidad es lo que nos interesa. Ya hemos comentado que las fístulas grado A no conllevan mayor problema en el postoperatorio.

En la tabla 60 se muestra el análisis de regresión logística mediante el cual identificamos los factores de riesgo independientes de FPP-CR: características del páncreas, pérdida sanguínea intraoperatoria, transfusión perioperatoria, bilirrubina total preoperatoria y CTPH con complicaciones.

Analizamos mediante curvas ROC las variables cuantitativas e identificamos los puntos de corte para cada una de ellas (fig. 68-70): bilirrubina preoperatoria = 11mg, pérdida sanguínea = 800 ml y transfusión perioperatoria = 2 concentrados de hematíes.

En la figura 71 se especifican los factores de riesgo de la muestra estudiada. Un 43,24% y el 30,63% de los pacientes tienen como mínimo uno o dos factores de riesgo respectivamente.

Cuando analizamos en la figura 72 si existe relación entre los factores de riesgo de los pacientes y el desarrollo de FPPO-CR vemos que hay diferencias estadísticamente significativas.

En la tabla 61 se muestran las variables categóricas y cuantitativas de la muestra que son factores de riesgo de FPPO. Se asigna a cada una de ellas un valor de 0 cuando los pacientes no presentan el factor de riesgo, o bien está por debajo del punto de corte en las curvas ROC, y 1 cuando sí presentan la variable categórica, o está por encima del punto de corte en la variable cuantitativa.

Construimos una tabla mostrando la sensibilidad y especificidad para cada una de las variables (tabla 62).

Para tener una probabilidad individual de tener una FPPO-CR obtenemos una ecuación de regresión logística (tabla 63) y una representación de la probabilidad dependiendo de los factores de riesgo que tenga cada paciente (fig. 73).

En la tabla 61 se representaban las puntuaciones de cada variable con dos posibilidades: 0 ó 1. Sin embargo, como cada variable tiene un "peso" distinto en el score global, en la tabla 64 construimos un score distinto donde hemos analizado la Odds Ratio de cada variable; en función del valor de la Odds ratio, se asigna una puntuación (puntuación total del score = 10). La variable más influyente es la característica del páncreas (Odds ratio = 10,446) por lo que tiene la mayor puntuación del score.

Nuevamente analizamos en las figuras 74 y 75 la distribución en la muestra de las puntuaciones que han tenido los pacientes y vemos como hay una relación entre la puntuación de score ajustado y el desarrollo de FPPO, con diferencias estadísticamente significativas.

Seguimos con la misma metodología del score de cinco puntos y construimos una ecuación de regresión logística para tener una probabilidad individual de riesgo de FPPO-CR (tabla 65). Representamos en la figura 76 la gráfica de la ecuación de regresión logística del score de 10 puntos.

Cuando los pacientes tienen más de cuatro puntos comienza la probabilidad de tener FPPO. Se puede ver como el score es más preciso, puesto que con puntuaciones máximas las probabilidad se acerca al 90%, mientras que en el score anterior de cinco puntos la probabilidad era del 76,40%.

En la figura 77 se evidencia, con diferencias estadísticamente significativas, como en los pacientes con FPPO-CR la media del score es más elevada que en los pacientes que no han tenido FPPO-CR. Esto nos parece muy importante puesto que podemos discriminar los pacientes que realmente suponen un problema, es decir, aquellos con fístulas graves.

Si utilizamos una curva ROC vemos que el punto de corte se establece en 4 puntos (fig. 78). Cuando valoramos el número de pacientes con FPPO-CR, vemos como hay diferencias estadísticamente significativas entre los pacientes que han tenido un score con una puntuación menor de cuatro puntos en comparación con los que han tenido más de cuatro puntos (fig. 79).

Por último, en la tabla 66 tenemos que la sensibilidad y especificidad para un puntuación del score de cuatro puntos es del 87,5% y 71,57% respectivamente.

En conclusión: podemos ver que la textura pancreática es el factor más importante en nuestra serie y por sí mismo puede condicionar el desarrollo de FPPO.

6. ANÁLISIS DEL SCORE Y COMPARACIÓN CON OTROS SCORE DESCRITOS

En la tabla 11 se resumen los score descritos en la literatura y que hemos analizado en esta tesis doctoral. Como vemos las variables son muy diversas.

De los catorce sistemas de puntuación que describimos en la introducción (167, 174, 179, 181, 182, 185, 190, 255, 258, 268-270, 272, 288), la textura del páncreas se utiliza como factor pronóstico en tres (167, 174, 182), las pérdidas sanguíneas en dos (174, 182); Casadei (182) utiliza la resta entre pérdida sanguínea y cantidad transfundida. Las unidades transfundidas sólo se utiliza en el estudio de Callery (174).

El diámetro del ducto principal es el factor pronóstico más empleado en cinco scores (174, 181, 182, 190, 255). Yamamoto (190) utiliza el índice del diámetro principal (división entre el diámetro del ducto y el eje más corto de la sección pancreática). En nuestra opinión, este índice refleja en tamaño pancreático (197), que tiene relación con la textura del páncreas. En nuestro score esta variable no alcanzó diferencias estadísticamente significativas, sin embargo, pensamos que está fuertemente influenciada por la textura pancreática como hemos visto en la figura 60.

La bilirrubina total y las complicaciones de la CTPH no se utilizan en ninguno de los score. Probablemente este factor está relacionado con el medio en que se ha realizado nuestro estudio. Nosotros drenamos los pacientes con ictericia por CPRE. En caso de complicaciones se realiza una CTPH, y si esta se complica se convierte en un factor de riesgo. Por eso nos parece muy importante que cada unidad debe analizar sus resultados, puesto que hay factores locales que pueden influir sobre las complicaciones.

El IMC se utiliza en tres score (181, 182, 255). Nosotros no hemos identificado esta variable como factor pronóstico en la muestra estudiada.

En relación a valores analíticos, se han utilizado los leucocitos (258, 270, 272), PCR (270) y amilasa en el drenaje (258, 268-270, 288). En el análisis de la muestra estudiada los leucocitos no se definieron como factor de riesgo de FPPO ($p = 0,725$). La PCR no es una prueba que solicitemos normalmente, por lo tanto no podemos comentar nada al respecto, y la amilasa la analizamos al 3º, 5º y 7º día postoperatorio rutinariamente pero no la hemos empleado para la elaboración del score. La albúmina y la GPT en el análisis de regresión logística no fueron significativos por lo que no se emplearon para la elaboración del score.

En trabajos previos de este grupo hemos visto que la albúmina reacciona lentamente ante las complicaciones por lo cual preferimos monitorizar diariamente la procalcitonina y la gasometría venosa; estas medidas nos aportan mejor información sobre el estado metabólico de los pacientes.

Nos parece importante señalar que ni la bilirrubina total preoperatoria o las complicaciones de la CTPH no se utiliza en ninguno de los score señalados; posiblemente por factores locales en nuestra serie se identifican como factores de riesgo.

La utilización de la radiología como medio de elaborar un score se ha usado por tres autores (179, 181, 190). Los estudios se centran sobre todo en el análisis del diámetro del CW y en mediciones de la grasa abdominal correlacionándolo con la textura pancreática. Nos parecen interesantes estas medidas, aunque tienen el inconveniente de la necesidad de implicar otros especialistas y el consumo de tiempo en realizar las mediciones.

Finalmente, Gaujoux (167) emplea estudios histológicos para valorar la fibrosis e infiltración pancreática. Es evidente que la precisión del patólogo es mayor que la del cirujano para la valoración de la textura pancreática; en nuestra opinión, el inconveniente es que la puntuación del score se sabe cuando han pasado varios días de la intervención quirúrgica, y en estos momentos ya conocemos la existencia o no de una FPPO en los pacientes.

El score que hemos definido nos parece práctico, fácil de elaborar y objetivo. La única variable en la cual se puede considerar que la medición es subjetiva es la consistencia del páncreas. Hay modelos para la medición de la resistencia (durómetro) (186) pero evidentemente no es práctico en la actividad clínica diaria. Otra forma de medir la consistencia es por estudio histológico, pero lleva tiempo y el patólogo tardaría varios días en informarnos del resultado, como acabamos de comentar. Por otro lado, existen evidencias de una buena correlación entre la apreciación de un cirujano experimentado y la consistencia del páncreas (185).

En relación a las pérdidas sanguíneas, ya comentamos como en los scores descritos donde la pérdida sanguínea es un parámetro “de peso”, no se han descrito los métodos de recogida (174) o bien creemos que puede haber errores en el protocolo (144). Nuestro método de recogida nos parece correcto; lo fundamental es que el personal de quirófano esté bien entrenado, aprenda y comprenda la metodología, y la necesidad de elaborar este registro. Un aspecto muy importante es durante el cambio de turno de las tres de la tarde, cuando llega personal que no es el habitual en el quirófano de la mañana, pudiendo llevar a errores en la cuantificación de las pérdidas sanguíneas.

Las tres variables restantes (bilirrubina preoperatoria, CTPH preoperatoria y transfusión perioperatoria) son fácilmente cuantificables.

Lo ideal de un score predictivo es que pueda hacerse antes de la operación; así es posible utilizarlo como base para planear la intervención quirúrgica o en el momento del consentimiento informado. En nuestro score, tres de las variables se obtienen en el intraoperatorio, y dos preoperatorias. Sólamente cuatro de los scores citados utilizan los datos preoperatorios (179, 181, 185, 190), tres scores pueden tener el resultado como el nuestro, al finalizar la intervención (174, 182, 255), y en los seis restantes (167, 258, 268-270, 288) deben transcurrir varios días postoperatorios para conocer el resultado.

7. DISCUSIÓN FINAL

La elaboración de este score ha llevado cientos de horas de trabajo de los tres miembros que componen la unidad de patología hepatobiliopancreática (recogida de datos, análisis estadístico, análisis de los resultados). La pregunta que debemos plantearnos es si todo este esfuerzo sirve para algo. Pensamos que la respuesta es afirmativa.

En primer lugar, puede ser una herramienta para clasificar a los pacientes en dos grandes grupos: alto riesgo de FPPO-CR y bajo riesgo de FPPO-CR. Como hemos comentado antes, con este score no podemos saber el grupo al que pertenece el paciente antes de la operación, pero sí se puede explicar al paciente de la existencia del score y las implicaciones que tiene su uso.

Segundo: podemos hacer cambios intraoperatoriamente dependiendo del grupo al que pertenece cada paciente; por ejemplo, utilizar más drenajes perianastomóticos, tutores transanastomóticos externos, pancreatogastrostomía, o uso selectivo de somatostatina en los pacientes de alto riesgo. Aunque el análisis de las pérdidas sanguíneas se analizan al final de la intervención, se sabe que la hemorragia ocurre fundamentalmente en la fase de resección y no en la de reconstrucción, por lo que en el momento de terminar la resección se podría hacer en el cálculo de las pérdidas sanguíneas.

Tercero: cambios en el postoperatorio. A veces, no sabemos si debemos retirar un drenaje en el tercer día postoperatorio; siempre tenemos en mente las FPPO tardías (140). Se puede utilizar el score para apoyar decisiones en el manejo de los drenajes; si es un paciente de alto riesgo se mantienen más tiempo; también sirve como herramienta para programas de alta precoz o "fast track" que se están utilizando en otros centros con la intención de utilizar de forma más eficiente los recursos humanos y materiales.

Cuarto: sirve como punto partida para tener una mentalidad innovadora, de revisión de nuestros resultados y de estudio constante; citando a Sir William Osler "*Resulta asombroso lo poco que necesita leer un médico para ejercer la medicina, pero no asombra lo mal que puede hacerlo*" (296).

Por último, en nuestra opinión lo más importante, sirve para buscar la forma de mejorar los resultados quirúrgicos en nuestros pacientes, la atención, cuidado y dedicación a la cuales estamos comprometidos con ellos por el Juramento Hipocrático.

6. Conclusiones

Después de analizar los datos que hemos obtenido, y la comparativa con otros autores, llegamos a las siguientes conclusiones:

1. Las resecciones quirúrgicas pancreáticas deben ser tratadas por unidades específicas en centros de alto nivel de cualificación.

2. Las complicaciones derivadas de una resección pancreática implica una alta morbilidad, con un tasa de complicaciones mayor del 50%.

3: Es imprescindible utilizar las definiciones y clasificaciones de las complicaciones aceptadas internacionalmente para poder analizar los resultados en la propia unidad y compararlo con otros centros.

4: La clasificación internacional de la fístula pancreática postoperatoria del ISGPS está aceptada mundialmente.

5. La clasificación de Clavien-Dindo se utiliza para agrupar las complicaciones postquirúrgicas pero también se puede aplicar a la fístula pancreática postoperatoria.

6. La fístula pancreática postoperatoria es una de las complicaciones más frecuente después de resección pancreática.

7. Las fístulas pancreáticas postoperatorias tipo A no tienen trascendencia clínica y el curso postoperatorio es similar al de los pacientes que no la presentan.

8. Las fístulas pancreáticas que realmente interesa conocer son las clínicamente relevantes, es decir, grados B y C de la Clasificación Internacional del ISGPS.

9. Necesitamos herramientas que nos permitan predecir, en nuestro medio, qué pacientes desarrollarán fístulas pancreáticas postoperatorias B y C. No todos los sistemas predictivos se pueden usar en todos los medios.

10. Los sistemas de predicción de fístulas pancreáticas deben ser sencillos, fáciles de aplicar y objetivos.

11. La revisión de los resultados postquirúrgicos debe ser una norma porque hay factores de riesgo que pueden modificarse e invalidar el sistema predictivo.

12. El sistema de predicción que hemos desarrollado nos parece adecuado para predecir fístulas pancreáticas postoperatorias clínicamente relevantes. La textura pancreática es el factor de riesgo principal en nuestro medio.

7. Bibliografía

1. Busnardo AC, DiDio LJ, Tidrick RT, Thomford NR. History of the pancreas. American journal of surgery. 1983;146(5):539-50.

2. Modlin I. The history of the pancreas. In The Pancreas: an integrated textbook of basic science, medicine and surgery. 2nd ed. Malden (Massachusetts) : Blackwell Publishing; 2008: p. 9-41.

3. Whipple AO. Present day surgery of the pancreas. N Engl J Med. 1942;226:515-26.

4. Modlin IM. The paradox of the pancreas: from Wirsung to Whipple. Hannover. Politzki print productions; 2003.

5. Whipple AO, Parsons WB, Mullins CR. Treatment of Carcinoma of the Ampulla of Vater. Annals of surgery. 1935;102(4):763-79.

6. Moore GE, Sako Y, Thomas LB. Radical pancreatoduodenectomy with resection and reanastomosis of the superior mesenteric vein. Surgery. 1951;30(3):550-3.

7. Nakao A. Pancreatic head resection with segmental duodenectomy and preservation of the gastroduodenal artery. Hepato-gastroenterology. 1998;45(20):533-5.

8. Child CG. Pancreaticojejunostomy and Other Problems Associated With the Surgical Management of Carcinoma Involving the Head of the Pancreas: Report of Five Additional Cases of Radical Pancreaticoduodenectomy. Ann Surg. 1944;119(6): 845-55.

9. Waugh JM, Clagett OT. Resection of the duodenum and head of the pancreas for carcinoma; an analysis of thirty cases. Surgery. 1946;20:224-32.

10. Cuschieri A, Jakimowicz JJ, van Spreeuwel J. Laparoscopic distal 70% pancreatectomy and splenectomy for chronic pancreatitis. Annals of surgery. 1996;223(3):280-5.

11. Sadler T. Introduction to molecular regulation and signaling. In Langman's medical embryology. Baltimore: Lippincott Williams & Wilkins; 2012. p 3-9.

12. Pan FC, Wright C. Pancreas organogenesis: from bud to plexus to gland. Dev Dyn. 2011;240(3):530-65.

13. Pan FC, Brissova M. Pancreas development in humans. Curr Opin Endocrinol Diabetes Obes. 2014;21(2):77-82.

14. Jennings RE, Berry AA, Kirkwood-Wilson R, Roberts NA, Hearn T, Salisbury RJ, et al. Development of the human pancreas from foregut to endocrine commitment. Diabetes. 2013;62(10):3514-22.

15. Sadler T. Digestive system. In Langman's medical embryology. 12nd ed. Baltimore. Lippincott Williams & Wilkins; 2012. p. 208-229.

16. McCracken KW, Wells JM. Molecular pathways controlling pancreas induction. Semin Cell Dev Biol. 2012;23(6):656-62.

17. Nostro MC, Keller G. Generation of beta cells from human pluripotent stem cells: Potential for regenerative medicine. Semin Cell Dev Biol. 2012;23(6):701-10.

18. Villasenor A, Cleaver O. Crosstalk between the developing pancreas and its blood vessels: an evolving dialog. Semin Cell Dev Biol. 2012;23(6):685-92.

19. Solar M, Cardalda C, Houbracken I, Martin M, Maestro MA, De Medts N, et al. Pancreatic exocrine duct cells give rise to insulin-producing beta cells during embryogenesis but not after birth. Dev Cell. 2009;17(6):849-60.

20. Oliver-Krasinski JM, Stoffers DA. On the origin of the beta cell. Genes Dev. 2008;22(15):1998-2021.

21. Collombat P, Xu X, Ravassard P, Sosa-Pineda B, Dussaud S, Billestrup N, et al. The ectopic expression of Pax4 in the mouse pancreas converts progenitor cells into alpha and subsequently beta cells. Cell. 2009;138(3):449-62.

22. Petersen O. Physiology of acinar cell secretion. In The Pancreas: an integrated textbook of basic science, medicine and surgery. 2nd ed. Malden (Massachusetts) : Blackwell Publishing; 2008: p. 71-77.

23. Yi SQ, Terayama H, Naito M, Hayashi S, Moriyama H, Tsuchida A, et al. A common celiacomesenteric trunk, and a brief review of the literature. Ann Anat. 2007;189(5): 482-8.

24. McNulty JG, Hickey N, Khosa F, O'Brien P, O'Callaghan JP. Surgical and radiological significance of variants of Buhler's anastomotic artery: a report of three cases. Surg Radiol Anat. 2001;23(4):277-80.

25. Sakamoto Y, Nagai M, Tanaka N, Nobori M, Tsukamoto T, Nokubi M, et al. Anatomical segmentectomy of the head of the pancreas along the embryological fusion plane: a feasible procedure? Surgery. 2000;128(5):822-31.

26. Michels NA. Newer anatomy of the liver and its variant blood supply and collateral circulation. American journal of surgery. 1966;112(3):337-47.

27. Hiatt JR, Gabbay J, Busuttil RW. Surgical anatomy of the hepatic arteries in 1000 cases. Annals of surgery. 1994;220(1):50-2.

28. Varotti G, Gondolesi GE, Goldman J, Wayne M, Florman SS, Schwartz ME, et al. Anatomic variations in right liver living donors. Journal of the American College of Surgeons. 2004;198(4):577-82.

29. Chen H, Yano R, Emura S, Shoumura S. Anatomic variation of the celiac trunk with special reference to hepatic artery patterns. Ann Anat. 2009;191(4):399-407.

30. Shukla PJ, Barreto SG, Kulkarni A, Nagarajan G, Fingerhut A. Vascular anomalies encountered during pancreatoduodenectomy: do they influence outcomes? Annals of surgical oncology. 2010;17(1):186-93.

31. Testut L, Latarjet,A. Pancreas. En Tratado de Anatomía Humana. Tomo IV. 9ª edición. Barcelona; Salvat Editores; 1986. p. 682-10.

32. Blungart L, Hann, L. Surgical and radiologic anatomy of the liver, biliary tract, and pancreas. In Blungart´s Surgery of the Liver, Biliary tract and Pancreas. Volume 1. 5th Edition. Philadelphia; Elsevier-Saunders; 2012. p. 31-57.

33. Inoue Y, Saiura A, Yoshioka R. Pancreatoduodenectomy with systematic mesopancreas dissection using a supracolic anterior artery-first approach. Annals of surgery. 2015;00:1-9.

34. Buc E, Sauvanet A. Duodenopancreatectomía cefálica. Enciclopedia médico quirúrgica. 2012;28(1):1-23.

35. Kimura W, Han I, Furukawa Y, Sunami E, Futakawa N, Inoue T, et al. Appleby operation for carcinoma of the body and tail of the pancreas. Hepato-gastroenterology. 1997;44(14):387-93.

36. Sakuhara Y, Kodama Y, Abo D, Hasegawa Y, Shimizu T, Omatsu T, et al. Evaluation of the vascular supply to regions of the pancreas on CT during arteriography. Abdom Imaging. 2008;33(5):563-70.

37. Fang CH, Kong D, Wang X, Wang H, Xiang N, Fan Y, et al. Three-dimensional reconstruction of the peripancreatic vascular system based on computed tomographic angiography images and its clinical application in the surgical management of pancreatic tumors. Pancreas. 2014;43(3):389-95.

38. Horiguchi A, Ishihara S, Ito M, Nagata H, Shimizu T, Furusawa K, et al. Pancreatoduodenectomy in which dissection of the efferent arteries of the head of the pancreas is performed first. Journal of hepato-biliary-pancreatic surgery. 2007;14(6):575-8.

39. Kimura W, Hirai I, Yamaguchi H, Wakiguchi S, Murakami G, Kimura Y. Surgical anatomy of arteries running transversely in the pancreas, with special reference to the superior transverse pancreatic artery. Hepato-gastroenterology. 2004;51(58): 973-9.

40. Tsutsumi M, Arakawa T, Terashima T, Aizawa Y, Kageyama I, Kumaki K, et al. Morphological analysis of the branches of the dorsal pancreatic artery and their clinical significance. Clin Anat. 2014;27(4):645-52.

41. Gumus H, Bukte Y, Ozdemir E, Senturk S, Tekbas G, Onder H, et al. Variations of the celiac trunk and hepatic arteries: a study with 64-detector computed tomographic angiography. European review for medical and pharmacological sciences. 2013;17(12):1636-41.

42. Pandey SK, Bhattacharya S, Mishra RN, Shukla VK. Anatomical variations of the splenic artery and its clinical implications. Clin Anat. 2004;17(6):497-502.

43. Strasberg SM, Helton WS. An analytical review of vasculobiliary injury in laparoscopic and open cholecystectomy. HPB : the official journal of the International Hepato Pancreato Biliary Association. 2011;13(1):1-14.

44. Koops A, Wojciechowski B, Broering DC, Adam G, Krupski-Berdien G. Anatomic variations of the hepatic arteries in 604 selective celiac and superior mesenteric angiographies. Surg Radiol Anat. 2004;26(3):239-44.

45. Sztika D, Zahoi DE, Motoc A, Farca Ureche M, Daescu E. Anatomical variations of the hepatic portal vein associated with incomplete celiac trunk. Rom J Morphol Embryol. 2011;52(2):695-8.

46. Kim HJ, Ko YT, Lim JW, Lee DH. Radiologic anatomy of the superior mesenteric vein and branching patterns of the first jejunal trunk: evaluation using multi-detector row CT venography. Surg Radiol Anat. 2007;29(1):67-75.

47. Katz MH, Fleming JB, Pisters PW, Lee JE, Evans DB. Anatomy of the superior mesenteric vein with special reference to the surgical management of first-order branch involvement at pancreaticoduodenectomy. Annals of surgery. 2008;248(6): 1098-102.

48. Kimura W. Surgical anatomy of the pancreas for limited resection. Journal of hepato-biliary-pancreatic surgery. 2000;7(5):473-9.

49. Zhang XM, Zhong TL, Zhai ZH, Zeng NL. MR venography of the inferior mesentery vein. Eur J Radiol. 2007;64(1):147-51.

50. Hongo N, Mori H, Matsumoto S, Okino Y, Ueda S, Shuto R. Anatomical variations of peripancreatic veins and their intrapancreatic tributaries: multidetector-row CT scanning. Abdom Imaging. 2010;35(2):143-53.

51. Gillot C, Hureau J, Aaron C, Martini R, Thaler G, Michels NA. The Superior Mesenteric Vein, an Anatomic and Surgical Study of Eighty-One Subjects. J Int Coll Surg. 1964;41:339-69.

52. Huang TL, Cheng YF, Chen CL, Chen TY, Lee TY. Variants of the bile ducts: clinical application in the potential donor of living-related hepatic transplantation. Transplant Proc. 1996;28(3):1669-70.

53. Adsay N. Spectrum of human pancreatic neoplasia. In Pancreatic Cancer. New York. Springer; 2008. p. 3-26.

54. Barreto SG, Carati CJ, Toouli J, Saccone GT. The islet-acinar axis of the pancreas: more than just insulin. Am J Physiol Gastrointest Liver Physiol. 2010;299(1):G10-22.

55. Andralojc KM, Mercalli A, Nowak KW, Albarello L, Calcagno R, Luzi L, et al. Ghrelin-producing epsilon cells in the developing and adult human pancreas. Diabetologia. 2009;52(3):486-93.

56. Sanchez-Bernal C. Fisiología y bioquímica del páncreas. En Tratado de páncreas exocrino. Barcelona; J&C Ediciones médicas; 2002. p. 11-34.

57. Sastre J, Sabater L, Aparisi L. Physiology of pancreatic secretion. Gastroenterologia y hepatologia. 2005;28 Suppl 1:3-9.

58. Gorelick FS. Pancreas cell physiology and pancreatitis cell biology. Summary of a symposium held at the joint meeting of the EPC and the IAP, Heidelberg 2002. Pancreatology : official journal of the International Association of Pancreatology. 2003;3(3):207-8.

59. Singer MV, Niebergall-Roth E. Secretion from acinar cells of the exocrine pancreas: role of enteropancreatic reflexes and cholecystokinin. Cell Biol Int. 2009;33(1):1-9.

60. Goo M. Physiology of duct cell secretion. In The Pancreas: an integrated textbook of basic science, medicine and surgery. 2nd ed. Malden (Massachusetts) : Blackwell Publishing; 2008: p. 78-90.

61. Lee MG, Ohana E, Park HW, Yang D, Muallem S. Molecular mechanism of pancreatic and salivary gland fluid and HCO3 secretion. Physiol Rev. 2012;92(1):39-74.

62. Ishiguro H, Yamamoto A, Nakakuki M, Yi L, Ishiguro M, Yamaguchi M, et al. Physiology and pathophysiology of bicarbonate secretion by pancreatic duct epithelium. Nagoya J Med Sci. 2012;74(1-2):1-18.

63. Werner J. Resectional techniques: pancreatoduodenectomy, distal pancreatectomy, segmental pancreatectomy, total pancreatectomy, and transduodenal resection of papila of Vater. In Blungart´s Surgery of the Liver, Biliary tract and Pancreas. Volume 1. 5th Edition. Philadelphia; Elsevier-Saunders; 2012. p. 945-966.

64. Huguier M, Barrier A, Gouillat C, Suc B, Jaeck D, Launois B. Pancreaticoduodenectomy for cancer of the head of the pancreas. J Chir (Paris). 2008;145(1):9-15.

65. Pedrazzoli S, Beger HG, Obertop H, Andren-Sandberg A, Fernandez-Cruz L, Henne-Bruns D, et al. A surgical and pathological based classification of resective treatment of pancreatic cancer. Summary of an international workshop on surgical procedures in pancreatic cancer. Dig Surg. 1999;16(4):337-45.

66. Tol JA, Gouma DJ, Bassi C, Dervenis C, Montorsi M, Adham M, et al. Definition of a standard lymphadenectomy in surgery for pancreatic ductal adenocarcinoma: a consensus statement by the International Study Group on Pancreatic Surgery (ISGPS). Surgery. 2014;156(3):591-600.

67. Ignjatovic D, Bergamaschi R. Venous bleeding from traction of transverse mesocolon. American journal of surgery. 2007;194(1):141.

68. Marangoni G, O'Sullivan A, Faraj W, Heaton N, Rela M. Pancreatectomy with synchronous vascular resection--an argument in favour. The surgeon : journal of the Royal Colleges of Surgeons of Edinburgh and Ireland. 2012;10(2):102-6.

69. Shrikhande SV, Barreto SG. Extended pancreatic resections and lymphadenectomy: An appraisal of the current evidence. World J Gastrointest Surg. 2010;2(2):39-46.

70. Bonnet S, Kohneh-Shahri N, Goere D, Deshayes I, Ayadi S, Elias D. [Indications and surgical technique of Appleby's operation for tumor invasion of the celiac trunk and its branches]. J Chir (Paris). 2009;146(1):6-14.

71. Lezzi R, Cotroneo AR, Giancristofaro D, Santoro M, Storto ML. Multidetector-row CT angiographic imaging of the celiac trunk: anatomy and normal variants. Surg Radiol Anat. 2008;30(4):303-10.

72. Strasberg SM, McNevin MS. Results of a technique of pancreaticojejunostomy that optimizes blood supply to the pancreas. Journal of the American College of Surgeons. 1998;187(6):591-6.

73. Nanashima A, Abo T, Takagi K, Wada H, Arai J, Kunizaki M, et al. Clinical significance of vessel-sealing device usage for pancreatectomy: a retrospective cohort study. Hepato-gastroenterology. 2014;61(134):1767-74.

74. Pessaux P, Rosso E, Panaro F, Marzano E, Oussoultzoglou E, Bachellier P, et al. Preliminary experience with the hanging maneuver for pancreaticoduodenectomy. Eur J Surg Oncol. 2009;35(9):1006-10.

75. Garcia M. Protocolo de tallado, estudio e informe anatomopatológico de las piezas de duodenopancreatectomía cefálica por carcinoma de páncreas. Rev Esp Patol. 2010;43(4):207-2014.

76. Traverso LW, Freeny PC. Pancreaticoduodenectomy. The importance of preserving hepatic blood flow to prevent biliary fistula. Am Surg. 1989;55(7):421-6.

77. Diener MK, Heukaufer C, Schwarzer G, Seiler CM, Antes G, Buchler M, et al. Pancreaticoduodenectomy (classic Whipple) versus pylorus-preserving pancreaticoduodenectomy (pp Whipple) for surgical treatment of periampullary and pancreatic carcinoma. Cochrane Database Syst Rev. 2008(2):CD006053.

78. Buchler MW, Friess H, Muller MW, Wheatley AM, Beger HG. Randomized trial of duodenum-preserving pancreatic head resection versus pylorus-preserving Whipple in chronic pancreatitis. American journal of surgery. 1995;169(1):65-9; discussion 9-70.

79. Ahn YJ, Kim SW, Park YC, Jang JY, Yoon YS, Park YH. Duodenal-preserving resection of the head of the pancreas and pancreatic head resection with second-portion duodenectomy for benign lesions, low-grade malignancies, and early carcinoma involving the periampullary region. Arch Surg. 2003;138(2):162-8; discussion 8.

80. Murakami Y, Uemura K, Yokoyama Y, Sasaki M, Morifuji M, Hayashidani Y, et al. Pancreatic head resection with segmental duodenectomy for intraductal papillary mucinous tumors of the pancreas. Journal of gastrointestinal surgery : official journal of the Society for Surgery of the Alimentary Tract. 2004;8(6):713-9.

81. Nakao A, Fernandez-Cruz L. Pancreatic head resection with segmental duodenectomy: safety and long-term results. Annals of surgery. 2007;246(6):923-8; discussion 9-31.

82. Sauvanet A. Pancreatectomías izquierdas. En Enciclopedia Médico Quirúrgica. Tecnicas Quirúrgicas de Aparato Digestivo. Bruguières. 2012. P E-40-880-D.

83. Goh BK, Tan YM, Chung YF, Cheow PC, Ong HS, Chan WH, et al. Critical appraisal of 232 consecutive distal pancreatectomies with emphasis on risk factors, outcome, and management of the postoperative pancreatic fistula: a 21-year experience at a single institution. Arch Surg. 2008;143(10):956-65.

84. Kudsi OY, Gagner M, Jones DB. Laparoscopic distal pancreatectomy. Surg Oncol Clin N Am. 2013;22(1):59-73, vi.

85. Strasberg SM, Drebin JA, Linehan D. Radical antegrade modular pancreatosplenectomy. Surgery. 2003;133(5):521-7.

86. Hirano S, Kondo S, Hara T, Ambo Y, Tanaka E, Shichinohe T, et al. Distal pancreatectomy with en bloc celiac axis resection for locally advanced pancreatic body cancer: long-term results. Annals of surgery. 2007;246(1):46-51.

87. Nakano H, Yamamura T, Yamaguchi S, Otsubo T. Celiac axis occlusion of a patient undergoing pancreaticoduodenectomy after distal gastrectomy. Hepato-gastroenterology. 2007;54(74):595-8.

88. Miyakawa S, Horiguchi A, Hanai T, Mizuno K, Ishihara S, Niwamoto N, et al. Monitoring hepatic venous hemoglobin oxygen saturation during Appleby operation for pancreatic cancer. Hepato-gastroenterology. 2002;49(45):817-21.

89. Ohigashi H, Ishikawa O, Eguchi H, Yamada T, Sasaki Y, Noura S, et al. Early ligation of the inferior pancreaticoduodenal artery to reduce blood loss during pancreaticoduodenectomy. Hepato-gastroenterology. 2004;51(55):4-5.

90. Pessaux P, Varma D, Arnaud JP. Pancreaticoduodenectomy: superior mesenteric artery first approach. Journal of gastrointestinal surgery : official journal of the Society for Surgery of the Alimentary Tract. 2006;10(4):607-11.

91. Yekebas EF, Bogoevski D, Cataldegirmen G, Kunze C, Marx A, Vashist YK, et al. En bloc vascular resection for locally advanced pancreatic malignancies infiltrating major blood vessels: perioperative outcome and long-term survival in 136 patients. Annals of surgery. 2008;247(2):300-9.

92. Bockhorn M, Uzunoglu FG, Adham M, Imrie C, Milicevic M, Sandberg AA, et al. Borderline resectable pancreatic cancer: a consensus statement by the International Study Group of Pancreatic Surgery (ISGPS). Surgery. 2014;155(6):977-88.

93. Christians KK, Lal A, Pappas S, Quebbeman E, Evans DB. Portal vein resection. Surg Clin North Am. 2010;90(2):309-22.

94. Hartwig W, Hackert T, Hinz U, Hassenpflug M, Strobel O, Buchler MW, et al. Multivisceral resection for pancreatic malignancies: risk-analysis and long-term outcome. Annals of surgery. 2009;250(1):81-7.

95. Shukla PJ, Barreto SG, Fingerhut A, Bassi C, Buchler MW, Dervenis C, et al. Toward improving uniformity and standardization in the reporting of pancreatic anastomoses: a new classification system by the International Study Group of Pancreatic Surgery (ISGPS). Surgery. 2010;147(1):144-53.

96. Trede M, Richter A, Wendl K. Personal observations, opinions, and approaches to cancer of the pancreas and the periampullary area. Surg Clin North Am. 2001;81(3): 595-610.

97. Grobmyer SR, Kooby D, Blumgart LH, Hochwald SN. Novel pancreaticojejunostomy with a low rate of anastomotic failure-related complications. Journal of the American College of Surgeons. 2010;210(1):54-9.

98. Gomez T, Palomares A, Serradilla M, Tejedor L. Reconstruction after pancreatoduodenectomy: Pancreatojejunostomy vs pancreatogastrostomy. World J Gastrointest Oncol. 2014;6(9):369-76.

99. Bassi C, Falconi M, Molinari E, Mantovani W, Butturini G, Gumbs AA, et al. Duct-to-mucosa versus end-to-side pancreaticojejunostomy reconstruction after pancreaticoduodenectomy: results of a prospective randomized trial. Surgery. 2003;134(5):766-71.

100. Kleespies A, Rentsch M, Seeliger H, Albertsmeier M, Jauch KW, Bruns CJ. Blumgart anastomosis for pancreaticojejunostomy minimizes severe complications after pancreatic head resection. The British journal of surgery. 2009;96(7):741-50.

101. Pessaux P, Sauvanet A, Mariette C, Paye F, Muscari F, Cunha AS, et al. External pancreatic duct stent decreases pancreatic fistula rate after pancreaticoduodenectomy: prospective multicenter randomized trial. Annals of surgery. 2011;253(5):879-85.

102. Peng S, Mou Y, Cai X, Peng C. Binding pancreaticojejunostomy is a new technique to minimize leakage. American journal of surgery. 2002;183(3):283-5.

103. Buc E, Flamein R, Golffier C, Dubois A, Nagarajan G, Futier E, et al. Peng's binding pancreaticojejunostomy after pancreaticoduodenectomy: a French prospective study. Journal of gastrointestinal surgery : official journal of the Society for Surgery of the Alimentary Tract. 2010;14(4):705-10.

104. Peng SY, Wang JW, Lau WY, Cai XJ, Mou YP, Liu YB, et al. Conventional versus binding pancreaticojejunostomy after pancreaticoduodenectomy: a prospective randomized trial. Annals of surgery. 2007;245(5):692-8.

105. Berger AC, Howard TJ, Kennedy EP, Sauter PK, Bower-Cherry M, Dutkevitch S, et al. Does type of pancreaticojejunostomy after pancreaticoduodenectomy decrease rate of pancreatic fistula? A randomized, prospective, dual-institution trial. Journal of the American College of Surgeons. 2009;208(5):738-47; discussion 47-9.

106. Sutton CD, Garcea G, White SA, O'Leary E, Marshall LJ, Berry DP, et al. Isolated Roux-loop pancreaticojejunostomy: a series of 61 patients with zero postoperative pancreaticoenteric leaks. Journal of gastrointestinal surgery : official journal of the Society for Surgery of the Alimentary Tract. 2004;8(6):701-5.

107. Topal B, Fieuws S, Aerts R, Weerts J, Feryn T, Roeyen G, et al. Pancreaticojejunostomy versus pancreaticogastrostomy reconstruction after pancreaticoduodenectomy for pancreatic or periampullary tumours: a multicentre randomised trial. Lancet Oncol. 2013;14(7):655-62.

108. Shen Y, Jin W. Reconstruction by Pancreaticogastrostomy versus Pancreaticojejunostomy following Pancreaticoduodenectomy: A Meta-Analysis of Randomized Controlled Trials. Gastroenterol Res Pract. 2012;2012:627095.

109. Fernandez-Cruz L, Cosa R, Blanco L, Lopez-Boado MA, Astudillo E. Pancreatogastrostomy with gastric partition after pylorus-preserving pancreatoduodenectomy versus conventional pancreatojejunostomy: a prospective randomized study. Annals of surgery. 2008;248(6):930-8.

110. Hyodo M, Nagai H. Pancreatogastrostomy (PG) after pancreatoduodenectomy with or without duct-to-mucosa anastomosis for the small pancreatic duct: short- and long-term results. Hepato-gastroenterology. 2000;47(34):1138-41.

111. Dixon E, Fingerhut A, Bassi C, Sutherland F, McKay A. Meta-analysis of pancreaticojejunostomy versus pancreaticogastrostomy reconstruction after pancreaticoduodenectomy: authors' comment (Br J Surg 2006; 93: 929-936). The British journal of surgery. 2006;93(11):1435.

112. Peng SY, Wang JW, Hong de F, Liu YB, Wang YF. Binding pancreaticoenteric anastomosis: from binding pancreaticojejunostomy to binding pancreaticogastrostomy. Updates Surg. 2011;63(2):69-74.

113. Osada S, Imai H, Sasaki Y, Tanaka Y, Nonaka K, Yoshida K. Reconstruction method after pancreaticoduodenectomy. Idea to prevent serious complications. JOP : Journal of the pancreas. 2012;13(1):1-6.

114. Clavien PA, Sanabria JR, Strasberg SM. Proposed classification of complications of surgery with examples of utility in cholecystectomy. Surgery. 1992;111(5):518-26.

115. Martin RC, 2nd, Brennan MF, Jaques DP. Quality of complication reporting in the surgical literature. Annals of surgery. 2002;235(6):803-13.

116. Dindo D, Demartines N, Clavien PA. Classification of surgical complications: a new proposal with evaluation in a cohort of 6336 patients and results of a survey. Annals of surgery. 2004;240(2):205-13.

117. DeOliveira ML, Winter JM, Schafer M, Cunningham SC, Cameron JL, Yeo CJ, et al. Assessment of complications after pancreatic surgery: A novel grading system applied to 633 patients undergoing pancreaticoduodenectomy. Annals of surgery. 2006;244(6):931-7; discussion 7-9.

118. Clavien PA, Barkun J, de Oliveira ML, Vauthey JN, Dindo D, Schulick RD, et al. The Clavien-Dindo classification of surgical complications: five-year experience. Annals of surgery. 2009;250(2):187-96.

119. Haynes AB, Weiser TG, Berry WR, Lipsitz SR, Breizat AH, Dellinger EP, et al. A surgical safety checklist to reduce morbidity and mortality in a global population. N Engl J Med. 2009;360(5):491-9.

120. Strasberg SM, Linehan DC, Hawkins WG. The accordion severity grading system of surgical complications. Annals of surgery. 2009;250(2):177-86.

121. Tol JA, van Gulik TM, Busch OR, Gouma DJ. Centralization of highly complex low-volume procedures in upper gastrointestinal surgery. A summary of systematic reviews and meta-analyses. Dig Surg. 2012;29(5):374-83.

122. Desai NV SS, Hughes SJ, Trevino JG. Multidisciplinary neoadjuvant management for potentially curable pancreatic cancer. Cancer Med. 2015;2(8):1224-39.

123. Larrea J, Vega S, Martinez T, Torrent JM, Vega V, Nunez V. The nutritional status and immunological situation of cancer patients. Nutr Hosp. 1992;7(3):178-84.

124. Martin R. Management of peri-operative complications. Surg Clin North Am. 2012;92(2):xiii-xiv.

125. Lawrence VA CJ, Smetana GW; American College of Physicians. Strategies to reduce postoperative pulmonary complications after noncardiothoracic surgery: systematic review for the American College of Physicians. Ann Intern Med. 2006;144(8):596-8.

126. Satoi S. Less morbidity after pancreatoduodenectomy of patients with pancreatic cancer. Pancreas. 2006;33:45-52.

127. Kawahara R, Akasu G, Ishikawa H, Yasunaga M, Kinoshita H. A questionnaire on the educational system for pancreatoduodenectomy performed in 1,134 patients in 71 institutions as members of the Japanese Society of Pancreatic Surgery. J Hepatobiliary Pancreat Sci. 2013;20(2):173-85.

128. Figueras J. Equipamiento, experiencia mínima y estándares en la cirugía hepatobiliopancreática. Cir Esp. 2002;71(4):201-6.

129. Kawai M YH. Analysis of clinical trials evaluating complications after pancreaticoduodenectomy: a new era of pancreatic surgery. Surg Today. 2010;40(11).

130. Fernandez-Cruz L, Sabater L, Fabregat J, Boggi U. Complications after pancreaticoduodenectomy. Cir Esp. 2012;90(4):222-32.

131. Harnoss JC, Ulrich AB, Harnoss JM, Diener MK, Buchler MW, Welsch T. Use and results of consensus definitions in pancreatic surgery: a systematic review. Surgery. 2014;155(1):47-57.

132. Muscari F, Suc B, Kirzin S, Hay JM, Fourtanier G, Fingerhut A, et al. Risk factors for mortality and intra-abdominal complications after pancreatoduodenectomy: multivariate analysis in 300 patients. Surgery. 2006;139(5):591-8.

133. Winter JM, Cameron JL, Campbell KA, Arnold MA, Chang DC, Coleman J, et al. 1423 pancreaticoduodenectomies for pancreatic cancer: A single-institution experience. Journal of gastrointestinal surgery : official journal of the Society for Surgery of the Alimentary Tract. 2006;10(9):1199-210; discussion 210-1.

134. Pratt WB, Maithel SK, Vanounou T, Huang ZS, Callery MP, Vollmer CM, Jr. Clinical and economic validation of the International Study Group of Pancreatic Fistula (ISGPF) classification scheme. Annals of surgery. 2007;245(3):443-51.

135. Daskalaki D, Butturini G, Molinari E, Crippa S, Pederzoli P, Bassi C. A grading system can predict clinical and economic outcomes of pancreatic fistula after pancreaticoduodenectomy: results in 755 consecutive patients. Langenbeck's archives of surgery / Deutsche Gesellschaft fur Chirurgie. 2011;396(1):91-8.

136. Cecka F, Jon B, Subrt Z, Ferko A. Clinical and economic consequences of pancreatic fistula after elective pancreatic resection. Hepatobiliary & pancreatic diseases international : HBPD INT. 2013;12(5):533-9.

137. Bassi C, Butturini G, Molinari E, Mascetta G, Salvia R, Falconi M, et al. Pancreatic fistula rate after pancreatic resection. The importance of definitions. Dig Surg. 2004;21(1):54-9.

138. Bassi C, Dervenis C, Butturini G, Fingerhut A, Yeo C, Izbicki J, et al. Postoperative pancreatic fistula: an international study group (ISGPF) definition. Surgery. 2005;138(1):8-13.

139. Strasberg SM, Linehan DC, Clavien PA, Barkun JS. Proposal for definition and severity grading of pancreatic anastomosis failure and pancreatic occlusion failure. Surgery. 2007;141(4):420-6.

140. Pratt WB CM, Vollmer CM Jr. The latent presentation of pancreatic fistulas. The British journal of surgery. 2009;96(6):641-9.

141. Klek S SM, Turczynowski L, Szybinski P, Szczepanek K, Kulig J. Enteral and parenteral nutrition in the conservative treatment of pancreatic fistula: a randomized clinical trial. Gastroenterology. 2011;141(1):157-63.

142. Tan WJ KA, Liau KH. Moving towards the New International Study Group for Pancreatic Surgery (ISGPS) definitions in pancreaticoduodenectomy: a comparison between the old and new. HPB : the official journal of the International Hepato Pancreato Biliary Association. 2011;13(8):566-72.

143. Liang TB, Bai XL, Zheng SS. Pancreatic fistula after pancreaticoduodenectomy: diagnosed according to International Study Group Pancreatic Fistula (ISGPF) definition. Pancreatology. 2007;7(4):325-31.

144. Braga M, Capretti G, Pecorelli N, Balzano G, Doglioni C, Ariotti R, et al. A prognostic score to predict major complications after pancreaticoduodenectomy. Ann Surg. 2011;254(5):702-7; discussion 7-8.

145. Reid-Lombardo KM, Farnell MB, Crippa S, Barnett M, Maupin G, Bassi C, et al. Pancreatic anastomotic leakage after pancreaticoduodenectomy in 1,507 patients: a report from the Pancreatic Anastomotic Leak Study Group. Journal of gastrointestinal surgery : official journal of the Society for Surgery of the Alimentary Tract. 2007;11(11):1451-8; discussion 9.

146. Sarr MG, Pancreatic Surgery G. The potent somatostatin analogue vapreotide does not decrease pancreas-specific complications after elective pancreatectomy: a prospective, multicenter, double-blinded, randomized, placebo-controlled trial. Journal of the American College of Surgeons. 2003;196(4):556-64; discussion 64-5; author reply 65.

147. Dong X, Zhang B, Kang MX, Chen Y, Guo QQ, Wu YL. Analysis of pancreatic fistula according to the International Study Group on Pancreatic Fistula classification scheme for 294 patients who underwent pancreaticoduodenectomy in a single center. Pancreas. 2011;40(2):222-8.

148. Yeo CJ, Cameron JL, Maher MM, Sauter PK, Zahurak ML, Talamini MA, et al. A prospective randomized trial of pancreaticogastrostomy versus pancreaticojejunostomy after pancreaticoduodenectomy. Annals of surgery. 1995;222(4):580-8; discussion 8-92.

149. Hackert T, Werner J, Buchler MW. Postoperative pancreatic fistula. Surgeon. 2011;9(4):211-7.

150. Denbo JW, Orr WS, Zarzaur BL, Behrman SW. Toward defining grade C pancreatic fistula following pancreaticoduodenectomy: incidence, risk factors, management and outcome. HPB : the official journal of the International Hepato Pancreato Biliary Association. 2012;14(9):589-93.

151. McMillan MT, Vollmer CM, Jr. Predictive factors for pancreatic fistula following pancreatectomy. Langenbeck's archives of surgery / Deutsche Gesellschaft fur Chirurgie. 2014;399(7):811-24.

152. Zovak M, Muzina Misic D, Glavcic G. Pancreatic surgery: evolution and current tailored approach. Hepatobiliary Surg Nutr. 2014;3(5):247-58.

153. Fuks D, Piessen G, Huet E, Tavernier M, Zerbib P, Michot F, et al. Life-threatening postoperative pancreatic fistula (grade C) after pancreaticoduodenectomy: incidence, prognosis, and risk factors. American journal of surgery. 2009;197(6): 702-9.

154. Ballarin R, Spaggiari M, Di Benedetto F, Montalti R, Masetti M, De Ruvo N, et al. Do not deny pancreatic resection to elderly patients. Journal of gastrointestinal surgery : official journal of the Society for Surgery of the Alimentary Tract. 2009;13(2):341-8.

155. Sukharamwala P, Thoens J, Szuchmacher M, Smith J, DeVito P. Advanced age is a risk factor for post-operative complications and mortality after a pancreaticoduodenectomy: a meta-analysis and systematic review. HPB : the official journal of the International Hepato Pancreato Biliary Association. 2012;14(10): 649-57.

156. Casadei R, Ricci C, Lazzarini E, Taffurelli G, D'Ambra M, Mastroroberto M, et al. Pancreatic resection in patients 80 years or older: a meta-analysis and systematic review. Pancreas. 2014;43(8):1208-18.

157. Dias-Santos D, Ferrone CR, Zheng H, Lillemoe KD, Fernandez-Del Castillo C. The Charlson age comorbidity index predicts early mortality after surgery for pancreatic cancer. Surgery. 2015;157(5):881-7.

158. Lin JW, Cameron JL, Yeo CJ, Riall TS, Lillemoe KD. Risk factors and outcomes in postpancreaticoduodenectomy pancreaticocutaneous fistula. J Gastrointest Surg. 2004;8(8):951-9.

159. Veillette G, Dominguez I, Ferrone C, Thayer SP, McGrath D, Warshaw AL, et al. Implications and management of pancreatic fistulas following pancreaticoduodenectomy: the Massachusetts General Hospital experience. Arch Surg. 2008;143(5):476-81.

160. Liu QY, Zhang WZ, Xia HT, Leng JJ, Wan T, Liang B, et al. Analysis of risk factors for postoperative pancreatic fistula following pancreaticoduodenectomy. World journal of gastroenterology : WJG. 2014;20(46):17491-7.

161. House MG, Fong Y, Arnaoutakis DJ, Sharma R, Winston CB, Protic M, et al. Preoperative predictors for complications after pancreaticoduodenectomy: impact of BMI and body fat distribution. J Gastrointest Surg. 2008;12(2):270-8.

162. Mathur A, Luberice K, Paul H, Franka C, Rosemurgy A. Increasing body mass index portends abbreviated survival following pancreatoduodenectomy for pancreatic adenocarcinoma. American journal of surgery. 2015;209(6):969-73.

163. Mathur A, Pitt HA, Marine M, Saxena R, Schmidt CM, Howard TJ, et al. Fatty pancreas: a factor in postoperative pancreatic fistula. Annals of surgery. 2007;246(6):1058-64.

164. Pausch T, Hartwig W, Hinz U, Swolana T, Bundy BD, Hackert T, et al. Cachexia but not obesity worsens the postoperative outcome after pancreatoduodenectomy in pancreatic cancer. Surgery. 2012;152(3 Suppl 1):S81-8.

165. Noun R, Riachy E, Ghorra C, Yazbeck T, Tohme C, Abboud B, et al. The impact of obesity on surgical outcome after pancreaticoduodenectomy. JOP : Journal of the pancreas. 2008;9(4):468-76.

166. Tsai S, Choti MA, Assumpcao L, Cameron JL, Gleisner AL, Herman JM, et al. Impact of obesity on perioperative outcomes and survival following pancreaticoduodenectomy for pancreatic cancer: a large single-institution study. Journal of gastrointestinal surgery : official journal of the Society for Surgery of the Alimentary Tract. 2010;14(7):1143-50.

167. Gaujoux S, Cortes A, Couvelard A, Noullet S, Clavel L, Rebours V, et al. Fatty pancreas and increased body mass index are risk factors of pancreatic fistula after pancreaticoduodenectomy. Surgery. 2010;148(1):15-23.

168. Ramsey AM, Martin RC. Body mass index and outcomes from pancreatic resection: a review and meta-analysis. Journal of gastrointestinal surgery : official journal of the Society for Surgery of the Alimentary Tract. 2011;15(9):1633-42.

169. Chandrabalan VV, McMillan DC, Carter R, Kinsella J, McKay CJ, Carter CR, et al. Pre-operative cardiopulmonary exercise testing predicts adverse post-operative events and non-progression to adjuvant therapy after major pancreatic surgery. HPB : the official journal of the International Hepato Pancreato Biliary Association. 2013;15(11):899-907.

170. Dokken B. The pathophysiology of cardiovascular disease and diabetes: Beyond blood pressure and lipids. Diabetes Spectr. 2008;21:160-5.

171. Cheng Q, Zhang B, Zhang Y, Jiang X, Zhang B, Yi B, et al. Predictive factors for complications after pancreaticoduodenectomy. The Journal of surgical research. 2007;139(1):22-9.

172. Chu CK, Mazo AE, Sarmiento JM, Staley CA, Adsay NV, Umpierrez GE, et al. Impact of diabetes mellitus on perioperative outcomes after resection for pancreatic adenocarcinoma. Journal of the American College of Surgeons. 2010;210(4): 463-73.

173. Kunstman JW, Healy JM, Araya DA, Salem RR. Effects of preoperative long-term glycemic control on operative outcomes following pancreaticoduodenectomy. American journal of surgery. 2015;209(6):1053-62.

174. Callery MP, Pratt WB, Kent TS, Chaikof EL, Vollmer CM, Jr. A prospectively validated clinical risk score accurately predicts pancreatic fistula after pancreatoduodenectomy. Journal of the American College of Surgeons. 2013;216(1):1-14.

175. Moon HJ, Heo JS, Choi SH, Joh JW, Choi DW, Kim YI. The efficacy of the prophylactic use of octreotide after a pancreaticoduodenectomy. Yonsei Med J. 2005;46(6):788-93.

176. Pratt WB, Callery MP, Vollmer CM, Jr. Risk prediction for development of pancreatic fistula using the ISGPF classification scheme. World journal of surgery. 2008;32(3): 419-28.

177. Kamoda Y, Fujino Y, Matsumoto I, Shinzeki M, Sakai T, Kuroda Y. Usefulness of performing a pancreaticojejunostomy with an internal stent after a pancreatoduodenectomy. Surg Today. 2008;38(6):524-8.

178. Tranchart H, Gaujoux S, Rebours V, Vullierme MP, Dokmak S, Levy P, et al. Preoperative CT scan helps to predict the occurrence of severe pancreatic fistula after pancreaticoduodenectomy. Annals of surgery. 2012;256(1):139-45.

179. Kirihara Y, Takahashi N, Hashimoto Y, Sclabas GM, Khan S, Moriya T, et al. Prediction of pancreatic anastomotic failure after pancreatoduodenectomy: the use of preoperative, quantitative computed tomography to measure remnant pancreatic volume and body composition. Annals of surgery. 2013;257(3):512-9.

180. El Nakeeb A, Hamdy E, Sultan AM, Salah T, Askr W, Ezzat H, et al. Isolated Roux loop pancreaticojejunostomy versus pancreaticogastrostomy after pancreaticoduodenectomy: a prospective randomized study. HPB (Oxford). 2014;16(8):713-22.

181. Roberts KJ, Hodson J, Mehrzad H, Marudanayagam R, Sutcliffe RP, Muiesan P, et al. A preoperative predictive score of pancreatic fistula following pancreatoduodenectomy. HPB : the official journal of the International Hepato Pancreato Biliary Association. 2014;16(7):620-8.

182. Casadei R, Ricci C, Taffurelli G, D'Ambra M, Pacilio CA, Ingaldi C, et al. Are there preoperative factors related to a "soft pancreas" and are they predictive of pancreatic fistulas after pancreatic resection? Surg Today. 2015;45(6):708-14.

183. Mathur A, Marine M, Lu D, Swartz-Basile DA, Saxena R, Zyromski NJ, et al. Nonalcoholic fatty pancreas disease. HPB : the official journal of the International Hepato Pancreato Biliary Association. 2007;9(4):312-8.

184. Lee SE, Jang JY, Lim CS, Kang MJ, Kim SH, Kim MA, et al. Measurement of pancreatic fat by magnetic resonance imaging: predicting the occurrence of pancreatic fistula after pancreatoduodenectomy. Annals of surgery. 2010;251(5): 932-6.

185. Wellner UF, Kayser G, Lapshyn H, Sick O, Makowiec F, Hoppner J, et al. A simple scoring system based on clinical factors related to pancreatic texture predicts postoperative pancreatic fistula preoperatively. HPB : the official journal of the International Hepato Pancreato Biliary Association. 2010;12(10):696-702.

186. Belyaev O, Herden H, Meier JJ, Muller CA, Seelig MH, Herzog T, et al. Assessment of pancreatic hardness-surgeon versus durometer. The Journal of surgical research. 2010;158(1):53-60.

187. Sugimoto M, Takahashi S, Kojima M, Gotohda N, Kato Y, Kawano S, et al. What is the nature of pancreatic consistency? Assessment of the elastic modulus of the pancreas and comparison with tactile sensation, histology, and occurrence of postoperative pancreatic fistula after pancreaticoduodenectomy. Surgery. 2014;156(5):1204-11.

188. Ridolfi C, Angiolini MR, Gavazzi F, Spaggiari P, Tinti MC, Uccelli F, et al. Morphohistological features of pancreatic stump are the main determinant of pancreatic fistula after pancreatoduodenectomy. Biomed Res Int. 2014;2014:641239.

189. Ammann RW, Heitz PU, Kloppel G. Course of alcoholic chronic pancreatitis: a prospective clinicomorphological long-term study. Gastroenterology 1996;111(1): 224-31.

190. Yamamoto Y, Sakamoto Y, Nara S, Esaki M, Shimada K, Kosuge T. A preoperative predictive scoring system for postoperative pancreatic fistula after pancreaticoduodenectomy. World journal of surgery. 2011;35(12):2747-55.

191. Frozanpor F, Loizou L, Ansorge C, Segersvard R, Lundell L, Albiin N. Preoperative pancreas CT/MRI characteristics predict fistula rate after pancreaticoduodenectomy. World journal of surgery. 2012;36(8):1858-65.

192. Watanabe H, Kanematsu M, Tanaka K, Osada S, Tomita H, Hara A, et al. Fibrosis and postoperative fistula of the pancreas: correlation with MR imaging findings--preliminary results. Radiology. 2014;270(3):791-9.

193. Lim C, Dokmak S, Cauchy F, Aussilhou B, Belghiti J, Sauvanet A. Selective policy of no drain after pancreaticoduodenectomy is a valid option in patients at low risk of pancreatic fistula: a case-control analysis. World journal of surgery. 2013;37(5): 1021-7.

194. Ramacciato G, Mercantini P, Petrucciani N, Nigri GR, Kazemi A, Muroni M, et al. Risk factors of pancreatic fistula after pancreaticoduodenectomy: a collective review. Am Surg. 2011;77(3):257-69.

195. Hashimoto Y, Traverso LW. Pancreatic anastomotic failure rate after pancreaticoduodenectomy decreases with microsurgery. Journal of the American College of Surgeons. 2010;211(4):510-21.

196. Strasberg SM, Drebin JA, Mokadam NA, Green DW, Jones KL, Ehlers JP, et al. Prospective trial of a blood supply-based technique of pancreaticojejunostomy: effect on anastomotic failure in the Whipple procedure. J Am Coll Surg. 2002;194(6): 746-58; discussion 59-60.

197. Akamatsu N, Sugawara Y, Komagome M, Shin N, Cho N, Ishida T, et al. Risk factors for postoperative pancreatic fistula after pancreaticoduodenectomy: the significance of the ratio of the main pancreatic duct to the pancreas body as a predictor of leakage. Journal of hepato-biliary-pancreatic sciences. 2010;17(3):322-8.

198. Poon RT, Fan ST, Lo CM, Ng KK, Yuen WK, Yeung C, et al. External drainage of pancreatic duct with a stent to reduce leakage rate of pancreaticojejunostomy after pancreaticoduodenectomy: a prospective randomized trial. Annals of surgery. 2007;246(3):425-33; discussion 33-5.

199. Hashimoto Y, Traverso LW. Incidence of pancreatic anastomotic failure and delayed gastric emptying after pancreatoduodenectomy in 507 consecutive patients: use of a web-based calculator to improve homogeneity of definition. Surgery. 2010;147(4): 503-15.

200. Schutz T, Herbst B, Koller M. Methodology for the development of the ESPEN Guidelines on Enteral Nutrition. Clin Nutr. 2006;25(2):203-9.

201. Braga M, Pecorelli N, Ariotti R, Capretti G, Greco M, Balzano G, et al. Enhanced recovery after surgery pathway in patients undergoing pancreaticoduodenectomy. World journal of surgery. 2014;38(11):2960-6.

202. Kennedy E. Pancreatic cancer: Clinical Aspects, assesment and management. In Blungart´s Surgery of the Liver, Biliary tract and Pancreas. Volume 1. 5th Edition. Philadelphia; Elsevier-Saunders; 2012. p. 919-925.

203. Figueras J, Codina-Barreras A, Lopez-Ben S, Soriano J, Pardina B, Falgueras L, et al. Major hepatectomies are safe in patients with cholangiocarcinoma and jaundice. Cir Esp. 2009;86(5):296-302.

204. Fang Y, Gurusamy KS, Wang Q, Davidson BR, Lin H, Xie X, et al. Pre-operative biliary drainage for obstructive jaundice. Cochrane Database Syst Rev. 2012;9:CD005444.

205. van der Gaag NA, Rauws EA, van Eijck CH, Bruno MJ, van der Harst E, Kubben FJ, et al. Preoperative biliary drainage for cancer of the head of the pancreas. N Engl J Med. 2010;362(2):129-37.

206. Kloek JJ, van der Gaag NA, Aziz Y, Rauws EA, van Delden OM, Lameris JS, et al. Endoscopic and percutaneous preoperative biliary drainage in patients with suspected hilar cholangiocarcinoma. Journal of gastrointestinal surgery : official journal of the Society for Surgery of the Alimentary Tract. 2010;14(1):119-25.

207. Sugiyama H, Tsuyuguchi T, Sakai Y, Nisikawa T, Miyazaki M, Yokosuka O. Preoperative drainage for distal biliary obstruction: endoscopic stenting or nasobiliary drainage? Hepato-gastroenterology. 2013;60(122):231-4.

208. di Mola FF, Tavano F, Rago RR, De Bonis A, Valvano MR, Andriulli A, et al. Influence of preoperative biliary drainage on surgical outcome after pancreaticoduodenectomy: single centre experience. Langenbeck's archives of surgery / Deutsche Gesellschaft fur Chirurgie. 2014;399(5):649-57.

209. Heinrich S, Schafer M, Weber A, Hany TF, Bhure U, Pestalozzi BC, et al. Neoadjuvant chemotherapy generates a significant tumor response in resectable pancreatic cancer without increasing morbidity: results of a prospective phase II trial. Annals of surgery. 2008;248(6):1014-22.

210. Abrams RA, Lowy AM, O'Reilly EM, Wolff RA, Picozzi VJ, Pisters PW. Combined modality treatment of resectable and borderline resectable pancreas cancer: expert consensus statement. Annals of surgical oncology. 2009;16(7):1751-6.

211. Sho M, Akahori T, Tanaka T, Kinoshita S, Tamamoto T, Nomi T, et al. Pathological and clinical impact of neoadjuvant chemoradiotherapy using full-dose gemcitabine and concurrent radiation for resectable pancreatic cancer. Journal of hepato-biliary-pancreatic sciences. 2013;20(2):197-205.

212. Tachezy M, Gebauer F, Petersen C, Arnold D, Trepel M, Wegscheider K, et al. Sequential neoadjuvant chemoradiotherapy (CRT) followed by curative surgery vs. primary surgery alone for resectable, non-metastasized pancreatic adenocarcinoma: NEOPA- a randomized multicenter phase III study (NCT01900327, DRKS00003893, ISRCTN82191749). BMC Cancer. 2014;14:411.

213. Sasson AR, Wetherington RW, Hoffman JP, Ross EA, Cooper H, Meropol NJ, et al. Neoadjuvant chemoradiotherapy for adenocarcinoma of the pancreas: analysis of histopathology and outcome. Int J Gastrointest Cancer. 2003;34(2-3):121-8.

214. Takahashi H, Ogawa H, Ohigashi H, Gotoh K, Yamada T, Ohue M, et al. Preoperative chemoradiation reduces the risk of pancreatic fistula after distal pancreatectomy for pancreatic adenocarcinoma. Surgery. 2011;150(3):547-56.

215. Gurusamy KS, Koti R, Fusai G, Davidson BR. Somatostatin analogues for pancreatic surgery. Cochrane Database Syst Rev. 2013;4:CD008370.

216. Allen PJ, Gonen M, Brennan MF, Bucknor AA, Robinson LM, Pappas MM, et al. Pasireotide for postoperative pancreatic fistula. N Engl J Med. 2014;370(21): 2014-22.

217. Rinke A, Muller HH, Schade-Brittinger C, Klose KJ, Barth P, Wied M, et al. Placebo-controlled, double-blind, prospective, randomized study on the effect of octreotide LAR in the control of tumor growth in patients with metastatic neuroendocrine

midgut tumors: a report from the PROMID Study Group. Journal of clinical oncology : official journal of the American Society of Clinical Oncology. 2009;27(28):4656-63.

218. Belyaev O, Polle C, Herzog T, Munding J, Chromik AM, Meurer K, et al. Effects of intra-arterial octreotide on pancreatic texture: a randomized controlled trial. Scand J Surg. 2013;102(3):164-70.

219. Drymousis P, Pai M, Spalding D, Jiao LR, Habib N, Zacharakis E. Is octreotide beneficial in patients undergoing pancreaticoduodenectomy? Best evidence topic (BET). International journal of surgery. 2013;11(9):779-82.

220. Koti RS, Gurusamy KS, Fusai G, Davidson BR. Meta-analysis of randomized controlled trials on the effectiveness of somatostatin analogues for pancreatic surgery: a Cochrane review. HPB : the official journal of the International Hepato Pancreato Biliary Association. 2010;12(3):155-65.

221. Gans SL, van Westreenen HL, Kiewiet JJ, Rauws EA, Gouma DJ, Boermeester MA. Systematic review and meta-analysis of somatostatin analogues for the treatment of pancreatic fistula. The British journal of surgery. 2012;99(6):754-60.

222. Buscemi S, Damiano G, Palumbo VD, Spinelli G, Ficarella S, Lo Monte G, et al. Enteral nutrition in pancreaticoduodenectomy: a literature review. Nutrients. 2015;7(5):3154-65.

223. Pappas S, Krzywda E, McDowell N. Nutrition and pancreaticoduodenectomy. Nutr Clin Pract. 2010;25(3):234-43.

224. Kanda M, Fujii T, Kodera Y, Nagai S, Takeda S, Nakao A. Nutritional predictors of postoperative outcome in pancreatic cancer. The British journal of surgery. 2011;98(2):268-74.

225. Sierzega M, Niekowal B, Kulig J, Popiela T. Nutritional status affects the rate of pancreatic fistula after distal pancreatectomy: a multivariate analysis of 132 patients. Journal of the American College of Surgeons. 2007;205(1):52-9.

226. Okabayashi T, Kobayashi M, Nishimori I, Sugimoto T, Akimori T, Namikawa T, et al. Benefits of early postoperative jejunal feeding in patients undergoing duodenohemipancreatectomy. World journal of gastroenterology : WJG. 2006;12(1): 89-93.

227. Lassen K, Coolsen MM, Slim K, Carli F, de Aguilar-Nascimento JE, Schafer M, et al. Guidelines for perioperative care for pancreaticoduodenectomy: Enhanced Recovery After Surgery (ERAS(R)) Society recommendations. World journal of surgery. 2013;37(2):240-58.

228. Diener MK, Fitzmaurice C, Schwarzer G, Seiler CM, Huttner FJ, Antes G, et al. Pylorus-preserving pancreaticoduodenectomy (pp Whipple) versus pancreaticoduodenectomy (classic Whipple) for surgical treatment of periampullary and pancreatic carcinoma. Cochrane Database Syst Rev. 2014;11:CD006053.

229. Dasari BV, Pasquali S, Vohra RS, Smith AM, Taylor MA, Sutcliffe RP, et al. Extended Versus Standard Lymphadenectomy for Pancreatic Head Cancer: Meta-Analysis of

Randomized Controlled Trials. Journal of gastrointestinal surgery : official journal of the Society for Surgery of the Alimentary Tract. 2015;19(9):1725-32.

230. Mollberg N, Rahbari NN, Koch M, Hartwig W, Hoeger Y, Buchler MW, et al. Arterial resection during pancreatectomy for pancreatic cancer: a systematic review and meta-analysis. Annals of surgery. 2011;254(6):882-93.

231. Yu XZ, Li J, Fu DL, Di Y, Yang F, Hao SJ, et al. Benefit from synchronous portal-superior mesenteric vein resection during pancreaticoduodenectomy for cancer: a meta-analysis. Eur J Surg Oncol. 2014;40(4):371-8.

232. Duffas JP, Suc B, Msika S, Fourtanier G, Muscari F, Hay JM, et al. A controlled randomized multicenter trial of pancreatogastrostomy or pancreatojejunostomy after pancreatoduodenectomy. American journal of surgery. 2005;189(6):720-9.

233. Figueras J, Sabater L, Planellas P, Munoz-Forner E, Lopez-Ben S, Falgueras L, et al. Randomized clinical trial of pancreaticogastrostomy versus pancreaticojejunostomy on the rate and severity of pancreatic fistula after pancreaticoduodenectomy. The British journal of surgery. 2013;100(12):1597-605.

234. He T, Zhao Y, Chen Q, Wang X, Lin H, Han W. Pancreaticojejunostomy versus pancreaticogastrostomy after pancreaticoduodenectomy: a systematic review and meta-analysis. Dig Surg. 2013;30(1):56-69.

235. Ma S, Li Q, Dai W, Pan F. Pancreaticogastrostomy versus pancreaticojejunostomy. The Journal of surgical research. 2014;192(1):68-75.

236. Xiong JJ, Tan CL, Szatmary P, Huang W, Ke NW, Hu WM, et al. Meta-analysis of pancreaticogastrostomy versus pancreaticojejunostomy after pancreaticoduodenectomy. The British journal of surgery. 2014;101(10):1196-208.

237. Que W, Fang H, Yan B, Li J, Guo W, Zhai W, et al. Pancreaticogastrostomy versus pancreaticojejunostomy after pancreaticoduodenectomy: a meta-analysis of randomized controlled trials. Am J Surg. 2015;209(6):1074-82.

238. Spotnitz WD. Fibrin sealant: past, present, and future: a brief review. World journal of surgery. 2010;34(4):632-4.

239. Orci LA, Oldani G, Berney T, Andres A, Mentha G, Morel P, et al. Systematic review and meta-analysis of fibrin sealants for patients undergoing pancreatic resection. HPB : the official journal of the International Hepato Pancreato Biliary Association. 2014;16(1):3-11.

240. Hong S, Wang H, Yang S, Yang K. External stent versus no stent for pancreaticojejunostomy: a meta-analysis of randomized controlled trials. J Gastrointest Surg. 2013;17(8):1516-25.

241. Winter JM, Cameron JL, Campbell KA, Chang DC, Riall TS, Schulick RD, et al. Does pancreatic duct stenting decrease the rate of pancreatic fistula following pancreaticoduodenectomy? Results of a prospective randomized trial. Journal of gastrointestinal surgery : official journal of the Society for Surgery of the Alimentary Tract. 2006;10(9):1280-90; discussion 90.

242. Tani M, Kawai M, Hirono S, Ina S, Miyazawa M, Shimizu A, et al. A prospective randomized controlled trial of internal versus external drainage with pancreaticojejunostomy for pancreaticoduodenectomy. American journal of surgery. 2010;199(6):759-64.

243. Smyrniotis V, Arkadopoulos N, Kyriazi MA, Derpapas M, Theodosopoulos T, Gennatas C, et al. Does internal stenting of the pancreaticojejunostomy improve outcomes after pancreatoduodenectomy? A prospective study. Langenbeck's archives of surgery / Deutsche Gesellschaft fur Chirurgie. 2010;395(3):195-200.

244. Motoi F, Egawa S, Rikiyama T, Katayose Y, Unno M. Randomized clinical trial of external stent drainage of the pancreatic duct to reduce postoperative pancreatic fistula after pancreaticojejunostomy. The British journal of surgery. 2012;99(4): 524-31.

245. Ohwada S, Tanahashi Y, Ogawa T, Kawate S, Hamada K, Tago KI, et al. In situ vs ex situ pancreatic duct stents of duct-to-mucosa pancreaticojejunostomy after pancreaticoduodenectomy with billroth I-type reconstruction. Arch Surg. 2002;137(11):1289-93.

246. Xiong JJ, Altaf K, Mukherjee R, Huang W, Hu WM, Li A, et al. Systematic review and meta-analysis of outcomes after intraoperative pancreatic duct stent placement during pancreaticoduodenectomy. The British journal of surgery. 2012;99(8): 1050-61.

247. Markar SR, Vyas S, Karthikesalingam A, Imber C, Malago M. The impact of pancreatic duct drainage following pancreaticojejunostomy on clinical outcome. Journal of gastrointestinal surgery : official journal of the Society for Surgery of the Alimentary Tract. 2012;16(8):1610-7.

248. Wang Q, He XR, Tian JH, Yang KH. Pancreatic duct stents at pancreaticoduodenectomy: a meta-analysis. Dig Surg. 2013;30(4-6):415-24.

249. Patel K, Teta A, Sukharamwala P, Thoens J, Szuchmacher M, DeVito P. External pancreatic duct stent reduces pancreatic fistula: a meta-analysis and systematic review. International journal of surgery. 2014;12(8):827-32.

250. Wente MN, Veit JA, Bassi C, Dervenis C, Fingerhut A, Gouma DJ, et al. Postpancreatectomy hemorrhage (PPH): an International Study Group of Pancreatic Surgery (ISGPS) definition. Surgery. 2007;142(1):20-5.

251. Kneuertz PJ, Patel SH, Chu CK, Maithel SK, Sarmiento JM, Delman KA, et al. Effects of perioperative red blood cell transfusion on disease recurrence and survival after pancreaticoduodenectomy for ductal adenocarcinoma. Annals of surgical oncology. 2011;18(5):1327-34.

252. Larrea J, Perez A, Martinez T, Perez JF, Nunez V. Modification of the nutritional septicemic risk (RSN) by means of perioperative transfusion. Nutr Hosp. 1998;13(5): 210-4.

253. Huang R, Liu B, Chen H, Bai X, Kong R, Wang G, et al. Risk factors and medico-economic effect of pancreatic fistula after pancreaticoduodenectomy. Gastroenterol Res Pract. 2015;2015:917689.

254. Sun RC, Button AM, Smith BJ, Leblond RF, Howe JR, Mezhir JJ. A comprehensive assessment of transfusion in elective pancreatectomy: risk factors and complications. Journal of gastrointestinal surgery : official journal of the Society for Surgery of the Alimentary Tract. 2013;17(4):627-35.

255. Chen JY, Feng J, Wang XQ, Cai SW, Dong JH, Chen YL. Risk scoring system and predictor for clinically relevant pancreatic fistula after pancreaticoduodenectomy. World journal of gastroenterology : WJG. 2015;21(19):5926-33.

256. Culver DH, Horan TC, Gaynes RP, Martone WJ, Jarvis WR, Emori TG, et al. Surgical wound infection rates by wound class, operative procedure, and patient risk index. National Nosocomial Infections Surveillance System. Am J Med. 1991;91(3B): 152S-7S.

257. de Castro SM, Busch OR, van Gulik TM, Obertop H, Gouma DJ. Incidence and management of pancreatic leakage after pancreatoduodenectomy. The British journal of surgery. 2005;92(9):1117-23.

258. Noji T, Nakamura T, Ambo Y, Suzuki O, Nakamura F, Kishida A, et al. Clinically relevant pancreas-related infectious complication after pancreaticoenteral anastomosis could be predicted by the parameters obtained on postoperative day 3. Pancreas. 2012;41(6):916-21.

259. Moskovic DJ, Hodges SE, Wu MF, Brunicardi FC, Hilsenbeck SG, Fisher WE. Drain data to predict clinically relevant pancreatic fistula. HPB : the official journal of the International Hepato Pancreato Biliary Association. 2010;12(7):472-81.

260. Shrikhande SV, Barreto SG, Shetty G, Suradkar K, Bodhankar YD, Shah SB, et al. Post-operative abdominal drainage following major upper gastrointestinal surgery: single drain versus two drains. J Cancer Res Ther. 2013;9(2):267-71.

261. Sarr MG, Parikh KJ, Minken SL, Zuidema GD, Cameron JL. Closed-suction versus Penrose drainage after cholecystectomy. A prospective, randomized evaluation. American journal of surgery. 1987;153(4):394-8.

262. Kwon YM, Gerdes H, Schattner MA, Brown KT, Covey AM, Getrajdman GI, et al. Management of peripancreatic fluid collections following partial pancreatectomy: a comparison of percutaneous versus EUS-guided drainage. Surgical endoscopy. 2013;27(7):2422-7.

263. van der Wilt AA, Coolsen MM, de Hingh IH, van der Wilt GJ, Groenewoud H, Dejong CH, et al. To drain or not to drain: a cumulative meta-analysis of the use of routine abdominal drains after pancreatic resection. HPB : the official journal of the International Hepato Pancreato Biliary Association. 2013;15(5):337-44.

264. Jeekel J. No abdominal drainage after Whipple's procedure. Br J Surg. 1992;79(2): 182.

265. Mehta VV, Fisher SB, Maithel SK, Sarmiento JM, Staley CA, Kooby DA. Is it time to abandon routine operative drain use? A single institution assessment of 709 consecutive pancreaticoduodenectomies. Journal of the American College of Surgeons. 2013;216(4):635-42; discussion 42-4.

266. Correa-Gallego C, Brennan MF, D'Angelica M, Fong Y, Dematteo RP, Kingham TP, et al. Operative drainage following pancreatic resection: analysis of 1122 patients resected over 5 years at a single institution. Annals of surgery. 2013;258(6):1051-8.

267. Van Buren G, 2nd, Bloomston M, Hughes SJ, Winter J, Behrman SW, Zyromski NJ, et al. A randomized prospective multicenter trial of pancreaticoduodenectomy with and without routine intraperitoneal drainage. Ann Surg. 2014;259(4):605-12.

268. Molinari E, Bassi C, Salvia R, Butturini G, Crippa S, Talamini G, et al. Amylase value in drains after pancreatic resection as predictive factor of postoperative pancreatic fistula: results of a prospective study in 137 patients. Annals of surgery. 2007;246(2):281-7.

269. Hiyoshi M, Chijiiwa K, Fujii Y, Imamura N, Nagano M, Ohuchida J. Usefulness of drain amylase, serum C-reactive protein levels and body temperature to predict postoperative pancreatic fistula after pancreaticoduodenectomy. World journal of surgery. 2013;37(10):2436-42.

270. Kosaka H, Kuroda N, Suzumura K, Asano Y, Okada T, Fujimoto J. Multivariate logistic regression analysis for prediction of clinically relevant pancreatic fistula in the early phase after pancreaticoduodenectomy. Journal of hepato-biliary-pancreatic sciences. 2014;21(2):128-33.

271. Shinchi H, Wada K, Traverso LW. The usefulness of drain data to identify a clinically relevant pancreatic anastomotic leak after pancreaticoduodenectomy? Journal of gastrointestinal surgery : official journal of the Society for Surgery of the Alimentary Tract. 2006;10(4):490-8.

272. Kawai M, Tani M, Hirono S, Ina S, Miyazawa M, Yamaue H. How do we predict the clinically relevant pancreatic fistula after pancreaticoduodenectomy?--an analysis in 244 consecutive patients. World journal of surgery. 2009;33(12):2670-8.

273. El Nakeeb A, Salah T, Sultan A, El Hemaly M, Askr W, Ezzat H, et al. Pancreatic anastomotic leakage after pancreaticoduodenectomy. Risk factors, clinical predictors, and management (single center experience). World J Surg. 2013;37(6): 1405-18.

274. Kawai M, Tani M, Terasawa H, Ina S, Hirono S, Nishioka R, et al. Early removal of prophylactic drains reduces the risk of intra-abdominal infections in patients with pancreatic head resection: prospective study for 104 consecutive patients. Annals of surgery. 2006;244(1):1-7.

275. Bassi C, Molinari E, Malleo G, Crippa S, Butturini G, Salvia R, et al. Early versus late drain removal after standard pancreatic resections: results of a prospective randomized trial. Annals of surgery. 2010;252(2):207-14.

276. Kurahara H, Shinchi H, Maemura K, Mataki Y, Iino S, Sakoda M, et al. Indicators of complications and drain removal after pancreatoduodenectomy. The Journal of surgical research. 2011;170(2):e211-6.

277. Zhou Y, Zhang X, Wu L, Ye F, Su X, Li B. Evidence-based value of prophylactic intraperitoneal drainage following pancreatic resection: a meta-analysis. Pancreatology : official journal of the International Association of Pancreatology. 2014;14(4):302-7.

278. Rondelli F, Desio M, Vedovati MC, Balzarotti Canger RC, Sanguinetti A, Avenia N, et al. Intra-abdominal drainage after pancreatic resection: is it really necessary? A meta-analysis of short-term outcomes. International journal of surgery. 2014;12 Suppl 1:S40-7.

279. Peng S, Cheng Y, Yang C, Lu J, Wu S, Zhou R, et al. Prophylactic abdominal drainage for pancreatic surgery. Cochrane Database Syst Rev. 2015;8:CD010583.

280. Birkmeyer JD DJ. Understanding and reducing variation in surgical mortality. Annu Rev Med. 2009;60:405-15.

281. Ghaferi AA BJ, Dimick JB. Variation in hospital mortality associated with inpatient surgery. N Engl J Med. 2009;361(14):1368-75.

282. Mukherjee S, Kocher HM, Hutchins RR, Bhattacharya S, Abraham AT. Impact of hospital volume on outcomes for pancreaticoduodenectomy: a single UK HPB centre experience. Eur J Surg Oncol. 2009;35(7):734-8.

283. Gooiker GA, van Gijn W, Wouters MW, Post PN, van de Velde CJ, Tollenaar RA, et al. Systematic review and meta-analysis of the volume-outcome relationship in pancreatic surgery. The British journal of surgery. 2011;98(4):485-94.

284. Dudley RA, Johansen KL, Brand R, Rennie DJ, Milstein A. Selective referral to high-volume hospitals: estimating potentially avoidable deaths. JAMA : the journal of the American Medical Association. 2000;283(9):1159-66.

285. Cameron JL RT, Coleman J, Belcher KA. One thousand consecutive pancreaticoduodenectomies. Annals of surgery. 2006;244(1):10-5.

286. Koch M. Bile leakage after hepatobiliary and pancreatic surgery: A definition and grading of severity by the International Study Group of Liver Surgery. Surgery. 2011;149(5):680-8.

287. Wente MN, Bassi C, Dervenis C, Fingerhut A, Gouma DJ, Izbicki JR, et al. Delayed gastric emptying (DGE) after pancreatic surgery: a suggested definition by the International Study Group of Pancreatic Surgery (ISGPS). Surgery. 2007;142(5): 761-8.

288. Ansorge C, Nordin JZ, Lundell L, Strommer L, Rangelova E, Blomberg J, et al. Diagnostic value of abdominal drainage in individual risk assessment of pancreatic fistula following pancreaticoduodenectomy. The British journal of surgery. 2014;101(2):100-8.

289. Armellini F, Zamboni M, Robbi R, Todesco T, Rigo L, Bergamo-Andreis IA, et al. Total and intra-abdominal fat measurements by ultrasound and computerized tomography. Int J Obes Relat Metab Disord. 1993;17(4):209-14.

290. Anestesiologist. AASo. New Classfications of physical status. Anesthesiology. 1963;24:111.

291. Colton T. Estadística en medicina. Barcelona. Salvat. 1986.

292. Martín A, Luna JD. Bioestadística para ciencias de la salud. 2ª Ed. Madrid. Ediciones Norma. 1989.

293. Siegel S. Estadística no paramétrica. 2ª Ed. Mexico DF. Trillas .1988.

294. González B. Análisis multivariante. Aplicación en el ámbito sanitario. Barcelona. SG Editores. 1991.

295. Silva L. Excursión a la regresión logística en ciencias de la Salud. Madrid. Ediciones Diaz de Santos.1995.

296. Sabiston J. Prefacio. En Sabiston. Tratado de Patología Quirúrgica de Davis-Christopher. 10º Ed. Mexico D. F. Editorial Interamericana. 1974. p. v.

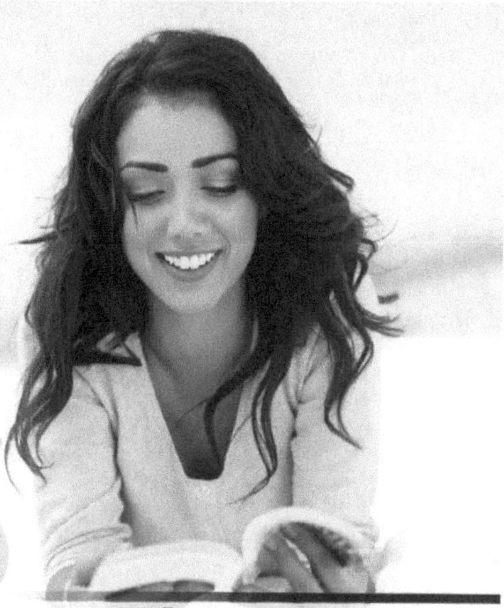

FSC
www.fsc.org
MIX
Papier | Fördert gute Waldnutzung
FSC® C083411

Kolibri 360 GmbH
Ferdinand-Jühlke-Straße 7
99095 Erfurt, Deutschland
produktsicherheit@kolibri360.de

Druck:
CPI Druckdienstleistungen GmbH
im Auftrag der
Kolibri 360 GmbH
Ferdinand-Jühlke-Str. 7
99095 Erfurt